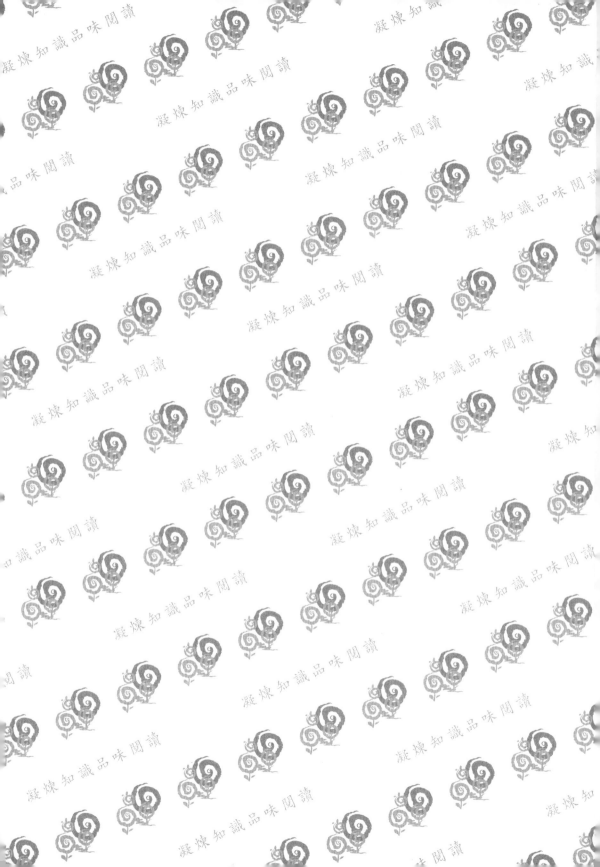

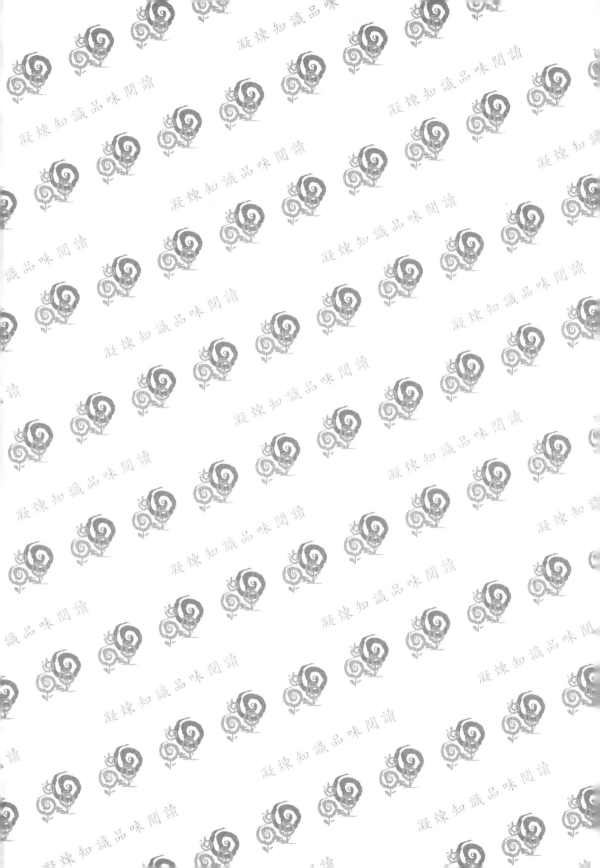

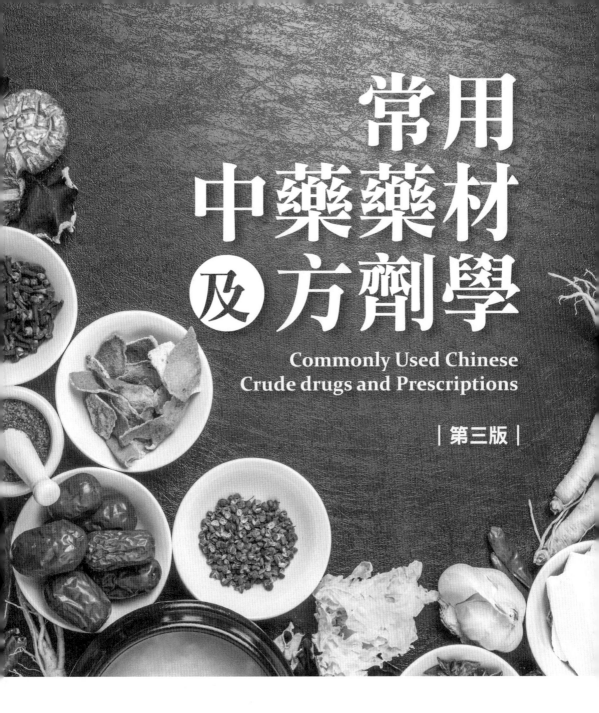

常用中藥藥材及方劑學

Commonly Used Chinese Crude drugs and Prescriptions

| 第三版 |

五南圖書出版公司 印行

編 寫 說 明

中藥材

- 名稱：以歷代本草常用或現代習用藥材名稱為正名。
- 別名：藥材的異名。
- 基原：藥材的來源及使用部位。
- 性味：藥材的四性（寒、熱、溫、涼）、五味（酸、苦、甘、辛、鹹）及毒性有否。
- 歸經：藥材對人體某個或數個經（臟腑及其經絡）能發揮顯著效用者。
- 功用：藥材治療的綜合作用與效能。
- 應用：藥材治療的病症或證候。
- 用量：藥材常用的劑量，1 分約合 0.4 公克，1 錢約合 3.75 公克，1 兩約合 37.5 公克。
- 處方用名：處方使用之藥材名稱，含不同炮製之比較。
- 禁忌：使用禁忌。
- 注意事項：使用的注意事項或與其他藥材的比較。

中藥方劑

- 組成：全方組成之藥材及劑量，大部分以濃縮製劑一日量使用之藥材重量（公克）計算。
- 說明：方劑的組成原則（君、臣、佐、使）說明。
- 功效：臨床應用的基本作用。
- 主治：辨證論治的特點。
- 臨床應用：以現代醫學疾病名稱應用的範圍。
- 使用注意：禁忌、毒副作用等。
- 運用：加或減藥材對於病症的應用。
- 比較：與其他相似方劑的比較。

目　錄

第五章 常用中藥方劑

第六章　中藥藥酒

第一章　中藥入門

中藥的發展

　　想要學習或認識中藥，就要從中藥的發展開始，中藥由古至今、由少至多、由簡單至複雜，並非一步登天，是經過數千年先人經驗的累積而來，了解中藥的發展史，可以加深對中藥的認識。

　　中藥的來源不外乎植物、動物和礦物，其中以植物藥占絕大多數，使用也最普遍，所以古代就把藥學叫做「本草學」。這些藥物的應用，充分反映了中國歷史、文化和自然資源等特點，有其獨特的理論體系和應用形式，而「本草學」也就是專門介紹各種中藥的採製、性能、功效及應用方法等知識的一門學科。

　　幾千年來，中藥一直被用作防治疾病的主要工具，日漸積累寶貴的用藥知識，並形成一整套中藥理論體系。在先秦時期，已有不少關於藥物的文字記載。到了東漢末期（公元二世紀），中國第一部藥典《神農本草經》誕生。這本書記載了 365 種藥物，是漢朝以前藥學知識和經驗的總結，書中簡要而完備地記述了藥學的基本理論。

　　南北朝時期雷斅所寫的《炮炙論》，敘述各種藥物經過適當的炮炙，可以提高藥效，減輕毒性或烈性，而發展出藥物加工技術。梁朝陶弘景（公元 456 至 536 年）所著《神農本草經集注》，總結魏晉以來三百餘年間藥學的發展，記載藥物達 730 種，又首創藥物按自然屬性分類的方法。

　　唐朝顯慶四年（公元 659 年），李勣、蘇敬等人主持編寫了《新修本草》。全書卷帙浩博，收載中國和外國輸入藥物達 844 種。開元年間（公元 713 至 741 年），陳藏器編成了《本草拾遺》，書中將各種藥物功用概括為十類，從而提出了著名的「十劑」，為最早的中藥臨床分類。

　　宋朝本草學，以唐慎微的《經史證類備急本草》最具代表性。該書收載藥物達 1,400 多種。元代，忽思慧所著《飲膳正要》，首創了飲食療法。

　　明朝是中藥發展史上最輝煌的時期，李時珍（公元 1518 至 1593 年）全面整理、歸納古代本草學，並吸取了大量的民間藥和外來藥，寫成了偉大的巨

著《本草綱目》。該書收載藥物 1,892 種。按藥物的自然屬性，分為十六綱、六十類，這種科學的分類法，是本草學最完備的分類系統。

繼李時珍之後，清朝的趙學敏（約公元 1719 至 1805 年）對民間草藥做了廣泛蒐集和整理，於 1765 年刊行《本草綱目拾遺》，載藥 921 種，新增藥物達 716 種之多。

中藥學自漢代到清代，各個時代都有它的成就和特色，而且歷代相承，日漸繁複，到了現代，中藥已達 5,000 種左右。今後，中藥學的發展，仍有寬闊的前途。

中藥的分類方法

中藥的種類很多，根據近年的初步統計，總數約在 5,000 種左右，常用或次常用中藥有 700 種左右。如此繁多的種類，必須按照一定的系統，分門別類，才能便於學習、研究和應用。

藥物分類的方法是根據對於藥物的認識而不斷發展而成。例如，《神農本草經》把當時常用的 365 種藥物，按照毒性強弱和用藥目的不同分成上、中、下三品：上品是延年益壽藥，無毒，多服久服不傷人；中品是防病補虛藥，有毒無毒，根據用量用法而定；下品是治病癒疾的藥物，多有毒性，不可久服。

這種分類方法簡單而粗糙，其中有些藥物的分類也不一定恰當。但當時，可能在避免因用錯藥物而中毒的問題上起了一定的作用。梁代陶弘景編《本草經集注》時，增藥 365 種，分為玉石、草、木、果菜、米食、有名未用六類，每類又各分上、中、下三品，這是根據藥物自然屬性進行分類的開端，但仍較粗糙。直到明代李時珍編《本草綱目》一書，分類方法始有重大的發展。他採用了根據以前本草的分類方法略加修改，把藥物分為水、火、土、石、草、穀、菜、果、木、器、蟲、鱗、介、禽、獸、人等十六部外，又把各部的藥物按照其生態及性質分為六十類。例如，草部分為山草、芳草、隰草、毒草、蔓草、水草、石草、苔、雜草等。而且他還把親緣相近或相同科屬的植物排列在一起，例如，草部之四隰草類的 53 種藥物中，有 21 種是屬於菊科，而且其中 10 種是連排在一起的。這種分類方法有助於藥材原植物（或動物）的辨認與

採收，對於澄清當時許多藥材的混亂情況起了很大作用。

　　現代記載中草藥的教科書所採用的分類方法，根據其目的與重點而有所不同，主要有下列四種：

1. 按藥物功能分類：如解毒藥、清熱藥、理氣藥、活血化瘀藥等（本書採用此種分類方法）。

2. 按藥用部分分類：如根類、葉類、花類、皮類等。

3. 按有效成分分類：如含生物鹼的中草藥、含揮發油的中草藥等。

4. 按自然屬性和親緣關係分類：先把中草藥分為植物藥、動物藥和礦物藥。動植物藥材再根據其原植物、原動物的親緣關係，來分類和排列次序，如麻黃科、木蘭科、毛茛科等等。

　　上述各種分類方法各有優缺點，究竟以採用哪一種分類方法比較適宜，主要取決於我們的目的和要求。例如，按藥物功能分類，有利於學習和研究中藥的作用和用途；按藥用部分分類，便於學習和比較各類藥材的外部形態和內部構造，有利於藥材的性狀鑑定和顯微鑑定；按有效成分分類，有利於學習和研究中藥的有效成分及其化學鑑定。

　　採用按藥材自然屬性和親緣關係分類的方法，這是由於同科屬的中藥在外部形態、內部構造、化學成分和醫療應用等方面往往有很多相似之處。採用這種分類方法不但便於學習和研究這些共同點，也便於比較它們的特異點，以揭示其規律性，這樣，既有利於中藥的鑑定，也有利於從同科屬動植物中尋找含有相同或類似成分的動植物，以擴大藥物資源。

中藥的採收

　　中藥的採收季節、時間、方法和貯藏等對中藥的品質好壞有著密切的關係，是保證藥物品質的重要環節。因此，採藥要根據不同的藥用部分（如植物的根、莖、葉、花、果實、種子或全草，都有一定的生長成熟時期，動物亦有一定的捕捉與加工時期），有計畫地來進行採製和貯藏，這樣才能得到較高的產量和品質較好的藥物，以保證藥物的供應和療效。除某些藥物所含的有效成分在採製和貯藏方面有特殊的要求外，一般植物類藥物的採收原則如下：

1. 全草、莖枝及葉類藥物，大多在夏秋季節植株以利充分成長，待莖葉茂盛或開花時期採集，但有些植物的葉亦有在秋冬時採收的。多年生草本常割取地上部分，如益母草、薄荷等；一些莖較柔弱、植物矮小及必須帶根用的藥物則連根拔起，如紫花地丁等。

2. 根和根莖類藥物，一般是在秋季植物地上部分開始枯萎或早春植物抽苗時採集，這時植物的養分多貯藏在根或根莖部，所採的藥物產量高，品質好。但也有些根及根莖，如孩兒參、半夏、延胡索等，則在夏天採收。多數的根及根莖類藥物需生長一年或二年以上，才能採收供藥用。

3. 花類藥物，多在花未開放的花蕾時期或剛開放時採集，以免香味失散、花瓣散落，影響品質，如金銀花等。由於植物的花期一般很短，有的要分次及時採集，如紅花，要採花冠由黃變紅的花瓣。有的花粉粒需盛開時採收，如松花粉、蒲黃等。採花最好在晴天早晨，以便採後迅速晾晒乾燥。

4. 果實類藥物，除少數採用未成熟果實，如青皮等外，一般應在果實成熟時採集。

5. 種子通常在完全成熟後採集。有些種子成熟後容易散落，如牽牛子等，則在果實成熟而未開裂時採集。有些既用全草、又用種子的藥物，則可在種子成熟時，割取全草，將種子打下後分別晒乾貯藏，如車前子等。

6. 樹皮和根皮類藥物，通常是在春夏間剝取，這時正值植物生長旺盛期，漿液較多，容易剝離。

　　關於動物藥，一般潛藏在地下的小動物，宜在夏秋季捕捉，如蚯蚓等；大動物雖然四季皆可捕捉，但一般宜在秋冬季獵取，不過鹿茸必須在雄鹿幼角未角化時採取。

第二章　中藥的基礎理論

中藥的性能

中藥的性能，是指中藥具有不同的特性，而這些特性關係到藥物的使用原則，概括來說，主要有四氣五味、升降浮沉、歸經、有毒無毒等。

一、四氣五味

四氣是指寒、熱、溫、涼四種藥性，又稱「四性」，其中，涼次於寒，溫次於熱，是共性之中在程度上的差異，而寒涼與溫熱則是性質相對，完全不同的，如表 2-1。「療寒以熱藥，療熱以寒藥」，是基本的用藥規律。此外，還有一種平性藥物，是指四性不明顯，作用平和，皆可用於寒證、熱證的藥物，如桑枝有祛風通絡的作用，但是其使用仍未超出寒證、熱證的範圍，所以仍然稱之為四氣。

表 2-1　藥物的四氣用藥規律

藥　性	治療	舉例	用　　途
寒或涼性藥物	熱性病證	石膏、知母	清熱瀉火，用於肺胃熱盛的實熱證
溫或熱性藥物	寒性病證	附子、乾薑	回陽救脫，用於亡陽虛脫證

五味是指辛、甘、酸、苦、鹹，是藥物中最基本的味（道），此外，還有淡味、澀味等。藥味與作用有相當大的關係，其作用如表 2-2。

表 2-2　藥物的五味及其作用

藥味	作　用	舉例	用　　途
辛	發散、行氣、行血	桂枝	解表藥，發汗解肌，用於外感風寒所致的發熱惡寒
		香附	行氣藥，疏肝理氣，用於情志抑鬱所致的胸脇脹痛
甘	補益、和中、緩急	黃精	補益藥，補脾，潤肺，益精，用於脾胃虛弱等
		甘草	補中益氣，緩急止痛，緩和藥性
酸	收斂、固澀	烏梅	斂肺，澀腸，用於肺虛久咳，脾虛久瀉

（續）

藥味	作　用	舉例	用　　途
苦	泄、燥、堅陰	大黃	降泄，用於熱結便秘
		黃芩	用於濕熱證，以清熱燥濕
鹹	軟堅散結、瀉下	芒硝	瀉熱通便，潤燥軟堅
淡	滲濕、利水	通草	清熱利水，通乳
		茯苓	健脾，滲濕，安神，治療小便不利，水腫
澀	收斂、固澀	蓮子	補脾止瀉，益腎固精，治療脾虛泄瀉，帶下

　　近人認為藥物味道的不同，與所含的化學成分有關，如味辛的多含揮發油，味酸的多含有機酸，味甘的多含糖類，味鹹的則可能含生物鹼、苷類或苦味質等。

二、升降浮沉

　　升降浮沉，是指藥物在身體內作用的趨向，是針對藥物達到病證所在部位及作用而言。升是上升、升提，降是下降、降逆，浮是上行、發散，沉是瀉下、通利，升與浮，降與沉性質相同，只是程度有差別而已。升和降，浮和沉是作用相反，性質各異。升與浮，是向上、向外的作用，降與沉則是向下、向內的作用，如表 2-3。

表 2-3　藥物的升降浮沉

藥物	功效	趨向	舉例	效用
升浮藥	升陽發表，祛風散寒，涌吐，開竅	向上，向外	桂枝	解表通陽
			荊芥	祛風散寒
			蘇合香	芳香開竅
降沉藥	清熱，降火，瀉下，利水，滲濕，安神，熄風，收斂	向下，向內	大黃	清熱瀉火
			豬苓	利水滲濕
			蘇子	降氣定喘

　　藥物的藥性（四氣）、藥味（五味），以及炮製方法的不同，都會影響藥物在身體內作用的趨向（升降或浮沉），如表 2-4。

　　凡升浮的藥物，都能上行、向外，如升陽、發表、散寒、催吐等作用的藥

物，藥性都是升浮的。凡沉降的藥物，都能下行、向裡，如清熱、瀉下、利水、收斂、平喘、止呃等作用的藥物，藥性都是沉降的。

　　升降浮沉，既是四種不同藥性，在臨床上同時又作為用藥的原則，這是它的重要意義。因為人體發生病變的部位有上、下、表、裡的不同，病勢有上逆和下陷的差別，在治療上就需要針對病情，選用藥物。

　　從藥性方面來說，凡味屬辛甘、性屬溫熱的藥物，大都為升浮藥；味屬苦、酸、鹹，性屬寒涼的藥物，大都為沉降藥，因此有「酸鹹無升、辛甘無降、寒無浮散、熱無沉降」的說法。從藥物質地方面來說，凡花、葉以及質輕的藥物，大都為升浮藥；種子、果實、礦石以及質重的藥物，大都為沉降藥。

　　但是，上述情況又並不是絕對的，還必須從各種藥物的功效特點來考慮。

表 2-4　藥性及炮製法與作用趨向的關係

區分	藥　　物	趨向
四氣五味	辛味及溫、熱性能的藥物	主升浮
	酸味及寒、涼性能的藥物	主沉降
炮製法	酒炒	主升浮
	鹽炒	主沉降

三、歸經

　　歸經是指每一種藥物，對人體某個經（臟腑及其經絡）或數個經，能發揮顯著的效用，而對其他經的作用不明顯，甚至無效。藥物以其所治病證為依據，並以病機、臟腑、經絡理論為基礎，加以系統歸類而成歸經理論，見表 2-5。

表 2-5　藥物依所治病證的歸經理論

病證	舉例	歸經
肺經病變，每見喘咳	杏仁能治喘咳	肺經
肝經病變，每見眩暈、抽搐	天麻能治眩暈、抽搐	肝經
肺經外感風熱表證	菊花	肺經（主治）
肝熱目赤腫痛		肝經（兼治）

例如，龍膽草能歸膽經，說明它有治療膽病證的功效；藿香能歸脾、胃二經，說明它有治療脾胃病證的功效。

關於藥物的歸經，古代文獻上又曾將它和「五味」聯繫起來，認為味酸能入肝；味苦能入心；味辛能入肺；味甘能入脾；味鹹能入腎。這種歸納，雖然對一部分藥物是符合的，但絕大部分與客觀實際情況並不一致，不能作為規律性來認識。

四、有毒無毒

毒，一般是指藥物對身體的毒性，一般扶正藥無毒或有小毒，祛邪藥常有毒性作用，只是毒有大小，治病時要根據藥物的毒性程度，來決定用藥時間的長短。掌握每一種藥物的毒性程度，可以讓我們了解其作用是否峻烈，或者和緩，以便在治病時取其所長，確定用法、用量及時間（療程），或加以炮製，或以複方配伍方式消除或減輕其毒、副作用，進而發揮其治療作用。

中藥的炮製

炮製是藥物在應用前，或製成各種劑型前的加工過程，包括對藥材的加工處理及炮製。中藥炮製的目的為：
1. 清除雜質，使藥物潔淨。
2. 便於製成製劑、服用及貯藏。
3. 消除或減輕藥物的毒性、烈性及副作用。
4. 改變藥物的性能，加強療效。

常用的炮製方法，可分為水製、火製、水火共製三類。

一、水製法

是使藥物達到潔淨柔軟，便於加工切片，並減低藥物的毒性、烈性，以及除去不良的氣味，一般包括洗、漂、浸、潤、水飛等方法，見表2-6。

表 2-6　藥物的水製法

水製法	方　　　法	藥材
洗法	用清水洗滌附著於藥物的泥沙雜質	一般藥物
漂法	用多量的清水和較長的時間，以漂去藥材的鹹味和腥味	海藻、昆布
浸法	1. 使質地堅硬的果實及根類藥材，浸軟易於切片 2. 動物類藥材的皮甲，浸透除去雜質，以便貯藏及加工	1. 檳榔、烏藥 2. 龜板
潤法	芳香性及含油質藥材，不宜浸泡，只用水濕潤，使水分滲透到藥材內部，使變柔軟便於加工	肉桂、木香
水飛法	藥物研末置乳鉢中，以清水調成糊狀，加水淹過藥面，反覆研磨，藥物自然細浮粗沉，飛取上層的混懸液，待混懸液沉澱後，倒去水分，將濕粉晒乾，乾後取出，輕刮去底面雜質，研成細粉	硃砂、珍珠

二、火製法

　　是把藥材直接或間接放在火上加熱的炮製方法，其中並加入輔料伴製，根據藥材的性質及治療的需要，使用不同的火製法，常用的方法有炒、炙、煨法，如表 2-7，其主要的目的為：

1. 使質地堅硬的藥材鬆弛，便於製劑和服用。
2. 提高療效或改變藥性，或矯臭、矯味。
3. 消除或減低藥物的毒性、烈性。

表 2-7　藥物的火製法

炒法		方　　　法	藥材
乾炒法	炒黃	將藥材置鐵鍋以微火加熱，並攪拌炒至藥材乾脆，表面呈淡黃色為止	麥芽、扁豆
	炒焦	炒至藥材表面呈焦褐，或焦黃色，並可聞到焦香氣味為止	梔子、山楂
	炒炭存性	藥材炒至全部焦黑、酥脆為止，但不能炒成全部炭化，仍能嚐出藥物固有的氣味	蒲黃炭、地榆炭
砂炒法		是炮製骨質或甲殼一類藥物的方法，將乾淨的砂倒入鍋內炒熱，再加入藥材同炒，炒至藥物酥鬆呈暗黃色	龜板、鱉甲
伴炒法		將藥物投入鍋內炒熱，再加入輔料同炒，使輔料滲入藥物內部，或附著於藥材表面	如表 2-8

　　伴炒法隨不同的目的，而有不同的作法，如表 2-8：

表 2-8　不同目的的伴炒法

	舉　　　例	目　　　的
	薑汁炒竹茹、黃連、厚朴	溫散降逆止嘔，調和藥性
	鹽水炒黃柏、小茴香	增強入腎
伴炒法	酒炒當歸、續斷	升提宣散，溫行血脈
	米炒白朮、黨參	加強補中作用
	醋炒柴胡、五靈脂	收斂入肝經

　　炙和炒在操作上並無不同，上述各種輔料伴炒法，亦可稱為炙法。一般的炙法，是專指蜜炙而言，其炮製目的是增加甘緩滋潤的功效及調和藥性，如蜜炙黃耆、蜜炙甘草、蜜炙款冬花、蜜炙枇杷葉等。

　　煨法，常用的有麵裹煨、隔紙煨及直接火煨三種，如表 2-9。使用煨法，要掌握火候，使受熱均勻，以免大的藥材未熟，小的已焦，而影響藥效，其目的是減少藥物的偏性和毒性。

表 2-9　藥物的煨法

煨法	方　　　法	藥　　材
麵裹煨	麵粉加入適量水，打成麵團小塊，將藥物包裹，晾至半乾，置熱火灰中煨，至麵皮焦黑，冷卻後剝去麵皮即成	甘遂、肉荳蔻
隔紙煨	將藥物排在草紙上，置鍋內，在草紙下襯一層麥麩，微火加熱，烤至麥麩焦黃草紙焦枯為止	木香、天麻
直接火煨	將藥物直接埋入無火焰的熱火灰中	牙皂角

三、水火共製

　　水火共製，是將藥物經由水火共同加熱炮製，而改變原藥材性質和形態，常用的方法有蒸、煮、燀法。水火共製的目的是改變藥物的性能，增強療效，減輕或消除藥物中原有的毒性，及除去治療上不需要的部分。

　　蒸法可分為清蒸、伴蒸、直接蒸、間接蒸等方法，蒸製時間及操作方法，

應根據藥物的性質和用途來決定，如表 2-10。

表 2-10　藥物的蒸法

蒸法	方　　　法	藥　材
清蒸	將藥物不加輔料蒸製	山茱萸、女貞子
伴蒸	伴入薑汁、酒、醋、鹽或其他藥料同蒸	熟地黃、何首烏
直接蒸	將藥物直接放入蒸籠內蒸透	狗脊
間接蒸	將藥物置銅罐或瓦罐內，放水入鍋上加熱，隔水蒸透	大黃

煮法，是藥物經過加工處理潔淨後，加適量的水，置鍋內加熱或與其他輔料同煮，至藥物透心為止。其目的是改善藥性，增強療效，如表 2-11。

表 2-11　藥物熱煮的目的

	舉　　　例	目　　　的
煮法	何首烏與黑豆	增強補血功效
	厚朴與生薑	加強溫散理氣作用
	芫花、大戟與醋	削減毒性與刺激性

燀法，目的是便於除去藥物在治療上不需要的部分，方法是先將適量的水煮沸，再將藥物投入沸水中翻動片刻，燀至表皮易於擠脫為止，立即撈出，漂在清水中，擠去外皮，晒乾。如杏仁、桃仁等。

中藥藥材的品質

一、藥材品質

道地藥材

是指具有特定產地，貨真質優的中藥材，不僅含有歷史學概念，同時也含有品質概念及地理學含意。

例如：依藥材的性狀和品質，如綿黃耆、粉甘草；依特定的產地，如廣藿香、川黃連、懷山藥。

藥材鑑別方法

　　中藥藥材所使用的鑑別方法，必須簡單而易行、快捷準確，主要是經驗（性狀鑑別）鑑別。是利用人的「眼看」、「口嘗」、「鼻聞」及「手摸」，對中藥飲片的形狀、大小、表面、切面（斷面）的色澤、質地、氣味等特徵，觀察分析，從而快速有效地判別飲片的品質優劣及真偽。常用的鑑別方法概述如表 2-12。

表 2-12　藥物的鑑制方法

鑑別方法	分類	特　性	舉　例
眼觀法	直接觀察法	外皮表面特徵	天麻的「魚鱗紋」、桔梗的乳白色、細辛的淺綠色
		切（斷）面特徵	防已片的「車輪紋」、杜仲飲片的「橡膠絲」、葛根片折斷的「纖維性」
		質地	厚朴的油潤、山藥的粉性、天麻的角質
眼觀法	放大（鏡）觀察法	種子的紋理、細小毛茸	蘇子表面隆起的網紋
	水浸觀察法	皺縮，質脆易碎的花、葉類中藥	蒲公英葉
手感法	手摸法	軟硬、柔韌程度、疏鬆及黏性	黃耆軟而綿韌、當歸軟而柔
	手捏法	感覺乾濕、黏附	萆薢手捏有彈性
鼻聞法	直接鼻嗅法	散發的氣味強	麝香的香竄氣、黃耆的豆腥氣
	揉搓鼻嗅法	散發的氣微弱	薄荷的清香味、魚腥草的魚腥氣味
口嘗法	舌感法	體驗味道和接觸時的感覺	龍骨，當其與舌尖接觸時有吸舌感
	咀嚼法	嚼一分鐘體驗嚼時的感覺和藥味	大黃，咀嚼有砂礫感，黏牙

二、貯藏

　　中藥不論藥材或製劑的貯藏，對藥效的保持具有密切的關係，如果保存不善，藥品受溫度、濕度、日光、蟲害、黴菌等影響，就會變質失效造成損失。

藥材

藥物採集後，除鮮用者外，應立即進行乾燥，以免霉爛變質，影響療效，造成浪費，常用的乾燥方法有晒乾、陰乾、烘乾等，如表 2-13。

表 2-13 藥物的乾燥方法

乾燥	方　　　法	藥　　　材
晒乾	在陽光下曝晒	根及根莖類藥材
陰乾	放在陰涼、通風、乾燥處	花、葉及芳香性藥材
烘乾	放在加熱乾燥器或烘箱	用於多雨潮濕的天氣

中藥製劑

中藥製劑貯藏時應注意（如表 2-14）：

表 2-14 中藥製劑的貯藏條件

劑型	貯藏條件
散劑	易吸潮而結塊，應放室內陰涼乾燥處
蜜丸	最易蟲蛀，易硬結，宜冷藏
膠囊劑	應放室內陰涼乾燥處，避免受潮軟化
糖漿劑	應放室內陰涼處，但不可過冷，以免砂糖結晶析出
藥酒	裝瓶密封放室內陰涼處，避免日光直射
膏藥軟膏	溫度過高易融化，貯藏過久，油質揮發，膏質變脆，黏性減低，宜放乾燥陰涼，少與空氣接觸處

1. 選擇乾燥、空氣流通的地方，應有避光及門窗緊密、防潮等措施，溫度不宜過高。
2. 有顏色或芳香性的藥物，宜放陰涼乾燥處。
3. 在梅雨季節要勤加檢查，做好防霉工作。

正確選用中藥

一、臺灣市售易誤用中藥

由於古代文獻藥材植物形態的描述不夠詳細，況且中藥品種繁多，產地廣闊，各地區用藥名稱及使用習慣不盡相同，類用品、代用品和民間用藥不斷出現，致使中藥材的同名異物，品種混亂的現象普遍存在，直接影響到藥材的品質與療效。臺灣市售中藥材誤用、混用的情形也頗為嚴重，同名異物或同物異名常造成很大的困擾。表 2-15 略述一些誤用之中藥材。

表 2-15　臺灣容易誤用之中藥材

中藥名稱	基　　原	偽　　品
黃耆	豆科植物蒙古黃耆及莢膜黃耆的乾燥根，又稱白皮耆	豆科植物多序岩黃耆的乾燥根，又稱晉耆、紅耆
蒲公英	菊科植物蒲公英的乾燥帶根全草	菊科植物兔兒菜，稱本蒲公英
五加皮	五加科植物五加的根皮，又稱南五加皮	蘿藦科植物杠柳的根皮，又稱北五加皮
何首烏	蓼科植物何首烏的乾燥塊根	薯蕷科植物黃藥之塊莖，在草藥店及山產行販售，一般中藥房末售
王不留行	石竹科植物麥藍菜的乾燥成熟種子	野牡丹科野牡丹之根及幹切片，進口以桑科薜荔之果殼為主
青黛	爵床科植物馬藍、蓼科植物蓼藍或十字花科植物菘藍的葉或莖葉，經加工製造的乾燥粉末或團塊	藍色色素
牛膝	莧科植物川牛膝的乾燥根	爵床科植物腺毛馬藍的莖及根
白頭翁	毛茛科植物白頭翁的乾燥根	薔薇科植物委陵菜的帶根全草或石竹科植物白鼓釘的全草

二、中藥製劑中摻加西藥

中、西藥各有其優缺點，中藥一般較為緩和，西藥藥效快且顯著，因此部分不肖之徒，為其不當之利益，於中藥中羼加西藥，患者在不知情之狀況下使用，致有不良影響，尤其長期服用，危害更甚。例如：在感冒藥中添加 acetaminophen, Aspirin®, chlorpheniramine maleate；風濕鎮痛藥中添加

acetaminophen, phenylbutazone, prednisolone 等；解毒類中添加磺氨藥及抗生素等。另外，專治小兒受驚之八寶散，也曾因鉛汞含量過高而引起小孩中毒。

三、大陸藥品

隨著政府開放大陸探親，大陸藥品大量流入臺灣。由於目前大陸藥品尚未開放輸入，因此，不論自行攜入或藉由其他管道進口之大陸藥品，均未依法送經衛生署審核或辦理查驗登記，從而其品質即缺乏保證，其安全亦值得憂慮。

中藥給藥的劑量與禁忌

一、劑量

藥物用量的多寡，會引起功效的改變，如黃連輕用可健胃，重用則瀉胃火；大黃少量能止瀉，大量可瀉下。因此，必須注意藥物的用量。藥物的用量應注意藥物的性質、劑型的不同、配伍的關係、體質的強弱、年齡的大小、疾病的輕重等作全面考量，才能得到療效。

藥物的性質

性質平和的藥物，用量稍多時，反應不大，但是毒性、劇烈的藥物，用量稍多，常會產生副作用，所以應該控制藥物的使用量，如表 2-16。

表 2-16　藥物的性質及其用量

藥物的性質	舉　　例	用量
芳香走散的藥物	藿香、薄荷、沉香、乳香	宜輕
味厚滋膩的藥物	熟地黃、肉蓯蓉	宜稍重
花葉類，質輕的藥物	通草、紅花、艾葉、	宜輕
金石貝殼類，質重，無毒性的藥物	龍骨、牡蠣、石膏	宜大

配伍劑型

一味單用，用量宜重，複方配伍，用量宜輕。湯劑的用量，應比丸劑為重，因為湯劑取其作用迅速，吸收較快，且多用於急性病，故一般用量宜稍

重，丸劑取其作用緩和，多用於慢性病，故一般用量宜稍輕。主藥的用量，應比輔藥為重，因為主藥是治療主症，作為主要作用的藥物，故一般份量比例較重，而輔藥是配合主藥發揮治療作用，或治療兼症，故一般份量比例較輕。

體質與年齡

體質強弱的不同，對藥物的耐受程度有所差異，使用袪邪藥如發汗、瀉下、清熱、消導、滑利、破氣、袪瘀等藥，病人平時體質強的，用量宜稍重，體質弱的，用量宜輕。老年與兒童的用量，應當少於壯年人，尤其是毒、劇性藥物，更應注意，兒童的用藥量，如表 2-17。

表 2-17　兒童的用藥量

年　　齡	用量（不包括毒、劇性藥物）
10歲以上兒童	與成人相差不大
5～10歲兒童	成人藥量的1/2
2～5歲兒童	成人藥量的1/3
1歲以下嬰兒	成人藥量的1/4

疾病的輕重

輕病用量不必過重，以免藥力太過，反傷正氣，重病用量可適當增加，以免貽誤病情。因此，藥物用量得宜與否，在治療上是一個重要的關鍵。

二、配伍

單味藥的應用以及藥與藥之間的配伍關係，稱為藥物的「七情」，應用單味藥治病稱為「單行」或「單方」，常用於病情較單純的輕證，選用一種藥物即能獲得很好的療效，單方便於使用和推廣。但是，病情較複雜時使用單方，就難以照顧到全面之病證，這時需用兩種以上的藥物治療，即使用「複方」治病，複方治病，由於藥物具有四氣五味、升降浮沉、歸經、有毒無毒等種種性能，因此，除單方外，將藥物與藥物之配伍關係，歸納為六點，與單方合稱為七情，如表 2-18。

表 2-18　藥物的配伍關係

配伍	說　明	舉例	作　用
相須	功能相似的藥物，可增強其各自的療效，即協同作用	石膏與知母	顯著增強清熱瀉火的作用
相使	一種藥物為主，另一種藥物為輔，能提高主要的作用	黃耆與茯苓	黃耆能補氣利水，但以補氣為主，茯苓健脾滲濕，能提高黃耆補氣利水的效果
相畏	一種藥物的毒性或副作用會被另一種藥物減輕或消除	生南星、生半夏畏生薑	生南星、生半夏的毒性會被生薑減輕或消除
相殺	一種藥物會減輕或消除另一種藥物的毒性或副作用	生薑殺生南星、生半夏	生薑減輕或消除生南星、生半夏的毒性
相惡	藥物配合後，一種藥物會使另一種藥物降低或喪失療效	人參惡萊菔子	萊菔子降低人參的補氣作用
相反	兩種藥物合用，能產生毒性反應或副作用	甘草反甘遂	甘草會降低甘遂毒性成分的代謝

　　藥物在配伍應用時，藥物之間的相互變化，可以概括為以下四種情況。

1. 協同作用，可增進療效，用藥時要加以應用。
2. 拮抗作用，療效可相互抵消，而削弱各自的功效。
3. 相互作用而減輕或消除原有的毒性或副作用，因此在應用毒性藥或劇烈藥時，應加以選用。
4. 單用無害或有毒藥物，但是在複方使用時，因相互作用可產生或加劇毒性反應或強烈副作用，稱之為「配伍禁忌」，應該避免使用。

三、用藥禁忌

配伍禁忌

　　對於相惡、相反的藥物，應避免合用，關於配伍禁忌有「十九畏」及「十八反」，實際應用時應避免盲目配合應用，如表 2-19。

表 2-19　中藥配伍禁忌之十九畏與十八反

十　九　畏	
硫磺	畏朴硝
水銀	畏砒霜

（續）

十　九　畏	
狼毒	畏密陀僧
巴豆	畏牽牛
丁香	畏鬱金
川烏、草烏	畏犀角
牙硝	畏三稜
官桂	畏石脂
人參	畏五靈脂
十　八　反	
甘草	反甘遂、大戟、海藻、芫花
烏頭	反貝母、栝樓、半夏、白蘞、白芨
藜蘆	反人參、沙參、丹參、玄參、細辛、芍藥

妊娠用藥禁忌

　　根據藥物對於胎兒傷害程度的不同，一般分為禁用與慎用。

1. 禁用：大多是毒性強或猛烈的藥物，如藜蘆、巴豆、牽牛子、大戟、商陸、芫花、甘遂、水蛭、麝香等。

2. 慎用：包括通經祛瘀、行氣破滯及辛熱等藥物，如桃仁、紅花、乳香、沒藥、牛膝、大黃、枳實、附子、肉桂、貫眾等。

飲食禁忌

　　服藥時的飲食禁忌，簡稱「食忌」、「忌口」。如常山忌蔥，地黃、何首烏忌蔥、蒜、蘿蔔，茯苓忌醋，甘草忌鯉魚等。此外，在服藥期間，凡生冷、黏膩、煎炸、腥臭、辛辣、乾硬等不易消化及刺激性食物，應根據八綱辨證選擇性地避免食用。

四、劑型

　　中藥劑型的種類甚多，劑型的選用，要根據病情的需要與藥物的特性，使能達到最佳的治療，以及更能發揮藥效的各種給藥方法。「藥物有宜丸者，宜散者，宜水者，宜膏者，亦有一物兼宜者，亦有不可入湯酒者，並隨藥性不得違越」，「按病有宜服丸、服散、服湯、服酒、服膏煎者，或也煎參而用，以為其制」，這兩段話說明了，劑型不可隨意選擇，而是要根據病情的需要與藥

物的特性（如表 2-20）。以下簡介幾種常用的劑型。

表 2-20　中藥各劑型的優缺點

劑型	優　　點	缺　　點
湯劑	吸收較丸散劑快而完全，易發揮療效	需花時間臨時煎煮，不便於久留及攜帶
散劑	製作簡便，便於服用、攜帶，不易變質	吸收較湯劑慢
丸劑	體積小，易於服用、攜帶、儲存	吸收慢
糖漿劑	有甜味，適合兒童服用	糖度不足時，易腐敗變質

湯劑

把藥物混合加水煎煮後（可在水中加入適量酒或醋），去渣取汁，稱為湯劑，這是中醫使用最廣泛的一種劑型，適用於一般疾病或急性疾病，可內服或外用薰洗。

散劑

將藥物研成均勻混合的乾燥粉末，可內服或外用。

丸劑

藥物研成粉末，加入蜂蜜、水或米糊、麵糊等黏合劑製成的藥丸，是一種常用的劑型，一般適用於慢性、虛弱性疾病。

1. 蜜丸：將藥物研粉，加入煉蜜，趁熱將藥粉與煉蜜攪勻，反覆揉搓，至混合均勻後，搓成條狀，切段成塊，揉成等大的丸粒。

2. 水丸：將藥匾刷水，加藥粉搖成綠豆大小的藥丸，過篩取均勻顆粒，然後邊噴水邊搖，製成一定大小的藥丸。

3. 糊丸：將藥物研粉，加入麵糊或米糊，用手反覆揉搓，至充分混合後，分為小粒，揉成小丸。

膏劑

藥物加入輔料，經由一定的操作方法而製成液體、固體或半固體的一種劑型，分為內服與外用兩種。

1. 內服膏劑：相當於流浸膏，即將藥物反覆煎煮去渣取汁，加入適量的輔料如紅糖或蜂蜜，再用慢火煎煉濃縮，使成稠黏的濃汁。

2. 外用膏劑：又可分為油膏與膏藥兩種。

　(1) 油膏：又稱藥膏，是將藥末加入脂肪油類或蜂蠟、凡士林，調成糊狀，多用於皮膚科疾病。

　(2) 膏藥：將藥物用麻油煎熬後，去渣再加入白蠟，使之溶合而成富有黏性的膠質，攤勻於紙上或布上而成，多用於瘡瘍、風濕痛、跌打扭傷等疾病。

酒劑

　　亦稱藥酒，將藥物加入白酒或黃酒浸泡，容器密封，浸泡約1～4星期即成，多用於體虛補養，風濕疼痛急跌打扭傷。

糖漿劑

　　是含有高濃度蔗糖水溶液的製劑，是將藥物煎煮，去渣取汁，煎熬呈濃縮液，加入適量的蔗糖溶解而成，因含糖濃度高，一般不會發霉、發酵。

科學中藥

　　中藥科學化製劑，俗稱科學中藥，藥物經煎煮後，去渣取汁，以真空減壓濃縮，並以低溫乾燥或其他乾燥方法製成之顆粒或粉末製劑，亦為浸膏劑之一種。

使用中藥的原則

一、中藥治療的常規

1. 嚴格核對：這是藥物治療前的第一步，核對的項目包括姓名、年齡、病名（證型）、醫囑日期、藥物劑量、煎藥方法、給藥途徑、服藥方法、服藥時間、飲食宜忌等，如發現有不符之處，或有疑問，應及時反應核實。

2. 正確給藥方法：給藥方法，包括藥物名稱、劑量、劑型、給藥途徑、給藥方法、給藥次數、給藥時間及有關用藥的其他事項，同時要留意病人是否同時服用西藥。

3. 熟悉藥性掌握劇毒藥的使用：要熟悉中藥的藥性、功效、主治、劑量、毒副作用及常用的搶救方法。

4. 了解病人飲食及服藥情況：要了解病人的服藥時間及飲食情況，盡可能發揮藥物的適時作用，避免飲食因素對藥物療效產生不良反應，同時應了解病人對藥物有無過敏史。

5. 遵醫囑按時給藥：根據疾病及相應藥物選擇最佳給藥時間。

6. 觀察疾病發展趨向：一般服藥後，原有症狀減輕，說明病情好轉，原有症狀加重，說明病情在發展。必須熟悉有關病證，特別是危重病證的診斷、治療及轉歸。

7. 做好給藥後的觀察紀錄：要了解病人的用藥史，熟悉合併用藥的適應症，觀察病人用藥前後的情況，並做好詳細的紀錄。

二、給藥方法

　　中藥有不同的劑型及不同的給藥方法，常用的給藥方法有口服、含嗽、皮膚給藥。

1. 口服給藥：刺激性藥物宜在餐後服用，或同時進食，以減少對胃黏膜刺激，若食物妨礙藥物吸收或消化酵素會破壞藥物，則空腹或兩餐之間服用。中藥口服劑型的服用方法如表 2-21。

表 2-21　中藥口服劑型的服用方法

劑　　型	服用方法
大蜜丸	掰成小塊吞服
小蜜丸	直接吞服
散劑	溫開水調成糊狀吞服，以免藥末飛揚嗆人
藥液、糖漿劑、口服液	搖勻後吞服

2. 含嗽給藥：藥液溫度不宜超過攝氏 65 度，以免影響藥物及燙傷口腔，要注意含嗽的時間和次數，以免影響藥效。

3. 皮膚給藥：用藥前以適當的清潔用品洗淨患處皮膚，如有破損，要注意無菌操作，以防感染，有些外用藥不宜用於破損皮膚亦要留意。

三、給藥時間

　　掌握人體內部活動的時間節律性，對用藥相當重要，中醫認為人體的內部活動有很強的時間節律性，如「平旦人氣生，日中而陽氣隆，日西而陽氣已虛，氣門乃閉」，這是人體正氣隨天時陰陽盛衰而變化，清晨至上午，人之陽氣隨天時由弱而強，氣血漸旺，正勝邪衰，故病情較輕，下午至傍晚，人氣隨天時而漸衰，正不勝邪，故病情加重。「子午流注」也認為，心臟功能午時（11～13 時）最強，子時（23～1 時）最弱；腎臟功能酉時（17～19 時）最強，卯時（5～7 時）最弱等，說明了人體氣血盛衰變化的規律。

　　因此，給藥時間應與人體時間節律同步協調，如表 2-22。即陽藥用於陽長之時，陰藥用於陰長之時，升藥用於升時，降藥用於降時。

表 2-22　不同病證的用藥及服藥時間

作　　　用	治法與方藥	服藥時間
需借助人體陽氣祛邪的疾病	扶陽益氣、溫中散寒、行氣和血、消腫散結	早晨或上午
需借助人體陰氣祛邪的疾病	滋陰補血、收斂固澀、重鎮安神、定驚熄風、清熱解毒	傍晚或午後

　　給藥時間應按疾病的部位，如上焦疾病，應於飯後服藥；下焦疾病，應於飯前服藥；四肢血脈疾病，宜於早晨空腹時服藥；骨髓疾病，宜於夜間吃飽後服藥。

　　臨床應根據病情的需要，選擇最佳的給藥時間，以利藥物發揮藥效，並減少毒副作用，如表 2-23。一般疾病分次口服給藥，一日量分 2～3 次，於早、晚，或早、中、晚飯後半小時到 1 小時，各服 1 次。

表 2-23　依藥物分類的給藥時間

藥物分類	給藥時間
解表藥	及時給藥，以免病邪由表入裡
平喘藥	哮喘發作前 2 小時給藥
健胃藥	開胃的宜飯前服，消食導滯的宜飯後服
止瀉藥	及時給藥，按時再服，瀉止停服

（續）

藥物分類	給藥時間
驅蟲藥	清晨空腹或晚上睡前服
補益藥	一般宜飯前服，以利吸收
補陰藥	宜晚上一次服，可提高療效，降低副作用
調經藥	根據證候於經前或經期服用不同的藥物

四、服藥方法

除了留意給藥時間外，也要注意服藥方法，以使藥物在人體內可以適時發揮最佳的治療效果。

中藥湯劑的服藥方法一般分為分服、頓服、頻服及連服等，如表 2-24。

表 2-24　中藥湯劑的服藥方法

湯劑服法	方　　法	目　　的
分服	將一天藥物總量分成幾次服用，臨床上一般多用此法，安全有效，方便易行，現多採用一日二次等量服法	使藥物在體內維持適宜濃度，以持續發揮作用，保持治療效果
頓服	一劑湯藥一次服下	取量大、力峻，以利快速起效，適於危急病症的搶救治療
頻服	將一天藥量，少量多次服用	適於上部疾病，尤其是咽喉疾患或嘔吐病人，少量多次給藥，可使藥效持續
連服	短時間內連續給予較大劑量的藥物	短時間內，使體內達到較高的藥物濃度，並可減輕一次口服大劑量藥物給病人帶來的困難

中藥製劑的服藥方法一般分為送服、沖服、調服、嚼化及餵服等，如表 2-25。

表 2-25　中藥製劑的服藥方法

服藥方法	方　　法	劑　　型
送服	也稱「送下」、「吞服」，將藥放入口內，用開水或藥引、湯劑送服	丸、錠、膠囊劑

（續）

服藥方法	方 法	劑 型
沖服	將藥物放杯內，用溫開水或藥引、湯劑沖化，或沖成混懸液後口服	散、沖、膏滋劑
調服	中藥用溫開水，或白酒、糖水等液體，調成糊狀後口服	散劑
噙化	也稱「含化」，將丸、錠、丹劑含在口中，讓藥慢慢溶解，緩緩咽下，適用於咽喉與口腔疾病	治咽喉腫痛的六神丸
餵服	藥調化後逐口餵給病人，適用於嬰幼兒、危重或意識不清的病人	散、丸

服藥溫度也是服法中應注意的問題，服藥溫度一般指服用中藥湯劑時的藥液溫度，分為溫服、熱服、冷服，如表 2-26。至於中藥製劑，則指用於送服的水、酒等液體的溫度。

表 2-26　服藥溫度及適用方法

服藥溫度	方 法	目 的
溫服	將煎好的湯劑放溫後服用	病人胃氣屬陽，一般較弱，再進冷湯，會更傷陽氣，溫服可減輕某些藥物的不良反應
熱服	將煎好的湯劑趁熱服下	1. 寒證用熱藥宜熱服，屬寒者熱之，真熱假寒用寒藥宜熱服，屬寒藥熱服 2. 理氣、活血、化瘀、解表、補益劑宜熱服
冷服	將煎好的湯劑放冷後服用	1. 熱證用寒藥宜冷服，屬熱者寒之，真寒假熱用熱藥宜冷服，屬熱藥冷服 2. 止血、收斂、清熱、解毒、祛暑劑宜冷服

五、起效時間

藥物的起效時間，是指從給藥時間開始到藥物發揮療效為止所需的時間，掌握藥物的起效時間有兩種意義：

1. 便於觀察藥物何時開始生效。
2. 判斷臨床療效的有無及好壞，提供繼續用藥，或更改藥物的參考。

影響中藥起效時間常見的因素，有體質、疾病、藥物、劑量等因素。

1. 體質因素：平時體質好的病人，服藥後較易奏效，體質差的，起效時間較

慢，或常纏綿不癒。

2. 疾病因素：一般急性病起效時間短，慢性病起效時間長；就疾病的陰陽屬性而言，「扶陽易，養陰難」。

3. 藥物因素：藥物對起效時間往往有較大的影響，且與劑型及劑量有關係，劑型不同，給藥途徑及藥物釋放吸收快慢亦有差異，對藥效快慢的發揮有很大的影響，其起效時間也有顯著的差異。

4. 劑量因素：一般劑量小，起效較慢，劑量大，起效較快，但是若盲目加大劑量以圖速效，可能會傷害正氣，產生毒副作用。

六、中藥煎煮法

中藥煎煮法是否適當，對療效也有一定的影響，其注意事項如下：

1. 煎煮容器宜選用不會和藥材成分起作用，產生理化反應的材質，如不鏽鋼的鍋子；沒有破損、琺瑯質沒有剝落的彩色鍋；或市售的煎藥器。

2. 煎煮時，所加的水量，必須淹過容器內的藥材。

3. 開始時先用武火（即大火）把水煮開，再改用中火或小火。

4. 一般說來，一帖需煎二次，再把二回的藥汁混合分三次或四次服用，因為頭一煎藥汁濃度會較濃稠，第二煎則較淡較薄，所以把各煎混合均勻後再服用。

5. 感冒發表散寒的藥物，煎煮時間不宜太長，以 20～30 分鐘為佳；一般的藥材，則煎煮 30～40 分鐘。

6. 補養藥或平常的藥膳、食補則煎煮時間可以長一些。

7. 有些藥物在煎熬時，必須做一些特別的處理，處方上也會註明。例如，先煎、後下等，如表 2-27。

表 2-27 中藥的煎煮法

煎服法	藥 材	方 法	舉例
先煎	礦石類之藥材	其有效成分較難溶出，此類藥材是必須先行煎煮，待其約煮沸 10 分鐘，再放入其他藥物，一同再煮	牡蠣、石膏

（續）

煎服法	藥　材	方　法	舉例
後下	藥物含有較多的揮發性成分	要另包裝，待其他藥熬到要起鍋前 10 分鐘，再放入同煮	菊花、薄荷
沖服	較貴重的藥材	研粉給藥，當藥煎好之後，以藥汁配合這些藥粉一起服用	三七、肉桂、天麻
烊化	膠質的藥材	「烊化」是把必須烊化的藥物投入煎煮好的藥汁中，利用藥汁的熱度，使其完全溶化在藥汁中	阿膠、龜鹿二仙膠
剝開	外皮較厚的藥材	在煎煮之前，必須先把它剝開	紅棗、黑棗
壓碎	堅硬的藥材	先行搗碎後再給藥	桃仁、豆蔻、茯苓

七、中藥用量

　　一般包括重量（如若干兩、若干錢）、數量（如幾隻、幾片）、容量（如若干湯匙、若干毫升）等。

　　中藥的用量，直接影響它的療效。如果應該用大劑量來治療的，反而用小量藥物，可能因藥量太小，效力不夠，不能及早痊癒，以致耽誤病情；或者應該用小劑量來治療的，反而用大量藥物，可能因藥過量，以致克伐人體的正氣，都將對疾病的治療帶來不利的後果。

　　一般說來，在使用藥物、確定劑量的時候，應該從下列三個方面來考慮：

1. 藥物的性質與劑量的關係：在使用劇毒藥物的時候，用量宜小，並以少量開始，視症情變化，再考慮逐漸增加；一旦病勢已減，應逐漸減少或立即停服，以防中毒或產生副作用。在使用一般藥物的時候，對質地較輕或容易煎出的藥物，如花、葉之類，用量不宜過大；質重或不易煎出的藥物，如礦物、貝殼之類，用量應較大；新鮮的藥物因含有水分，用量可較大些，乾燥的應較少些。過於苦寒的藥物，多用會損傷腸胃，故劑量不宜過大，也不宜久服。

2. 劑型、配伍與劑量的關係：在一般情況下，同樣的藥物，入湯劑，比丸、散劑用量要大一些；在複方應用時，比單味藥用量要小一些。

3. 年齡、體質、病情與劑量的關係：成人和體質較強實的病人，用量可適當大些；兒童及體弱患者，劑量宜酌減。又病情輕者，不宜用重劑；病情較

重者，劑量可適當增加。

　　一般用量大致如下：

1. 一般藥物：乾燥的 1～3 錢（如麻黃、荊芥、知母等），新鮮的藥物 1～2 兩（如鮮茅根、鮮生地等）。

2. 質地較輕的藥物：3～5 分（如燈心草等），或 1 錢至 1 錢 5 分（如薄荷葉等）。

3. 質地較重的藥物：3～5 錢（如熟地黃、何首烏等），或 1～2 兩（如石膏等）。

4. 有毒藥物：毒性較小的用 5 厘至 1 分（如雄黃），毒性較大的用 1～2 毫（如砒霜）等。

5. 其他用量：1 支（如蘆根）、1 條（如蜈蚣、壁虎）、3～5 隻（如蔥白、番瓜蒂）、3～5 片（如生薑）、1 角（即 1/4 張，如荷葉）、1 箚（如燈心芯草）、數滴（如生薑汁）、10～20 毫升（如竹瀝）等。

第三章　中藥毒理

概述

　　傳統上，民眾普遍認為中藥溫和無毒，即使大量或長期服用也無礙，再加上對中藥的藥性及分類認識不深，因此，很容易發生服用中藥後引發不良的反應。

　　其實，在許多藥典裡對中藥毒性早有敘述。例如，《神農本草經》將其所收載之藥物，依其藥性分為五味，但同時也將中藥依其毒性之大小分為上、中、下品三類。其中，下品多為有毒之藥物，使用時必須注意，即所謂「若用毒藥療病，先起黍粟，病去即止，不去倍之，不去十之，取去為度」。然而，服用上品藥物時，如人參，若不注意劑量，亦可能造成中毒的現象。可見「劑量」的觀念在避免因使用中藥時發生中毒現象是非常重要的。

　　除了劑量的關係，藥材選用不當，如誤用異品、品種不純，製備不當，如炮製不妥，也是造成中藥中毒的主要原因。另外，配伍不合理時，亦可引起中毒，《本草綱目》裡便有所謂十八反，指出有些藥材不能合用或相配，不當的配伍可能會產生毒性增強的作用。

　　因此，在使用中藥時，必須非常小心。依臺灣某醫院之調查，因藥物中毒而就醫的病例，占所有病人的 4%，而中藥使用不當在藥物中毒病例中居第三位。香港醫院的調查顯示，所有病人中有 2　是因為中藥中毒而就醫的，榮總毒物諮詢中心的統計亦顯示，中藥中毒的案件占所有中毒案件的15　，顯示出大部分人在使用中藥時仍不夠小心謹慎。

中毒原因

　　不當服用中藥導致中毒之原因有許多，與劑量、個體反應、食物與藥物之交互作用，以及其他的因子皆有關。因服用中藥而導致中毒的原因有很多，如藥不對症、劑量過大、長期服用、誤食或濫用、配伍不妥、炮製或煎煮不妥、汙染、添加西藥、混用或偽用，以及個人體質等因素。

　　香港中文大學中藥研究中心分析，已知的中藥中毒案例，歸類出中藥中毒有以下九種原因最為常見：

　　1.藥材錯誤；2.品質低劣；3.劑量過高；4.方劑出錯；5.長期服用；6.中西藥相互影響；7.摻加西藥；8.病人誤服；9.病人個別反應。

一、中藥材之毒性

　　從中藥對動物半致死劑量的大小，我們可知牛膝、當歸等是屬於無毒（LD50，>15 g/Kg），烏頭、木通等則稍具毒性（LD50，0.5～5 g/Kg），而蟾蜍、紫草等則為劇毒（LD50，5～50 mg/Kg）。除了造成急毒性外，許多中藥或其主成分也被證實會造成不同程度之器官毒性，例如，麻黃、附子會導致心血管疾病，肉荳蔻會影響腸胃道及神經系統之功能，pyrrolizidine 類生物鹼會造成肝臟、肺部等傷害，甚至導致癌症。

二、炮製之影響

　　中藥之炮製，在中藥的使用中扮演著非常重要的角色，除了增加療效、改變藥性、清潔與矯味之作用外，更有減輕毒性及副作用之功能。由於附子之炮製不妥所造成的中毒事件經常發生。附子主要是在加熱後烏頭鹼水解為烏頭次鹼及烏頭原鹼，毒性才會降低，因此，若服用未炮製之附子即很容易發生中毒之意外。

三、配伍及使用禁忌

　　中藥的使用，除了要對症下藥外，還有許多使用的禁忌必須遵守。例如，懷孕中忌用大黃、枳實、附子、半夏等，而嬰兒應當禁用巴豆、斑蝥、麝香等毒性較強之藥物。近來有些報導指出，孕婦需盡量避免使用含有秋水仙素及植物荷爾蒙之藥物。許多藥典將中藥材分為寒、涼、溫、熱四氣，而人的體質亦有寒冷、實熱、虛熱之分，因此在選用藥材時，亦必須注意藥物與體質的相配性。

　　調配中藥方劑時，藥材的配伍扮演著非常重要的角色，不當的配伍不僅會造成藥效的降低（相畏），甚至造成毒性（相反），如《神農本草經》所記載

之十八反及十九畏。

　　除了中藥材本身之間配伍的問題外，中藥與西藥和食物之間的交互作用也會導致一些不良反應。服用含有 naringin（枳實、枳殼、枸橘、陳皮等）的中藥或食物（葡萄柚）會抑制藥物代謝酵素，導致因服用離子通道阻斷劑、降血脂、鎮靜、過敏等藥物而引起的不良反應。使用毛地黃時，如果同時服用含有強心配醣體的中藥或甘草（引起低鉀），則有可能因藥效作用的加強而導致中毒。

四、因誤食、誤用、混用而導致中毒

　　藥材的誤用或混用，主要是因名字或型態相近所引起。例如，最近歐洲地區發生許多因食用減肥劑而導致腎臟衰竭的病例，其中便有因商人將減肥劑裡的粉防己（防己科）以廣防己（馬兜鈴科）取代所造成的事件。現已知馬兜鈴科植物所含的馬兜鈴酸會造成腎臟的傷害，甚至可能導致癌症的發生，臺灣及國外許多國家，如美國、加拿大、澳大利亞、德國等已禁止含有此成分之商品的使用與進口。

　　另外，在香港亦曾發生因將八角蓮誤用為龍膽草，而造成神經及腦病變的案例。除此之外，亦有些不肖商人常藉由修飾偽品外表取代真品，不知情的醫師或民眾則可能因為誤用藥材而造成傷害。另外，由於對藥物認識不清，或未依使用注意事項服用，或因為道聽塗說，或聽信一些沒有學理根據的「祕方」，濫用一些不知的藥草而造成中毒的事件，也時有所聞。

五、汙染及摻加西藥

　　因藥材的汙染或刻意加入西藥而造成中毒之狀況，也是需要注意的。在藥材汙染方面，由於中藥製劑使用之藥材大多來自動、植、礦三界的天然物，不像西藥由純品所製成，其中動、植物富含營養源，其製程又未經加熱處理，因此易受微生物汙染，如大腸桿菌、仙人掌桿菌、金黃色葡萄球菌及沙門氏菌等。而含有礦物類中藥，若不能完全去除其共存重金屬，則會造成重金屬汙染，常見的有鉛、鎘、砷、汞等，如八寶粉中曾因含鉛過多而導致中毒事件的發生。有許多不肖商人在成藥裡加入西藥以加強藥性，然而，這些常用

的西藥會產生許多不良反應或副作用，依藥物食品檢驗局的調查，經常檢出西藥成分，如 hydrochlorothiazide（潮紅、搔癢、脫色斑）、caffeine（興奮、神經質、失眠、嘔吐、下痢）、diazepam（失眠、身體搖晃、口渴、血壓下降、頭痛、胸悶）、acetaminophen（變性血紅素症、溶血性貧血、白血球缺乏症、黃疸、心肌抑制）等。除了上述幾種西藥，經常被加在中藥中的西藥還有 thiamine、piroxicam、indomethacin、chlorxazone、ethoxybenzamide、mefenamic acid 等。

中毒預防

　　中藥之有毒或無毒，除根據藥物本身之特性外，往往與其用法是否恰當有關係，用之得當，即使汞、砒霜皆可療疾；用之不當，糖、鹽亦可致病。現代毒理學家對毒的定義則為「所有的物質都是毒，取決於它的劑量大小」。因此，同一中藥，或為有毒，或為無毒，都不是絕對的。

　　除了應在合法的中藥店購買藥品，以及避免食用來路不明之藥材外，也應留意各項資訊，加強對中藥的了解。若能具備基本的中藥炮製以及配伍觀念，依循正確的方法加強療效或減輕毒性，更能確保用藥安全。

　　中藥經炮製後藥性增強、毒性降低的例子很多，如生半夏有毒，用生薑、明礬炮製後，既能減低其毒性，又可增加其燥濕化痰、降逆止嘔的功能。中藥經過合理的配伍而減輕或消除毒藥原有之毒性者也有下列多例：生半夏配生薑，即削弱了生半夏的毒性；生附子配伍乾薑、炙甘草，其目的之一，就是為了消除附子的毒性。這些都是積極防止中藥中毒的方法。

　　根據調查顯示，大多數中藥中毒事件皆因沒有毒性概念所導致。從事中藥的工作人員應具備相關專業知識，並應主動向購藥者（患者）介紹及教育其正確用法及注意事項。

中藥過敏反應

　　過敏反應即變態反應，是外來性抗原物質與體內抗體間所發生的一種非正

常免疫反應。中藥中可以誘發過敏反應的物質很多，如蛋白質、多肽、多醣等大分子物質具有完全抗原性；另一些分子較小的化合物可作為半抗原與體內蛋白質結合成全抗原，從而引起過敏反應，這些半抗原在中草藥中廣泛存在，如小檗鹼、茶鹼、丹參酮等。根據《中國藥學文摘》1992 至 1994 年所刊登的藥物不良反應，如表 3-1 所示。

表 3-1　根據《中國藥學文摘》1992 至 1994 年所刊登的藥物不良反應

年　份	藥物總數 百分比（％）	西　藥 百分比（％）	中　藥 百分比（％）
1992	1104（100）	935（84.69）	169（15.31）
1993	1565（100）	1304（83.33）	261（16.67）
1994	3346（100）	2774（82.90）	572（17.10）

　　過敏反應常常不發生在首次用藥時，只有當機體內的抗體量達到一定程度後，才引起過敏反應。對於已致敏的病人，再次使用此藥，可使過敏症狀加重。曾有報告 1 例，病人上午口服 1 支藿香正氣水後約 30 分鐘出現頭昏、心悸、出汗，休息 30 分鐘後症狀消失。下午再次服用 1 支後，發生過敏性休克。可見一旦發生過敏反應症狀應立即停藥，切不可再用。

　　中藥過敏反應的症狀與化學藥品一樣，其嚴重程度不容忽視。統計的中藥過敏反應共 346 例，其中過敏性休克 53 例，占 15.32%；剝脫性皮炎及大瘡性表皮壞死鬆懈型藥疹 12 例，占 3.47%；過敏性紫斑 12 例，占 3.47%；過敏性腎炎 4 例，占1.16%。

　　會引起中藥過敏反應的中藥及其製劑歸納如下（這些資料取自中國大陸）：

一、單味中藥及其製劑

　　單味中藥及其製劑共 56 種，其中過敏反應發生頻率較高的為：三七、天花粉、水蛭、灰葉鐵線蓮、乳香、沒藥、鴉膽子、雷公藤、番瀉葉、蜈蚣、丹參注射液、板藍根注射液、魚腥草注射液、柴胡注射液、穿心蓮注射液等。

二、中成藥及複方製劑

中成藥及複方製劑共 72 種，其中過敏反應發生頻率較高的為：清開靈注射液、複方丹參注射液、雙黃連注射液、清熱解毒注射液、茵梔黃注射液、銀黃注射液、肝炎靈注射液、參麥注射液、正天丸、六神丸、牛黃上清丸、華倫再造丸、跌打丸、三九胃泰、牛黃解毒片、新複方大青葉片、速效傷風膠囊、藿香正氣水、正紅花油、白敬宇眼膏等。

三、有效成分製劑

蝮蛇抗栓酶、藻酸雙酯鈉、γ-月見草E、黃連素共四種。

中藥副作用

使用中藥注意事項及常見之副作用，略述如下：

1. 常見藥物之副作用，包括噁心、便秘、頭暈眼花、皮疹等。但並非每個人都會有同樣的副作用，在服食藥物一段時間後，如有問題應記錄下來，以免忘記何時發生，不能遲疑，應立即就醫請教醫生、藥師。

2. 中藥可分為內服中藥和外用中藥。其中內服中藥又有許多不同的劑型，例如：湯劑、沖劑、片劑、口服液和丸劑等；外用中藥也有各種不同劑型，例如：膏藥、軟膏、栓劑和洗劑等。因此，於使用前應詳細了解藥物類別、劑量以及服用或使用方式及時間，切勿直接食用，造成誤食而引發中毒事件發生。

3. 不同藥物或會互相干擾及受飲食的影響，故此有所禁忌。就診時，應讓醫生知道自己正在服用之藥物，包括中藥、健康食品，及注意標籤指示，免生危險。

4. 未經醫生指示，不要在同一時間服用多種不同藥物（不同醫師或自行購買），以免引致藥物互相干擾，包括喝酒、茶、 咖啡、中藥和口服避孕藥。

5. 服藥後如果有不良反應，如紅疹、頭痛、腹痛等情況，應停止服藥。兒童

誤食藥物，或服用過量的藥物，應立即與醫院聯絡。如果覺得藥物沒有發生作用，也應當再回去就診。

6. 懷孕和哺乳期的婦女在未經醫生指示下不可胡亂服藥，因某些藥物可能會通過胎盤或母奶，對胚胎或嬰兒產生不良影響。

7. 要留意藥物的有效期，過期或已變質、變色的藥物應該丟棄。

第四章　常用中藥材

解表藥

　　凡能疏肌解表、促使發汗，用以發散表邪、解除表證的藥物，稱為解表藥。解表藥多屬辛散之品，辛能發散，可使外邪從汗而解，故適用於邪在肌表的病證。解表藥的臨床應用，有以下幾點：

- 感受外邪，具有惡寒、發熱、頭痛、身痛、無汗、脈浮等表證者。
- 表邪鬱閉，麻疹透發不暢者；水腫初期或麻疹初期兼有表證者，以及其他疾病具有表證需要發汗解表者。

　　解表藥雖能透過發汗解除表證，但汗出過多會耗散陽氣，損傷津液；因此，凡自汗、盜汗、熱病傷津以及陰虛發熱等證，都應慎用。根據解表藥的性能，可以分為辛溫解表、辛涼解表兩類。

解表藥應用必須注意事項：
- 解表藥有辛散發汗之性，但其性質又有溫、涼不同，所以用以治療表證時，必須注意辨證準確，分清表寒證或是表熱證。
- 解表藥發汗作用有強有弱，必須視病證具體表現選擇應用。
- 對解表藥發汗力較強的藥物應控制用量，中病即止，以免發汗太過而耗傷津液，導致亡陽或亡陰。
- 溫暖季節用量宜小，寒冷季節用量可酌情增大。
- 解表藥一般忌用於表虛自汗、陰虛發熱、久病體虛及失血等證。
- 解表藥多屬辛散輕揚之品，不宜久煎，以免有效成分揮發而降低療效。

▌辛溫解表藥

　　性味多為辛溫，發汗作用較強。適用於感冒風寒，呈現惡寒發熱、無汗、鼻塞或流清涕、舌苔薄白、口不渴、脈浮等寒象比較突出的表證。對於咳嗽氣喘、腳氣水腫及風濕痛等初起具有上述表證的，也可應用。

辛溫解表藥：麻黃、桂枝、荊芥、防風、羌活、白芷、紫蘇葉、生薑、香薷、藁本、辛夷、蔥白。

麻黃

【基原】麻黃科植物草麻黃、中麻黃或木賊麻黃的草質莖。

【性味】辛、微苦、溫。

【歸經】肺、膀胱。

【功用】散寒解表、宣肺平喘、利水。

【應用】用於感冒、惡寒發熱、無汗、寒邪咳喘、水腫、風疹搔癢。

【用量】5 分至 3 錢。

【處方用名】生麻黃、淨麻黃（辛散作用較強）；水炙麻黃（辛散作用緩和）；蜜炙麻黃（辛散作用減弱，且有潤肺之功）。

【禁忌】表虛自汗、氣虛喘咳、脾虛水腫不宜用。

【注意事項】麻黃發汗力強，不宜過量使用。

桂枝

【基原】樟科植物桂樹的嫩枝。

【性味】辛、甘、溫。

【歸經】心、肺、膀胱。

【功用】散寒解表、溫經止痛、助陽化氣。

【應用】用於外感風寒、惡寒發熱、寒濕痹痛、經閉腹痛、痛經、心悸、小便不利、痰飲咳喘。

【用量】1～3 錢。

【處方用名】桂枝、川桂枝。

【禁忌】溫熱病、陰虛陽盛、血熱吐衄忌用。

荊芥

【別名】薑芥。

【基原】唇形科植物荊芥的地上部分。

【**性味**】辛、溫。

【**歸經**】肺、肝。

【**功用**】袪風解表、透疹、消癰、止血。

【**應用**】用於風寒感冒、惡寒發熱、無汗、頭痛、身痛、便血、崩漏、風疹搔癢。

【**用量**】1～3 錢。

【**處方用名**】荊芥、荊芥穗（主要用於袪風解表）；炒荊芥（發表力緩和）；荊芥炭（用於止血）。

【**禁忌**】肝風內動、麻疹已透、瘡瘍已潰不宜用。

防風

【**基原**】繖形科植物防風的根。

【**性味**】辛、甘、微溫。

【**歸經**】膀胱、肝、脾。

【**功用**】袪風解表、袪風除濕、解痙、止瀉、止血。

【**應用**】用於風寒表證、惡寒發熱、頭痛、身痛、風濕痹痛、關節疼痛、腹痛泄瀉、便血、崩漏。

【**用量**】1～3 錢。

【**處方用名**】防風、關防風、青防風（主要用於解表、袪風濕、解痙）；炒防風（解表力緩和，用於止瀉）；防風炭（用於止血）。

【**禁忌**】血虛發痙、陰虛火旺頭痛忌用。

羌活

【**基原**】繖形科植物羌活的根及莖。

【**性味**】辛、苦、溫。

【**歸經**】膀胱、腎。

【**功用**】袪風解表、止痛、袪除風濕、解痙。

【應用】於感冒風寒、惡寒發熱、頭痛、身痛、風濕痹痛。

【用量】1～3 錢。

【處方用名】羌活、川羌活。

【禁忌】血虛痹痛、陰虛外感、表虛汗出忌用。

白芷

【別名】川白芷。

【基原】繖形科植物白芷的根。

【性味】辛、溫。

【歸經】肺、胃。

【功用】祛風解表、止痛、通鼻竅、消腫排膿、燥濕止帶。

【應用】用於感冒頭痛、頭脹鼻塞、鼻流濁涕、鼻淵、寒濕白帶、帶下清稀、風疹搔癢。

【用量】1～3 錢。

【處方用名】白芷、香白芷。

紫蘇葉

【別名】蘇葉、紫蘇。

【基原】唇形科植物紫蘇的葉。

【性味】辛、溫。

【歸經】肺、脾。

【功用】散寒發表、行氣和中、安胎、解魚蟹毒。

【應用】用於感冒發熱、無汗、鼻塞頭痛、胸悶、氣滯、胎動不安、進食魚蟹後引起的腹痛吐瀉。

【用量】1～3 錢。

【處方用名】紫蘇、紫蘇葉。

【禁忌】表虛自汗、濕熱病忌用。

生薑

【別名】薑、生姜、薑母。

【基原】薑科植物薑的新鮮根莖。

【性味】辛、微溫。

【歸經】肺、脾、胃。

【功用】發汗解表、溫中止嘔、解毒。

【應用】用於風寒感冒、發熱、惡寒、胃寒嘔吐、中魚蟹毒、嘔吐腹瀉。

【用量】2～3 片（每片約 2～3 分）。

【處方用名】生薑。

【禁忌】肺熱燥咳、胃熱嘔吐忌用。

香薷

【別名】香茹。

【基原】唇形科植物石香薷或江香薷的全草。

【性味】辛、微溫。

【歸經】肺、胃。

【功用】發汗解表、祛暑化濕、利水消腫。

【應用】用於夏季感冒風寒、嘔吐、腹瀉、水腫、小便不利。

【用量】1～3 錢。

【處方用名】香薷、陳香薷、香茹。石香薷習稱「青香薷」，江香薷習稱「江香薷」。

【禁忌】暑熱、表虛多汗忌用。

藁本

【別名】蔚香。

【基原】繖形科植物藁本的根莖及根。

【性味】辛、溫。

【歸經】膀胱。

【功用】祛風、散寒、止痛。

【應用】用於外感風寒、頭痛。

【用量】1～3 錢。

【處方用名】藁本、川藁本。

【禁忌】陰血不足引起的頭痛不宜用。

辛夷

【別名】辛夷花、春花。

【基原】木蘭科植物望春玉蘭、玉蘭或武當玉蘭的花蕾。

【性味】辛、溫。

【歸經】肺、胃。

【功用】祛風散寒、通鼻竅。

【應用】用於感冒頭痛、鼻塞流涕、鼻淵鼻塞、時流濁涕、不聞香臭。

【用量】1～2 錢。

【處方用名】辛夷、辛夷花、木筆花、春花。

蔥白

【別名】蔥白頭。

【基原】石蒜科植物蔥的新鮮鱗莖。

【性味】辛、溫。

【歸經】肺、胃。

【功用】發汗解表、通陽。

【應用】用於感冒風寒、發熱、惡寒、腹瀉、腹痛、小便不利、腹脹、腹痛。

【用量】2～8 枚。

【處方用名】蔥白、蔥白頭。

辛涼解表藥

　　性味多為辛涼，發汗作用較為緩和，適用於外感風熱初起，發熱惡寒，而以口渴，有汗或無汗，咽喉腫痛，舌苔薄白而乾或薄黃，脈浮數等熱象比較突出的表證。至於風熱所致的咳嗽與麻疹不透，或瘡瘍初起具有表證者，也可選用。

辛涼解表藥：薄荷、蟬蛻、牛蒡子、淡豆豉、桑葉、菊花、葛根、柴胡、升麻、蔓荊子。

薄荷

【別名】卜荷。

【基原】唇形科植物薄荷的莖葉。

【性味】辛、涼。

【歸經】肺、肝。

【功用】疏散風熱、清頭目、利咽喉、透疹、疏肝。

【應用】用於風熱表證、溫病初起、惡寒發熱、無汗、咽喉腫痛、月經不調、麻疹透發不暢。

【用量】8 分至 1 錢 5 分。

【處方用名】薄荷、薄荷葉、蘇薄荷。

【禁忌】表虛自汗、陰虛發熱不宜用。

【注意事項】薄荷含揮發油，用於解表時不宜久煎，一般以後下微煮為宜。

蟬蛻

【別名】蟬退、蟬衣、蟬殼。

【基原】蟬科昆蟲黑蚱等的幼蟲羽化後所脫落的皮殼。

【性味】甘、寒。

【歸經】肺、肝。

【功用】散風熱、利咽喉、退目翳、定驚癇。

【應用】用於外感風熱、發熱惡寒、咳嗽，以及風疹、皮膚瘙癢、麻疹透發不暢、咽喉腫痛以及音啞、目赤腫、翳膜遮睛。

【用量】1～2 錢。

【處方用名】蟬蛻、蟬退、蟬衣、淨蟬衣。

【禁忌】表虛多汗、孕婦忌用。

牛蒡子

【別名】大力子、鼠黏子、惡實。

【基原】菊科植物牛蒡的果實。

【性味】苦、甘、寒。

【歸經】肺、胃。

【功用】疏散風熱、清肝明目。

【應用】用於風熱表證、溫病初起、發熱惡寒、風熱外感咳嗽、肺熱咳嗽、目赤腫痛。

【用量】1～3 錢。

【處方用名】牛蒡子、大力子、鼠黏子、熟牛蒡、炒牛蒡。

【禁忌】氣虛便溏、癰疽已潰者不宜用。

淡豆豉

【別名】豆豉、香豉。

【基原】豆科植物大豆的種子，經加工發酵而成。

【性味】辛、甘、微苦、寒。

【歸經】肺、胃。

【功用】解表、除煩。

【應用】用於傷風感冒、發熱、惡寒、頭痛、胸中煩悶、虛煩不眠。

【用量】3～5錢。

【處方用名】清豆豉（藥性偏於寒涼，主要用於感冒風熱之症）。

桑葉

【別名】蠶葉。

【基原】桑科植物桑樹的葉。

【性味】苦、甘、寒。

【歸經】肺、肝。

【功用】疏散風熱、清肝明目。

【應用】用於風熱表證、溫病初起、發熱惡寒、風熱外感咳嗽、肺熱咳嗽、目赤腫痛。

【用量】1～3 錢。

【處方用名】冬桑葉、霜桑葉、蒸桑葉（主要用於明目）。

菊花

【別名】杭菊、白菊。

【基原】菊科植物菊的頭狀花序。

【性味】甘、苦、微寒。

【歸經】肺、肝。

【功用】疏散風熱、清肝明目、清熱解毒、平降肝陽。

【應用】用於外感風熱、溫病初起、目赤腫痛、眼目昏花、熱毒瘡瘍、紅腫熱痛、肝陽上亢、頭目眩暈。

【用量】3～5 錢。

【處方用名】黃菊花、杭菊花（均為黃色之菊花，疏散風熱、清熱解毒作用較好）；白菊花、甘菊花、滁菊花（均為白色之菊花，平肝作用較好）。

葛根

【別名】粉葛、乾葛。

【基原】豆科植物野葛或甘葛藤的塊根。

【性味】味甘、辛、性平。

【歸經】脾、胃。

【功用】解表、透疹、生津、升陽止瀉。

【應用】用於外感發熱、無汗、頸背強痛、透發不暢、實熱口渴、消渴、脾虛泄瀉、高血壓。

【用量】3～5 錢。

【處方用名】生葛根、粉葛根（用於解表、透疹、生津）；煨葛根（用於止瀉）。

柴胡

【基原】繖形科植物柴胡或狹葉柴胡的根。

【性味】辛、苦、微寒。

【歸經】心包絡、肝、三焦、膽。

【功用】解表退熱、疏肝解鬱、升舉陽氣。

【應用】用於感冒發熱、寒熱往來、月經不調、脫肛、脇肋疼痛。

【用量】1～3 錢。

【處方用名】春柴胡、軟柴胡、南柴胡、細柴胡（用莖葉）；硬柴胡、北柴胡、秋柴胡（用根）。

【禁忌】陰虛所致的咳嗽潮熱、肝火上升所致的頭痛眩暈（高血壓）不宜用。

【注意事項】柴胡的根習稱「北柴胡」，狹葉柴胡的根習稱「南柴胡」。

升麻

【基原】毛茛科植物升麻的根莖。

【性味】甘、辛、微寒。

【歸經】肺、脾、大腸、胃。

【功用】發表透疹、清熱解毒、升陽舉陷。

【應用】用於風熱表證、熱毒斑疹、牙齦腫痛、咽喉腫痛、瘡瘍、口舌生瘡。

【用量】1～3 錢。

【處方用名】升麻、綠升麻（用於透疹、清熱解毒）；炙升麻（用於升舉陽氣）。

【禁忌】陰虛火旺、麻疹已透、呼吸迫促不宜用。

蔓荊子

【別名】荊子、京子、蔓荊實。

【基原】馬鞭草科單葉蔓荊的成熟果實。

【性味】苦、辛、平。

【歸經】肝、膀胱、肺。

【功用】散風熱、清頭目。

【應用】用於感冒頭痛及頭風頭痛、目赤腫痛或頭目昏暗。

【用量】1～3 錢。

【處方用名】蔓荊子。

【禁忌】頭痛及由於陰虛有火引起的目赤腫痛不宜用。

其他具有解表功效的藥物

- 散寒解表：藿香、蒼朮（化濕藥）、獨活（祛風濕藥）、細辛。
- 宣散透邪：金銀花、連翹（清熱藥）。
- 疏散風熱：殭蠶（平肝息風藥）。

清熱藥

　　凡以清解裡熱為主要作用的藥物，稱為清熱藥。清熱藥藥性寒涼，主要用於熱病高熱、痢疾、癰腫瘡毒，以及目赤腫痛、咽喉腫痛等呈現各種裡熱證候。根據各藥的專長，分為下列六類：

- 清熱瀉火藥：能清氣分熱，對氣分實熱證，有瀉火泄熱的作用。
- 清肝明目藥：能清肝火而明目，常用於肝火亢盛、目赤腫痛等證。
- 清熱燥濕藥：藥性寒涼，偏於苦燥，有清熱化濕的作用，可用於濕熱病證。
- 清熱解毒藥：有清熱解毒作用，常用於治療各種熱毒的病證。
- 清熱涼血藥：專入血分，能清血分熱，對血分實熱有涼血清熱作用。
- 清虛熱藥：能清虛熱、退骨蒸，常用於午後潮熱，低熱不退等證。

　　清熱藥性屬寒涼，多服久服會損傷陽氣，故對於陽氣不足，或脾胃虛弱者必須慎用，如遇真寒假熱的證候，當忌用。

清熱藥應用注意事項

- 清熱藥品種繁多，性能各異，在應用時必須根據熱證類型及邪熱所在部位，選擇適合的清熱藥。
- 清熱藥又必須根據兼夾病證予以適當配伍，如表邪未盡裡熱又盛，可配解表藥同用；濕熱者可配利水滲濕藥；熱盛裡實者可配攻下藥；熱盛動風者，可配息風藥；熱入心包、神志昏迷者，可配開竅藥；血熱妄行者，可配止血藥；邪熱傷陰者，可配養陰藥等。此外，如裡熱氣血兩燔，又可清氣涼血相兼同用。
- 清熱藥必須中病即止，不可多服久服，以免傷陽；苦寒燥濕藥又可能傷陰，應予慎用。
- 清熱藥應用時，必須視病情輕重及藥物質地，斟酌用量，並注意用法。

清熱瀉火藥

　　清熱瀉火藥能清解氣分實熱，清熱作用較強，適用於高熱煩渴、神昏、脈洪實有力、苔黃或燥等裡熱熾盛的證候。 對於體質虛弱的患者使用本類藥物時，當考慮照顧正氣，勿令伐太過，必要時可與扶正藥物配伍應用。

清熱瀉火藥：石膏、知母、蘆根、天花粉、淡竹葉、竹葉、梔子，夏枯草、荷葉。

石膏

【別名】白虎。

【基原】單斜晶系的硫酸鈣礦石。

【性味】辛、甘、大寒。

【歸經】肺、胃。

【功用】清熱瀉火、收斂生肌。

【應用】用於溫熱病、肺胃大熱、高熱不退、口渴、煩躁、脈洪大、溫病高熱、身發斑疹、胃火亢盛所致的頭痛、齒痛、牙齦腫痛、肺熱咳嗽、氣喘、濕疹、水火燙傷、瘡瘍潰後不斂及創傷久不收口。

【用量】5 錢至 2 兩。外用適量。

【處方用名】生石膏（清熱瀉火）；熟石膏（收斂生肌，專作外用）。

【禁忌】體虛胃弱、心臟衰弱、陽虛者忌用。

【注意事項】打碎，先煎。

知母

【基原】百合科植物知母的根莖。

【性味】苦、甘、寒。

【歸經】肺、胃、腎。

【功用】清熱瀉火、清泄肺胃、退蒸除熱。

【應用】用於溫熱病高熱煩躁口渴、肺熱咳嗽、虛勞咳嗽、盜汗、消渴、骨蒸潮熱。

【用量】1～3 錢。

【處方用名】肥知母、知母（瀉火之力較強）；炒知母（瀉火之力稍緩和）。

【禁忌】脾虛便溏者不宜。

蘆根

【基原】禾本科植物蘆葦的根莖。

【性味】甘、寒。

【歸經】肺、胃。

【功用】清肺胃熱、生津止渴。

【應用】溫熱病高熱口渴、胃熱嘔吐，以及肺熱咳嗽、痰稠而黃等證。

【用量】新鮮者用 1 兩，乾者用 5 錢至 1 兩。

【處方用名】鮮蘆根、活蘆根；乾蘆根（作用較差）。

天花粉

【別名】瓜蔞根、栝樓根、花粉。

【基原】葫蘆科植物瓜蔞的根。

【性味】苦、微甘、寒。

【歸經】肺、胃。

【功用】清泄肺胃、生津止渴、消腫排膿。

【應用】用於肺熱咳嗽、瘡瘍腫痛、熱病津少口渴、消渴。

【用量】3～5 錢。

【處方用名】天花粉、花粉。

淡竹葉

【基原】禾本科淡竹葉的葉。

【性味】甘、寒。

【歸經】心、小腸。

【功用】清熱除煩、利尿。

【應用】用於熱病煩渴、口舌生瘡、小便短赤、濕熱黃疸等證。淡竹葉上能清心火而除煩，下能利小便而滲濕。

【用量】3～5 錢。

【處方用名】淡竹葉。

【注意事項】

- 淡竹葉一藥，始載於《本草綱目》。它不是淡竹或苦竹的葉（鮮竹葉），而是另一種草本植物「淡竹葉」的葉。由此可知，在明代以前一些常用竹葉等藥所組成的方劑，它所用的竹葉，都是鮮竹葉，不是淡竹葉。

- 鮮竹葉與淡竹葉兩藥都能清心除煩、利小便，但鮮竹葉清心熱的效果較好，且能涼胃，又能用治上焦風熱；淡竹葉的利尿作用較好，以滲濕泄熱見長。

- 現在一般藥店中大都不備鮮竹葉，如處方只寫竹葉，都配淡竹葉。如需用鮮竹葉，必須臨時採集。

竹葉

【基原】禾本科植物淡竹、火苦竹的葉片或初出的卷狀嫩葉。

【性味】甘、淡、寒。

【歸經】心、胃。

【功用】清熱除煩、利尿。

【應用】用於熱病煩躁、口渴、口舌生瘡，以及小便黃赤短少、淋痛等證。

【用量】5 錢至 1 兩。

【處方用名】竹葉、鮮竹葉（用於清熱利尿）；竹葉卷心（用於清心除煩）。

栀子

【別名】山栀子、巵子、黃栀子。

【基原】茜草科植物栀子的果實。

【性味】苦、寒。

【歸經】心、肝、肺、胃。

【功用】清熱瀉火除煩、涼血止血、利濕退黃、消腫止痛。

【應用】用於熱病發熱、煩躁不安、肝火上炎、目赤咽痛、濕熱黃疸、崩漏、小便赤熱澀痛、跌仆損傷、扭挫傷、四肢關節、肌肉、肌腱損傷。

【用量】1〜3 錢。

【處方用名】炒山梔、焦山梔、黑山梔（用於清熱瀉火，涼血止血）；生山梔（清熱瀉火之力較強）。

夏枯草

【別名】夏枯花。

【基原】唇形科植物夏枯草的果穗。

【性味】苦、辛、寒。

【歸經】肝、膽。

【功用】清肝火、散鬱結、降血壓。

【應用】用於肝火上炎、目赤腫痛、肝陽上亢高血壓、目眩、頭痛、惡性腫瘤、肝炎。

【用量】3〜5 錢。

【處方用名】夏枯草。

荷葉

【別名】蓮葉。

【基原】睡蓮科植物蓮的葉片。

【性味】苦、平。

【歸經】肝、脾、胃。

【功用】解暑清熱、升發清陽。

【應用】用於感受暑熱、頭脹胸悶、口渴、小便短赤、夏季暑熱泄瀉、各種出血症。

【用量】1 角（即全葉的 1/4）。

【處方用名】荷葉、乾荷葉（生清陽）；鮮荷葉（解暑熱）。

■ 清肝明目藥

　　清肝明目藥有清肝火、退目翳的功效，適用於肝火亢盛、目赤腫痛、目生翳膜等證、其中有些藥物尚可用於肝陽上擾的證候。

清肝明目藥：青葙子、決明子、穀精草、密蒙花、夜明砂。

青葙子

【別名】野雞冠花子。

【基原】莧科植物青葙的成熟種子。

【性味】苦、微寒。

【歸經】肝。

【功用】清肝火、退目翳。

【應用】用於肝熱所引起的目赤腫痛、目生翳膜、視物昏暗、高血壓病而見肝火亢盛、頭脹頭暈。

【用量】2～5 錢。

【處方用名】青葙子。

【注意事項】本品與雞冠花子相似，但兩者不同。

決明子

【別名】草決明。

【基原】豆科植物決明或小決明的成熟種子。

【性味】甘、苦、鹹、微寒。

【歸經】肝、膽。

【功用】清肝明目。

【應用】用於目赤腫痛、青盲內障。

【用量】3～5 錢。

【處方用名】決明子。

【禁忌】泄瀉者忌用。

穀精草

【別名】谷精、谷精子、谷精草。
【基原】穀精草科植物穀精草的帶花莖的頭狀花序。
【性味】甘、平。
【歸經】肝、胃。
【功用】疏散風熱、明目退翳。
【應用】用於風熱目疾、腫痛羞明、翳膜遮睛等證。
【用量】1～3 錢。
【處方用名】穀精草、穀精珠。

密蒙花

【別名】蒙花。
【基原】馬錢科植物密蒙樹的花蕾。
【性味】甘、微寒。
【歸經】肝。
【功用】清肝熱、明目退翳。
【應用】用於目赤腫痛、羞明畏光、目昏生翳。
【用量】1～3 錢。
【處方用名】密蒙花。

夜明砂

【別名】蝙蝠糞、天鼠屎。
【基原】蝙蝠科動物蝙蝠等的糞便。
【性味】辛、寒。

【歸經】肝。

【功用】清肝明目、散瘀消積。

【應用】用於肝熱目赤、白睛溢血、雀目、內外障翳及小兒疳積。

【用量】1～3錢，布包煎服；或炒研細末，每此用開水調服4分或5分。

【處方用名】夜明砂。

【禁忌】孕婦慎用。

清熱燥濕藥

清熱燥濕藥的性味多苦寒，苦能燥濕，寒能清熱，用於濕熱內蘊或濕邪化熱的證候，如心煩口苦、小便短赤、泄瀉、痢疾、黃疸、關節腫痛、耳腫疼痛流膿等病證。清熱燥濕藥一般不適用於津液虧耗或脾胃虛弱等證，如必須使用，亦應分別配伍養陰或益胃藥同用。

清熱燥濕藥：黃連、黃柏、龍膽草、黃芩、苦參、秦皮。

黃連

【別名】川連。

【基原】毛茛科植物黃連、三角葉黃連或雲連的根莖。

【性味】苦、寒。

【歸經】心、肝、膽、胃、大腸。

【功用】清熱燥濕、瀉火解毒。

【應用】用於濕溫發熱、胸中痞痛、濕熱瀉痢、濕熱互結、心火亢盛、胃熱嘔吐、目赤腫痛、口舌生瘡、濕疹、燙傷。

【用量】5分至3錢。

【處方用名】川連、川雅蓮、細川連、小川連（清熱瀉火）；炒川連（減低寒性）；薑川連（用於止嘔）；酒炒川連（上行，清上焦火）。

【注意事項】黃連習稱「味連」，三角葉黃連習稱「雅連」，雲連習稱「雲連」。

黃柏

【別名】黃蘗。

【基原】芸香科植物黃柏或黃皮樹的樹皮。

【性味】苦、寒。

【歸經】腎、膀胱、大腸。

【功用】清熱燥濕、瀉火解毒、清虛熱。

【應用】用於濕溫瀉痢、濕熱黃疸、小便淋漓澀痛、帶下、足膝腫痛、熱毒瘡瘍、皮膚濕疹搔癢。

【用量】1～3 錢。

【處方用名】川柏、川黃柏（瀉實火）；鹽水炒黃柏（清虛熱，瀉腎火）。

【注意事項】黃柏習稱「關黃柏」，黃皮樹習稱「川黃柏」。

龍膽

【別名】龍膽草。

【基原】龍膽科植物龍膽的根。

【性味】苦、寒。

【歸經】肝、膽。

【功用】清熱燥濕、瀉肝火、定驚癇

【應用】用於濕熱黃疸、小便淋漓、帶下、頭痛目赤、胸脇刺痛、小兒高熱驚癇抽搐。

【用量】1～3 錢。

【處方用名】龍膽草、龍膽。

黃芩

【別名】片芩。

【基原】唇形科植物黃芩的根。

【性味】苦、寒。

【歸經】心、肺、膽、大腸、小腸。

【功用】清熱燥濕、瀉火解毒、清肺安胎。

【應用】用於濕溫發熱、濕溫瀉痢、黃疸、小便淋痛、熱病發熱、目赤咽痛、燥熱咳嗽、胎動不安、高血壓、肝陽上亢型動脈硬化。

【用量】1～3 錢。

【處方用名】黃芩、淡黃芩、淡芩、子芩（清熱瀉火）；炒黃芩（減弱寒性，用於安胎）；酒炒黃芩、酒芩（清上焦濕熱）；黃芩炭（用於止血）。

苦參

【別名】苦參根。

【基原】豆科植物苦參的根。

【性味】苦、寒。

【歸經】心、肝、小腸、大腸、胃。

【功用】清熱燥濕、祛風殺蟲。

【應用】用於濕熱下痢、黃疸、赤白帶下、陰部瘙癢、周身風癢、疥瘡頑癬、麻風。

【用量】3～5 錢。

【處方用名】苦參、苦參片。

秦皮

【基原】木犀科植物大葉梣（苦櫪白蠟樹）的幹皮或枝皮。

【性味】苦、澀、寒。

【歸經】肝、膽、大腸。

【功用】清熱燥濕、清肝明目。

【應用】用於濕熱下痢、裡急後重、目赤腫痛、目生翳膜等證。

【用量】1～3 錢。

【處方用名】秦皮、北秦皮。

清熱解毒藥

　　凡功能清熱邪、解熱毒，適用於各種熱毒病證的藥物，就叫清熱解毒藥。熱毒病證主要是指丹毒、斑疹、瘡癰、喉痹、痢疾等，由於火熱癰盛、鬱結成毒的病證。

　　本節藥物都能清熱解毒，但由於各藥性能不同，所以在應用上又各有特長，在應用時必須作適當的選擇與配伍。

清熱解毒藥：金銀花、連翹、蒲公英、紫花地丁、牛黃、大青葉、板藍根、青
　　　　　　黛、白蘞、魚腥草、敗醬草、馬勃、山豆根、射干、土茯苓、白頭
　　　　　　翁、馬齒莧、綠豆、半枝蓮、鳳尾草、白花蛇舌草、天葵子。

金銀花

【別名】銀花、忍冬花。

【基原】忍冬科植物忍冬的花蕾或帶初開的花。

【性味】甘、寒。

【歸經】肺、胃、心、脾。

【功用】清熱解毒、止痛、宣散透邪、涼血治痢。

【應用】用於瘡瘍腫痛、風熱表證、溫病初起、熱毒血痢、暑熱心煩、上呼吸道感染、急性咽喉炎。

【用量】3～5 錢。

【處方用名】金銀花、雙花、銀花（清熱解毒）。銀花炭（治血痢便血）。

【禁忌】虛寒痢疾、瘡瘍氣虛膿清者忌用。

連翹

【基原】木犀科植物連翹的果實。

【性味】苦、微寒。

【歸經】心、膽。

【功用】清熱解毒、消癰散結、宣散透邪、清心除煩。

【應用】用於瘡瘍腫痛、乳癰疼痛、風熱表證、頭痛、咽痛、溫病初起、熱病發熱、煩躁神昏。

【用量】3～5 錢。

【處方用名】連翹、連翹殼、連喬（清熱解毒）。

【禁忌】癰毒已潰、膿色清淡者忌用。

【注意事項】連翹果實初熟時採收者習稱「青翹」，熟透後採收者習稱「老翹」。

蒲公英

【別名】蒲公草、黃花地丁。

【基原】菊科植物蒲公英、台灣蒲公英或同屬植物的帶根全草。

【性味】苦、甘、寒。

【歸經】肝、胃。

【功用】清熱解毒、消癰。

【應用】用於瘡瘍腫痛、乳癰腫痛、目赤腫痛、熱淋、小便澀痛、濕熱黃疸、上呼吸道感染、急性扁桃腺炎、慢性胃炎、尿路感染。

【用量】3 錢至 1 兩。

【處方用名】蒲公英、黃花地丁。

紫花地丁

【別名】紫地丁。

【基原】堇菜科植物紫花地丁的全草。

【性味】苦、辛、寒。

【歸經】心、肝。

【功用】清熱解毒。

【應用】用於疔瘡熱毒、癰腫發背。

【用量】3～5 錢。

【處方用名】紫花地丁、地丁草。

牛黃

【別名】犀黃、丑寶。

【基原】牛科動物家牛、黃牛或水牛的膽囊結石。

【性味】苦、甘、涼。

【歸經】心、肝。

【功用】清心開竅、豁痰定驚、清熱解毒。

【應用】用於高熱煩躁、神昏譫語及驚癇抽搐、咽喉腫痛腐爛、各種熱毒瘡癰。

【用量】每次吞服 5 厘至 2 分。外用適量。

【處方用名】牛黃、西黃、犀黃。

【注意事項】多入丸散劑應用。入湯劑宜沖服。

大青葉

【別名】大青、菘藍。

【基原】十字花科植物菘藍的葉。

【性味】苦、大寒。

【歸經】心、胃。

【功用】清熱解毒、涼血。

【應用】用於時行熱病、熱入血分、高熱神昏及熱毒發斑、丹毒、咽喉腫痛、口瘡、腫毒。

【用量】3～5 錢。

【處方用名】大青葉。

板藍根

【別名】靛青根、藍靛根。

【基原】十字花科植物菘藍的根或爵床科植物馬藍的根莖及根。

【性味】苦、寒。

【歸經】心、腎。

【功用】涼血解毒、清利咽喉。

【應用】用於咽喉腫痛、感冒發熱、瘡癰腫毒、流行性感冒、傳染性肝炎、熱毒斑疹、咽喉腫痛等證，其功與大青葉相似。

【用量】3～5 錢。

【處方用名】板藍根。

【注意事項】菘藍的根習稱「北板藍」，馬藍的根莖及根習稱「南板藍」。

青黛

【別名】靛花。

【基原】將鮮大青葉加水打爛後，再加入石灰水等，撈取浮在上面的靛藍粉末，晒乾後，就是青黛。

【性味】苦、大寒。

【歸經】心、胃。

【功用】清熱解毒、涼血。

【應用】外用治口腔炎、扁桃腺炎等；內服用治肺熱咳嗽。

【用量】3～5 分。外用適量。

【處方用名】青黛、建青黛。

【注意事項】入丸散服用，或沖服。

白蘞

【別名】白斂。

【基原】葡萄科植物白蘞的塊根。

【性味】苦、微寒。

【歸經】心、胃。

【功用】清熱解毒、消癰腫。

【應用】用於瘡瘍癰腫。

【用量】1～3 錢。

【處方用名】白蘞根、白蘞。

魚腥草

【別名】蕺菜、臭癪草。

【基原】三白草科植物蕺菜的根及全草。

【性味】辛、微寒。

【歸經】肺。

【功用】清熱解毒、消癰腫。

【應用】用於肺癰、痰熱壅滯、咳吐膿血、百日咳、各種實熱性的癰毒腫痛。

【用量】3 錢至 1 兩，煎服。外用適量。

【處方用名】魚腥草。

【注意事項】

- 因魚腥草含有揮發油，故不宜久煎。

- 魚腥草原名蕺菜，它的新鮮淨葉中有一股濃烈的魚腥氣，不耐久聞，故以氣味而得名。一般人在未使用它的時候，往往顧名思義，以為此藥氣腥味劣，難以下嚥。這是未經實踐的緣故。其實，此藥陰乾後，不但沒有腥氣，而且微有芳香，在加水煎汁時，則揮發出一種類似肉桂的香氣；它煎出的汁如淡的紅茶汁，仔細口嘗，也有類似紅茶的味道，芳香而稍有澀味，毫無苦味，且無腥臭，對胃也無刺激性。

敗醬草

【別名】敗醬。

【基原】敗醬草科植物白花敗醬的全草。

【性味】辛、苦、微寒。

【歸經】胃、大腸、肝。

【功用】清熱解毒、消癰排膿、活血行瘀。

【應用】用於腸癰、肺癰及瘡癰腫毒、實熱瘀滯所致的胸腹疼痛、產後瘀滯腹痛。

【用量】1～3 錢。

【處方用名】敗醬草。

【禁忌】無實熱瘀血者不宜。

馬勃

【別名】牛屎菇。

【基原】馬勃科馬勃菌的子實體。

【性味】辛、平。

【歸經】肺。

【功用】清熱解毒、利咽。

【應用】用於熱邪火毒鬱滯所致的咽喉腫痛、咳嗽失音、肺熱咳嗽、外傷出血。

【用量】8 分至 1 錢 5 分。

【處方用名】輕馬勃、淨馬勃。

【注意事項】宜用布包煎。

山豆根

【別名】廣豆根。

【基原】豆科植物越南槐的根及根莖。

【性味】苦、寒。

【歸經】心、肺。

【功用】清熱解毒、利咽、消腫止痛。

【應用】用於咽喉腫痛、牙齦腫痛、肺熱咳嗽、口腔炎、慢性子宮頸炎、惡性腫瘤。

【用量】1～3 錢。

【處方用名】山豆根。

【禁忌】脾虛便溏者忌用。

【注意事項】山豆根只適用於治療大熱實證之咽喉腫痛。

射干

【別名】夜干。

【基原】鳶尾科植物射干的根莖。

【性味】苦、寒。

【歸經】肺、肝。

【功用】清熱解毒、利咽、清肺消痰。

【應用】用於咽喉腫痛、肺熱咳嗽、痰黃稠黏、痰壅咳喘。

【用量】1～3 錢。

【處方用名】射干、嫩射干。

【禁忌】脾虛便溏、孕婦及肺寒咳嗽忌用。

土茯苓

【別名】白餘糧。

【基原】百合科植物光葉菝葜的塊莖。

【性味】甘、淡、平。

【歸經】肝、胃。

【功用】清熱解毒、除濕通絡。

【應用】用於濕熱瘡毒、梅毒、筋骨拘攣疼痛及瘰癧瘡腫。

【用量】5 錢至 1 兩。

【處方用名】土茯苓。

白頭翁

【別名】白頭公。

【基原】毛茛科植物白頭翁的根。

【性味】苦、寒。

【歸經】胃、大腸。

【功用】清熱解毒、涼血治痢。

【應用】用於熱毒痢疾、發熱腹痛、濕熱瀉痢、裡急後重、陰道滴蟲病。

【用量】3～5 錢。

【處方用名】白頭翁。

【禁忌】血分無實熱及氣虛下痢不宜。

馬齒莧

【別名】豬母乳、豬母菜。

【基原】馬齒莧科植物馬齒莧的地上部分。

【性味】酸、寒。

【歸經】心、大腸。

【功用】清熱解毒、涼血治痢。

【應用】用於濕熱或熱毒引起的痢疾、熱毒瘡瘍。

【用量】3～5 錢，大劑量用 1～2 兩；新鮮者可用 2～4 兩，煎服。外用適量。

【**處方用名**】馬齒莧。

綠豆

【**別名**】青小豆。

【**基原**】豆科植物綠豆的種子。

【**性味**】甘、寒。

【**歸經**】心、胃。

【**功用**】清熱解毒、消暑。

【**應用**】用於暑熱煩渴、瘡毒癰腫。

【**用量**】5 錢至 1 兩，大劑量可用 4 兩。

【**處方用名**】綠豆。

【**注意事項**】綠豆衣即綠豆的種皮，性味甘寒，功能解熱毒、退目翳。它的清熱消暑作用，比綠豆較好。一般用量為 1～3 錢，煎服。

半枝蓮

【**基原**】唇形科植物半枝蓮的全草。

【**性味**】辛、涼。

【**歸經**】肺、肝、胃。

【**功用**】清熱解毒、利尿消腫。

【**應用**】用於熱毒瘡瘍、毒蛇咬傷、肺癰、肺癌、腸胃道癌。

【**用量**】3 錢至 1 兩，外用適量。

【**處方用名**】半枝蓮。

鳳尾草

【**基原**】鳳尾蕨科植物鳳尾蕨的全草。

【**性味**】苦、寒。

【歸經】大腸、膀胱。

【功用】清熱利濕、涼血解毒。

【應用】用於痢疾、腹瀉、小便淋痛不利、濕熱帶下、咽喉腫痛、尿血、便血、痔瘡出血、胃腸道癌腫。

【用量】5 錢至 1 兩。

【處方用名】鳳尾草。

白花蛇舌草

【別名】蛇舌癀。

【基原】茜草科植物白花蛇舌草的全草。

【性味】甘、淡、涼。

【歸經】胃、大腸、小腸。

【功用】清熱解毒、消癰。

【應用】用於腸癰（闌尾炎）、瘡癤腫毒、濕熱黃疸、小便不利。

【用量】5 錢至 2 兩。

【處方用名】白花蛇舌草。

天葵子

【別名】紫背天葵。

【基原】毛茛科植物天葵的塊根。

【性味】甘、寒。

【歸經】心、肝。

【功用】清熱解毒、消腫散結。

【應用】用於瘰癧、乳癰、瘡瘍、肝癌、乳癌、淋巴腫瘤。

【用量】1～3 錢。

【處方用名】天葵子。

清熱涼血藥

常用於血熱妄行之吐血、衄血、血熱發斑疹及溫熱病邪入營血、熱甚心煩、舌絳神昏等證。熱邪入於營分、血分，往往傷陰耗液。本節藥物中，如生地黃、玄參等兼有養陰滋液的作用，故在熱病傷陰時，應用此類藥物有標本兼顧之效。清熱涼血藥，一般適用於熱在血分的病證，如果氣血兩燔，可配合清熱瀉火藥同用。

清熱涼血藥：生地黃、玄參、牡丹皮、赤芍、紫草、白茅根。

生地黃

【**別名**】乾地黃、生地。

【**基原**】玄參科植物地黃的乾燥塊根。

【**性味**】甘、寒。

【**歸經**】心、肝、腎、小腸。

【**功用**】清熱涼血、生津養陰。

【**應用**】用於溫熱病熱入營血、高熱口乾舌絳、咽喉腫痛、口渴多飲、消渴、腸燥便秘。

【**用量**】3 錢至 1 兩。

【**處方用名**】生地黃、生地、乾地黃、生地炭。

【**禁忌**】脾虛有濕、腹滿便溏、陽虛者忌用。

【**注意事項**】生地黃甘寒，長於養陰生津；熟地黃甘溫，長於補血滋陰。新鮮的地黃稱為「鮮地黃」。

玄參

【**別名**】元參、黑參。

【**基原**】玄參科植物玄參的根。

【**性味**】苦、鹹、寒。

【歸經】脾、胃、腎。

【功用】清熱滋陰、瀉火解毒。

【應用】用於溫熱病熱入營血、口渴舌絳、煩躁、夜寐不安、神識不清或身發斑疹、咽喉腫痛、目赤、瘰癧結核。

【用量】3～5 錢。

【處方用名】元參、玄參、烏元參、黑玄參。

【禁忌】脾虛便溏者不宜。

牡丹皮

【別名】丹皮。

【基原】毛茛科植物牡丹的根皮。

【性味】辛、苦、微寒。

【歸經】心、肝、腎。

【功用】清熱、涼血、活血散瘀、退虛熱。

【應用】用於溫熱病高熱、血滯經閉、跌仆傷痛、瘡瘍腫痛、高血壓、動脈硬化。

【用量】1～3 錢。

【處方用名】粉丹皮、丹皮（用於清實熱、瀉虛火，活血敗瘀）；炒丹皮、丹皮炭（用於涼血止血）。

【禁忌】月經過多、孕婦、陰虛多汗者不宜。

赤芍

【別名】赤芍藥。

【基原】毛茛科植物芍藥的根。

【性味】苦、微寒。

【歸經】肝。

【功用】祛瘀活血、清熱涼血。

【應用】用於溫熱病、高熱、身發斑疹、血熱妄行、瘡瘍腫痛、跌仆傷痛、血滯經閉。

【用量】1～3 錢。

【處方用名】赤芍、京赤芍；炒赤芍（清熱涼血之性稍減）。

【注意事項】赤芍與白芍二者基原相同。白芍的乾燥根不去皮，赤芍去皮並進行加工炮製。

紫草

【別名】紫草根、紫根。

【基原】紫草科植物內蒙紫草或新疆紫草的根。

【性味】甘、寒。

【歸經】心、肝。

【功用】涼血、解毒、透疹。

【應用】用於麻疹與其他熱病發斑疹因血熱毒盛而疹出不透，或疹出而色不紅；外用治皮炎、濕疹、輕度燒傷。

【用量】1～3 錢。

【處方用名】紫草、紫草根、紫草茸、老紫草。

【禁忌】疹已出而色紅、腹瀉便溏者不宜。

白茅根

【別名】茅根。

【基原】禾本科植物白茅的根莖。

【性味】甘、寒。

【歸經】肺、胃。

【功用】清熱生津、涼血止血。

【應用】用於熱病煩渴、胃熱嘔噦、肺熱咳嗽、血熱妄行、吐衄尿血、水腫、熱淋、黃疸。

【用量】鮮者用 1～2 兩，乾者用 5 錢至 1 兩。

【處方用名】鮮茅根、白茅根（作用較佳）；乾茅根（作用較弱）。

清虛熱藥

清虛熱藥性多寒涼，具有涼血退虛熱的功效，適用於骨蒸潮熱、低熱不退等。

清虛熱藥：青蒿、地骨皮、銀柴胡、白薇。

青蒿

【別名】香蒿。

【基原】菊科植物黃花蒿的地上部分。

【性味】苦、寒。

【歸經】肝、膽。

【功用】清熱解暑、退虛熱。

【應用】用於暑熱外感、發熱、無汗，或溫熱病、發熱、惡寒、寒清熱重、瘧疾、陰虛發熱、盜汗。

【用量】1～3 錢。

【處方用名】青蒿、香青蒿。

【禁忌】暑熱汗多者忌用。

地骨皮

【別名】枸杞根皮。

【基原】茄科植物枸杞的根皮。

【性味】甘、淡、寒。

【歸經】肺、腎。

【功用】退虛熱、清肺、涼血。

【應用】用於陰虛發熱、低熱不退、肺熱咳喘、尿血。

【用量】3～5 錢。

【處方用名】地骨皮。

【禁忌】表證未解者不宜。

銀柴胡

【基原】石竹科植物銀柴胡的根。

【性味】甘、微寒。

【歸經】腎、胃。

【功用】涼血、退虛熱。

【應用】用於陰虛發熱、小兒疳熱。

【用量】1～3 錢。

【處方用名】銀柴胡。

【禁忌】外感風寒、血虛發熱者忌用。

【注意事項】銀柴胡和柴胡不是同一科屬的植物，功效亦異。柴胡清輕上升，善於達表泄熱，且能疏肝解鬱，臨床應用較為廣泛；銀柴胡只用於涼血，專清陰分不足之虛熱，既無升散透發的力量，亦無疏肝的功效。

白薇

【別名】白微。

【基原】蘿藦科植物白薇的根莖。

【性味】苦、鹹、寒。

【歸經】肝、胃。

【功用】清熱涼血。

【應用】用於熱病邪入營血、身熱經久不退、肺熱咳嗽，以及陰虛內熱、產後虛熱。

【用量】2～5 錢。

【處方用名】嫩白薇、香白薇。

其他具有清熱功效的藥物

* 清心：燈心草（利水滲濕藥）、麥門冬（補虛藥）。
* 清肝：桑葉、菊花（解表藥）、蘆薈（瀉下藥）、車前子（利水滲濕藥）、羚羊角、鉤藤、石決明、珍珠（平肝息風藥）。
* 清暑：滑石（利水滲濕藥）。
* 清熱生津：白茅根（止血藥）。
* 涼血清心：丹參、鬱金（活血祛瘀藥）。
* 清熱燥濕：大黃（瀉下藥）。
* 清熱解毒：牛蒡子、菊花、升麻（解表藥）、大黃（瀉下藥）、金錢草（利水滲濕）、甘草（補虛藥）。
* 清熱消腫止痛：冰片（開竅藥）。
* 清虛熱：秦艽（祛風濕藥）。

瀉下藥

　　凡能攻積、逐水，引起腹瀉，或潤腸通便的藥物，稱為瀉下藥。瀉下藥用於裡實的證候，其主要功用，大致可分為三點：一為通利大便，以排除腸道內的宿食積滯或燥屎；一為清熱瀉火，使實熱壅滯通過瀉下而解除；一為逐水退腫，使水邪從大小便排出，以達到驅除停飲、消退水腫的目的。

　　根據瀉下作用的不同，一般可分攻下藥、潤下藥和峻下逐水藥三類。

* 攻下藥的作用較猛，峻下逐水藥尤為峻烈。這兩類藥物，奏效迅速，但易傷正氣，宜用於邪實正氣不虛之證。對久病正虛、年老體弱以及婦女胎前產後、月經期等均應慎用或禁用。

- 潤下藥的作用較緩和，能滑潤大腸而解除排便困難，且不致引起大瀉，故對老年虛弱患者，以及婦女胎前產後等由於血虛或津液不足所致的腸燥便秘，均可應用。
- 峻下逐水藥作用峻猛，能引起強烈腹瀉，而使大量水分從大小便排出，以達到消除腫脹的目的，故適用於水腫、胸腹積水、痰飲結聚、喘滿壅實等證。

瀉下藥應用注意事項

- 瀉下藥可因其性能可分為攻下、潤下、峻下逐水三類不同藥物，在應用上各有一定的適應症，必須根據病情選用適當藥物進行治療，否則病重藥輕，不能奏效，病輕藥重，又易傷正。
- 瀉下藥每因兼夾病證而配合其他藥物同用，如裡實兼有表證者，可與解表藥配合應用，採用表裡雙解的治法；裡實而正虛者，採用攻補兼施之法，使瀉下而不傷正。
- 攻下藥，藥性較猛，峻下逐水藥尤為峻烈，且多具毒性，此兩類藥物內服，易於耗傷正氣，故必須注意用量用法，且中病即止，不可久服多服；體質虛弱及婦女　胎前產後，均當慎用。
- 部分攻下藥和潤下藥，服後往往有腹痛等反應，可事前告知病患，以免疑懼。

攻下藥

多屬味苦性寒，既能通便，又能瀉火，適用於大便燥結、宿食停積、實熱壅滯等。

攻下藥：大黃、芒硝、番瀉葉、巴豆、蘆薈。

大黃

【別名】川軍、將軍。

【基原】蓼科植物掌葉大黃及藥用大黃的根莖。

【性味】苦、寒。

【歸經】脾、胃、大腸、心包、肝。

【功用】攻下通便、瀉火解毒、活血祛瘀、清熱燥濕。

【應用】用於腸胃積滯、大便秘結、痢疾腹痛、裡急後重、高熱神昏、熱毒瘡瘍、燙傷、產後瘀滯腹痛、月經不調、跌打損傷、黃疸、病毒性肝炎、急性

膽囊炎、胰腺炎。

【用量】1～3 錢。研粉吞服，每次 2～3 分。

【處方用名】生軍、生川軍、生錦紋、生大黃（瀉下力猛）；酒川軍、酒洗大黃（增強活血行瘀之功）；制軍、制川軍、制大黃（瀉下力較緩，能清熱化濕）。

【注意事項】服用後可能引起腹痛，尿液會染成黃色或紫紅色。掌葉大黃習稱「北大黃」，藥用大黃習稱「南大黃」。

芒硝

【別名】朴硝。

【基原】硫酸鹽類經加工而成的結晶體，主要為含水硫酸鈉。

【性味】鹹、苦、寒。

【歸經】胃、大腸。

【功用】清熱、潤燥通便、消腫止痛。

【應用】用於實熱便秘、腹滿疼痛、乳癰腫痛、小兒食積腹脹、咽喉腫痛、口舌生瘡、目赤腫痛。

【用量】1～3 錢。外用適量。

【處方用名】芒硝、朴硝、玄明粉、元明粉；風化硝；皮硝（為芒硝的粗製品，一般作為外用）。

【禁忌】孕婦忌用。

【注意事項】沖入藥汁內或開水中溶化後服，不入湯劑。

番瀉葉

【別名】旃那葉。

【基原】豆科植物番瀉樹的葉。

【性味】甘、苦、寒。

【歸經】大腸。

【功用】瀉熱行滯、通便、利水。

【應用】用於熱結積滯、腹脹不食、熱結便秘、習慣性便秘、產後便秘、脘腹脹滿。

【用量】5 分至 1 錢 5 分。

【處方用名】番瀉葉。

【禁忌】慢性便秘者不宜。

巴豆

【基原】大戟科植物巴豆樹的成熟種子。

【性味】辛、熱、有大毒。

【歸經】胃、大腸。

【功用】瀉下逐水、劫痰、蝕瘡。

【應用】用於寒積便秘、水腫腹水、小兒痰壅咽喉、氣急喘促、肺癰、咳嗽胸痛、痰多腥臭、痰迷心竅、癲癇、瘡瘍化膿而未潰破者。

【用量】內服每次 1～3 厘，一般不入煎劑，多配入丸散應用。外用適量。

【處方用名】巴豆霜（榨去油用）。

【禁忌】體虛慎用，孕婦忌用

【注意事項】本品有大毒，故非急症必須時，不得輕易使用。

蘆薈

【別名】蘆會。

【基原】百合科植物蘆薈葉片流出的汁液經乾燥而得。

【性味】苦、寒。

【歸經】肝、胃、大腸。

【功用】瀉熱通便、清肝、殺蟲。

【應用】用於熱結便秘、習慣性便秘、躁狂易怒、頭暈頭痛、蛔蟲腹痛、小兒瘡積、白血病。

【用量】3～8 分。

【處方用名】蘆薈、真蘆薈。

【禁忌】體虛慎用，孕婦忌用。

【注意事項】宜作丸、散劑用，一般不入煎劑。

潤下藥

　　多為植物的種仁或果仁，富含油脂，具有潤滑作用，使大便易於排出，適用於一切血虛津枯所致的便秘。

潤下藥：火麻仁、鬱李仁、胡麻仁、蜂蜜。

火麻仁

【別名】大麻仁、麻子仁。

【基原】桑科植物大麻的果實。

【性味】甘、平。

【歸經】脾、胃、大腸。

【功用】潤腸通便。

【應用】用於腸燥便秘、老人及產後便秘。

【用量】3～5 錢。

【處方用名】大麻仁、火麻仁。

【注意事項】打碎用。

鬱李仁

【基原】薔薇科植物鬱李的成熟種子。

【性味】辛、苦、甘、平。

【歸經】大腸、小腸、脾。

【功用】潤腸通便、利尿消腫。

【應用】用於腸燥便秘、小便不利、水腫、腳氣。

【用量】1～3 錢。

【處方用名】鬱李仁。

【禁忌】陰虛便秘、孕婦慎用。

胡麻仁

【別名】黑芝麻、巨勝子。

【基原】胡麻科植物胡麻的成熟種子。

【性味】甘、平。

【歸經】肺、脾、肝、腎。

【功用】潤燥滑腸、滋養肝腎。

【應用】用於津枯血燥、大便秘結、病後體虛、眩暈乏力。

【用量】3～5 錢。

【處方用名】黑脂麻、黑芝麻、胡麻仁。

【禁忌】大便稀爛者不宜。

【注意事項】芝麻有黑白兩種，藥用使用黑芝麻，白芝麻油脂含量較高，常用於榨油。

蜂蜜

【別名】白蜜。

【基原】蜜蜂科昆蟲中華蜜蜂等釀成的糖類物質。

【性味】甘、平。

【歸經】肺、脾、大腸。

【功用】滑腸通便、補肺潤中、緩急、解毒。

【應用】用於腸燥便秘、肺燥乾咳、肺虛久咳、喉乾口燥。

【用量】3 錢至 1 兩。

【處方用名】蜂蜜、白蜜；煉蜜（即經過熬製，在做丸藥時應用）。

【注意事項】蜂蜜能滋補脾胃，故滋補丸藥用蜜丸者甚多，不僅取其矯味及黏性，同時還取它的緩和藥性與補養作用。此外，本品還可以用解烏頭毒。

峻下逐水藥

　　這類藥物非但藥性峻猛，且多具有毒性，故對炮製、配伍、劑量、運用方法及禁忌等，都必須注意。

峻下逐水藥：甘遂、大戟、芫花、牽牛子、千金子。

甘遂

【基原】大戟科植物甘遂的塊根。

【性味】苦、寒、有毒。

【歸經】肺、脾、腎。

【功用】瀉水逐飲、消腫散結。

【應用】用於水腫腹水、留飲胸痛、癲癇、濕熱腫毒之證。

【用量】5 分至 1 錢。研末吞服，每次 2～3 分。

【處方用名】甘遂、煨甘遂；生甘遂（只作外用，不宜內服）。

【禁忌】腎功能不佳、孕婦、體虛者忌用。

大戟

【別名】紅芽大戟、京大戟。

【基原】茜草科植物紅芽大戟，或大戟科植物京大戟的根。

【性味】苦、寒、有毒。

【歸經】肺、脾、腎。

【功用】瀉水逐飲、消腫散結。

【應用】用於水腫腹水、留飲脇痛、瘡癰腫痛及瘰脹。

【用量】5 分至 1 錢 5 分，煎服。研末吞服，每次 3 分，每天 1 次。

【處方用名】大戟、紅芽大戟。

【禁忌】腎功能不佳、孕婦、體虛者忌用。

芫花

【基原】瑞香科植物芫花的花蕾。

【性味】辛、溫、有毒。

【歸經】肺、脾、腎。

【功用】瀉水逐飲。

【應用】用於水腫腹水、留飲脇痛、殺蟲、療癬。

【用量】5 分至 1 錢，煎服。研末吞服，每次 2 分，每天 1 次。外用適量。

【處方用名】芫花、陳芫花。

【禁忌】腎功能不佳、孕婦、體虛者忌用。

牽牛子

【別名】黑丑。

【基原】旋花科植物牽牛的種子。

【性味】苦、寒、有毒。

【歸經】肺、腎、大腸。

【功用】瀉水消腫、祛痰逐飲、殺蟲攻積。

【應用】用於水腫腹水、二便不利、腳氣、痰壅氣滯、咳逆喘滿、蟲積腹痛。

【用量】1～3 錢。

【處方用名】牽牛子、黑丑；白牽牛、白丑。

【禁忌】孕婦、體虛者忌用。

千金子

【別名】續隨子。

【基原】大戟科植物千金子的成熟種子。

【性味】辛、溫、有毒。

【歸經】肝、腎。

【功用】瀉下逐水、破血散證。

【應用】用於水腫腹水、二便不利、月經閉止、證瘕積聚。

【用量】內服每次 3～5 厘，一般不入煎劑，多配入丸散用。

【處方用名】千金子霜、續隨子霜。

【禁忌】中氣虛弱者、孕婦忌用。

其他具有瀉下功效的藥物

- 潤腸通便：桃仁（活血祛瘀藥）、蘇子、杏仁（化痰止咳平喘藥）、柏子仁（安神藥）、當歸、何首烏、桑椹、肉蓯蓉、胡桃仁、天門冬（補虛藥）。

- 導滯：枳實（理氣藥）。

祛風濕藥

　　凡功能祛除風濕，解除痹痛的藥物，稱為祛風濕藥。

　　風寒濕邪侵犯人體，留著於經絡、筋骨之間，可出現肢體筋骨痠楚疼痛、關節伸展不利，日久不治，往往損及肝腎而腰膝痠痛、下肢痿弱。患風濕痹痛者，必須選用祛風濕藥進行治療。

　　祛風濕藥主要適用於風濕痹痛，肢節不利，痠楚麻木以及腰膝痿弱等證，有的偏於祛除風濕，有的偏於通利經絡，有的具有補肝腎、強筋骨作用，可根據病情適當選用。祛風濕藥味多辛苦，性寒溫不一，主要歸於肝、腎二經。

祛風濕藥：防己、五加皮、獨活、秦艽、威靈仙、蒼耳子、桑寄生、木瓜。

防己

【別名】漢防己、粉防己。

【基原】防己科植物粉防己的根稱漢防己。

【性味】辛、苦、寒。

【歸經】膀胱、肺。

【功用】祛風濕、止痛、利尿、解毒。

【應用】用於濕熱痹痛、寒濕痹痛、水腫、小便不利。

【用量】1～3 錢。

【處方用名】漢防己、粉防己。

【禁忌】胃氣虛弱、陰虛、內無濕滯者忌用。

五加皮

【別名】南五加皮、五加。

【基原】五加科植物細柱五加的根皮。

【性味】辛、苦、溫。

【歸經】肝、腎。

【功用】祛風濕、補肝腎、強筋骨、利水消腫。

【應用】用於風濕痹痛、筋骨拘攣、腰膝痠痛、腳膝痿弱乏力、水腫、小便不利。

【用量】1～3 錢。

【處方用名】五加皮、南五加皮。

【注意事項】北五加皮為蘿藦科植物杠柳的根皮，習稱香加皮。

獨活

【別名】川獨活。

【基原】繖形科植物重齒毛當歸的根莖。

【**性味**】辛、苦、微溫。

【**歸經**】肝、腎、膀胱。

【**功用**】祛風濕、止痛、通絡、散寒解表。

【**應用**】用於風寒濕痹、關節疼痛、腰膝痠痛、兩足痿痹、屈伸不利。

【**用量**】1～3 錢。

【**處方用名**】獨活、川獨活。

【**禁忌**】陰虛有熱、血虛痹症忌用。

秦艽

【**基原**】龍膽科植物秦艽的根。

【**性味**】辛、苦、平。

【**歸經**】胃、肝、膽。

【**功用**】祛風濕、疏筋絡、退黃疸、清虛熱。

【**應用**】用於風濕痹痛、筋骨拘攣、手足不遂、表證肢體痠痛、濕熱黃疸。

【**用量**】2～4 錢。

【**處方用名**】秦艽、西秦艽、左秦艽。

【**禁忌**】脾胃虛弱者忌用。

威靈仙

【**基原**】毛茛科植物威靈仙、棉團鐵線蓮或東北鐵線蓮的根及根莖。

【**性味**】辛、鹹、溫。

【**歸經**】膀胱。

【**功用**】祛風濕、通絡止痛。

【**應用**】用於風濕痹痛、肢體麻木、關節屈伸不利、腰膝關節痠痛。

【**用量**】2～4 錢。

【**處方用名**】威靈仙。

【禁忌】氣血虛者慎用。

蒼耳子

【基原】菊科植物蒼耳的成熟帶總苞果實。

【性味】辛、微苦、溫。

【歸經】肺。

【功用】通鼻竅、散風祛濕。

【應用】用於風濕痺痛、感冒頭痛、皮膚癢疹、鼻淵頭痛、流濁涕。

【用量】2～3 錢。

【處方用名】蒼耳子。

桑寄生

【基原】桑寄生科植物桑寄生的帶葉枝莖。

【性味】苦、平。

【歸經】肝、腎。

【功用】補肝腎、除風濕、強筋骨、安胎。

【應用】用於風濕腰痛、關節不利、筋骨痿痛、婦人懷孕胎漏、胎動不安、高血壓。

【用量】3～5 錢。

【處方用名】桑寄生。

木瓜

【基原】薔薇科灌木貼梗海棠的近成熟果實。

【性味】酸、溫。

【歸經】肝、脾。

【功用】除濕利痺、緩急舒筋、消食、治腳氣。

【應用】用於風濕痹痛、吐瀉轉筋。

【用量】1～3 錢。

【處方用名】木瓜、宣木瓜。

化濕藥

　　凡功能化除濕濁，醒悅脾胃的藥物，稱為化濕藥。

　　化濕藥，大多氣味芳香，故又稱為「芳香化濕藥」。使用化濕藥後，可以使濕化除，從而解除濕困脾胃的症狀，所以又稱為「化濕醒脾藥」。脾胃為後天之本，主運化，喜燥而惡濕，愛暖而悅芳香，易為濕邪所困，濕困脾胃（又稱濕阻中焦）則脾胃功能失常，化濕藥能宣化濕濁，醒悅脾胃而使脾運復健。

　　化濕藥主要適用於濕困脾胃、身體倦怠、脘腹脹悶、胃納不馨、口甘多涎、大便溏薄、舌苔白膩等證。此外，對濕溫、暑溫諸證亦有治療作用。化濕藥性味大都辛溫，歸入脾胃，而且氣味芳香，性屬溫燥或偏於溫燥。

芳香化濕藥：白荳蔻、砂仁、藿香、厚朴、蒼朮、佩蘭、草荳蔻、草果。

白豆蔻

【別名】豆蔻。

【基原】薑科植物白豆蔻果實內的種仁。

【性味】辛、溫。

【歸經】肺、脾、胃。

【功用】化濕行氣、溫中止嘔。

【應用】用於濕阻脾胃、脘腹脹滿、食欲不振、脾胃虛寒、反胃嘔吐。

【用量】1～2 錢。

【處方用名】白豆蔻、豆蔻、紫豆蔻。

【注意事項】不宜久煎須後下。

砂仁

【別名】縮砂仁。

【基原】薑科植物縮砂、陽春砂、海南砂的果實。

【性味】辛、溫。

【歸經】脾、胃、腎。

【功用】化濕行氣、溫中止瀉、安胎。

【應用】用於濕阻脾胃、脘腹脹滿、嘔吐、泄瀉、食欲不振、妊娠惡阻、胎動不安。

【用量】1～2 錢。

【處方用名】縮砂仁、西砂仁；春砂仁、陽春砂；砂全、殼砂。

【注意事項】不宜久煎須後下。

藿香

【基原】唇形科植物藿香的地上部分。

【性味】辛、微溫。

【歸經】脾、胃、肺。

【功用】化濕醒脾、解暑發表。

【應用】用於濕阻脾胃、脘腹脹滿、嘔吐、泄瀉、食欲不振、胸脘滿悶、鼻淵、外感風寒、惡寒發熱。

【用量】1～3 錢。

【處方用名】藿香、土藿香；鮮藿香（用於解暑）。

【注意事項】不宜久煎須後下。廣藿香是唇形科廣藿香的地上部分，廣藿香與藿香功效相似，但廣藿香功效稍強。

厚朴

【別名】川朴、厚樸。

【基原】木蘭科植物厚朴或凹葉厚朴的樹皮、根皮及枝皮。

【性味】辛、苦、溫。

【歸經】脾、胃、肺、大腸。

【功用】燥濕行氣、降逆、平喘。

【應用】用於濕阻脾胃、脘腹脹滿、嘔噁泄瀉、腹痛、嘔逆、食欲不振、胸悶咳喘、便秘腹脹、痰多咳喘。

【用量】1～3 錢。

【處方用名】厚朴、制川朴、制厚朴（增強溫中散寒之功）。

【禁忌】脾胃虛弱、大便稀爛者慎用。

【注意事項】不宜久煎。

蒼朮

【別名】茅朮。

【基原】菊科植物北蒼朮或茅蒼朮的根莖。

【性味】辛、苦、溫。

【歸經】脾、胃。

【功用】燥濕健脾、祛風濕、解表、明目。

【應用】用於濕阻脾胃、脘腹脹滿、寒濕白帶、腳膝腫痛、痿軟無力、食欲不振、噁心嘔吐、倦怠乏力、風濕痹痛、肢體關節疼痛、風寒濕邪頭痛、身痛。

【用量】1～3 錢。

【處方用名】制蒼朮（減少辛燥之性）；炒蒼朮（減少辛燥之性）；生蒼朮（藥性較辛燥）；茅朮、炒茅朮、焦茅朮、炙茅朮。

【禁忌】陰虛有熱不宜用，汗多者忌用。

佩蘭

【基原】菊科草本植物佩蘭的地上部分。

【性味】辛、平。

【歸經】脾、胃。

【功用】化濕醒脾。

【應用】用於濕阻脾胃、脘腹脹滿、濕溫初起，以及口中甜膩等證、暑濕證。

【用量】1～3 錢。

【處方用名】佩蘭、佩蘭葉、陳佩蘭；鮮佩蘭（主要用以解暑）。

草豆蔻

【基原】薑科草本植物草豆蔻的近成熟種子。

【性味】辛、溫。

【歸經】脾、胃。

【功用】燥濕行氣、溫胃止嘔、寒濕嘔吐。

【應用】用於濕阻脾胃、脘腹脹滿。

【用量】1～2 錢。

【處方用名】草豆蔻。

【禁忌】脾胃虛弱而無寒濕者不宜。

草果

【別名】草果仁。

【基原】薑科草本植物草果的成熟果實。

【性味】辛、溫。

【歸經】脾、胃。

【功用】燥濕散寒、截瘧。

【應用】用於寒濕中阻、脘腹脹滿、吐瀉、瘧疾。

【用量】1～2 錢。

【處方用名】草果、草果仁、炒草果仁。

利水滲濕藥

凡功能通利水道，滲除水濕的藥物稱為利水滲濕藥。

利水滲濕藥功能通利小便，具有排除停蓄體內水濕之邪的作用，可以解除由水濕停蓄引起的各種病證，並能防止水濕日久化飲，水氣凌心等。

利水滲濕藥主要適用於小便不利、水腫、淋症等病證。對於濕溫、黃疸、濕瘡等水濕為患，亦具有治療作用。利水滲濕藥味多甘、苦、淡，性多寒、平。主要歸腎、膀胱經，兼入脾、肺、小腸經。

利水滲濕藥：海金沙、茯苓、豬苓、澤瀉、薏苡仁、車前子、通草、滑石、茵陳蒿、萹蓄、萆薢、石韋、玉米鬚、燈心草、木通、金錢草、瞿麥、冬瓜子。

海金沙

【基原】海金沙科蕨類植物海金沙的成熟種子。

【性味】甘、寒。

【歸經】小腸、膀胱。

【功用】清熱利水通淋。

【應用】用於石淋、熱淋、膏淋。

【用量】3～5 錢。

【處方用名】海金沙。

【注意事項】包煎。

茯苓

【別名】白茯苓。

【基原】多孔菌科植物茯苓菌寄生於松樹根部的菌核。

【性味】甘、淡、平。

【歸經】心、肺、脾、腎。

【功用】利水滲濕、健脾化痰、寧心安神。

【應用】用於小便不利、水濕停滯、脾虛腹瀉、失眠、心悸、慢性副鼻竇炎、食少脘悶、痰飲咳嗽。

【用量】3～5 錢。

【處方用名】茯苓、白茯苓、雲茯苓、雲苓（偏於健脾寧心）；赤茯苓、赤苓（偏於滲濕泄熱）。

豬苓

【基原】多孔菌科植物豬苓菌的菌核。

【性味】甘、淡、平。

【歸經】腎、膀胱。

【功用】利水滲濕。

【應用】用於小便不利、水腫、泄瀉、帶下、腫瘤。

【用量】1～3 錢。

【處方用名】豬苓、粉豬苓。

澤瀉

【基原】澤瀉科植物澤瀉的球狀塊根。

【性味】甘、寒。

【歸經】腎、膀胱。

【功用】利水滲濕、泄熱。

【應用】用於小便不利、水腫、泄瀉、淋濁、帶下。

【用量】1～3 錢。

【處方用名】澤瀉、建澤瀉、福澤瀉；炒澤瀉（多用於利水止瀉）。

【禁忌】寒濕證、腎虛滑精者忌用。

薏苡仁

【別名】苡仁、薏米。

【基原】禾本科草本植物薏苡的成熟種仁。

【性味】甘、淡、微寒。

【歸經】脾、腎、肺。

【功用】利水滲濕、健脾、除痹、排膿消癰。

【應用】用於小便不利、水腫、腳氣、濕溫、泄瀉、帶下、濕滯痹痛、筋脈拘攣。

【用量】5 錢至 1 兩。

【處方用名】薏苡仁（薏米仁）、苡仁、米仁、生苡仁、生米仁（清利濕熱宜生用）；炒薏苡仁（健脾宜炒用）。

【禁忌】孕婦慎用。

車前子

【基原】車前科植物車前的種子。

【性味】甘、寒。

【歸經】肝、腎、小腸、肺。

【功用】利水、通淋、滲濕止瀉、清肝明目。

【應用】用於小便不利、尿赤、水腫、濕熱泄瀉、目赤腫痛、肺熱咳嗽。

【用量】1～3 錢。

【處方用名】車前子、鹽車前子。

【禁忌】腎虛滑精者、孕婦忌用。

通草

【別名】通脫木。

【基原】五加科植物木通脫木的莖髓。

【性味】甘、淡、寒。

【歸經】肺、胃。

【功用】清熱利水、通乳。

【應用】用於濕熱內蘊、小便短赤、乳汁不通或稀少。

【用量】1～1.5 錢，煎服。本品質輕，不宜用大量。

【處方用名】通草、方通草、絲通草、穿方通。

【禁忌】孕婦禁用。

滑石

【基原】矽酸鹽類礦物，主要為含水矽酸鎂。

【性味】甘、淡、寒。

【歸經】胃、膀胱。

【功用】清熱利水、通淋滲濕、清解暑熱。

【應用】用於小便不利、淋漓澀痛、泄瀉、暑熱煩渴、濕疹、痱子。

【用量】3～5 錢。

【處方用名】滑石、滑石粉。

【禁忌】內無濕熱、小便過多、孕婦不宜。

【注意事項】須包煎。

茵陳蒿

【別名】茵陳、綿茵陳。

【基原】菊科植物濱蒿或茵陳蒿的地上部分。

【性味】苦、微寒。

【歸經】脾、胃、肝、膽。

【功用】清熱解毒、清利濕熱、退黃疸。

【應用】用於濕熱黃疸、小便黃赤、胸脅脹痛、濕瘡搔癢、高脂血症、冠心

病、膽石症。

【用量】3 錢至 1 兩。

【處方用名】茵陳蒿

【注意事項】本品幼苗習稱「綿茵陳」，帶花蕾習稱「茵陳蒿」。

萹蓄

【基原】蓼科植物萹蓄的地上部分。

【性味】苦、寒。

【歸經】膀胱。

【功用】清熱利水、通淋、殺蟲止癢。

【應用】用於熱淋澀痛、小便短赤、濕疹、陰道滴蟲、陰部發癢。

【用量】1～3 錢。

【處方用名】萹蓄、萹蓄草。

萆薢

【別名】川萆薢。

【基原】薯蕷科草本植物背薯蕷或綿萆薢的乾燥根莖。

【性味】苦、平。

【歸經】肝、胃、膀胱。

【功用】利濕通淋、祛除風濕。

【應用】用於膏淋、白帶、風濕痹痛、腰膝痠痛。

【用量】3～5 錢。

【處方用名】萆薢、川萆薢、綿萆薢（長於祛風濕）；粉萆薢（長於利濕濁）。

石韋

【基原】水龍骨科草本植物廬山石韋、石韋或有柄石韋的葉。

【性味】苦、甘、微寒。

【歸經】肺、膀胱。

【功用】清熱利水通淋、清肺化痰。

【應用】用於熱淋、石淋、血淋、肺熱咳嗽痰多。

【用量】1～3 錢。

【處方用名】石韋。

玉米鬚

【別名】玉米蕊。

【基原】禾本科草本植物玉蜀黍的花柱和花頭。

【性味】甘、淡、平。

【歸經】膀胱、肝、膽。

【功用】利水通淋、降壓、利膽退黃。

【應用】用於水腫、小便不利、濕熱黃膽等證。

【用量】3 錢至 1 兩。

【處方用名】玉米鬚。

燈心草

【別名】燈心、燈草。

【基原】燈心草科草本植物燈心草的莖髓。

【性味】甘、淡、微寒。

【歸經】心、肺、小腸。

【功用】清熱利水、清心除煩。

【應用】用於小便短赤、心熱煩躁、小兒夜啼。

【用量】3 分至 1 錢，外用適量。

【處方用名】燈心草、燈芯草、燈草、白燈草；朱燈心（有清心安神的作用）；青黛拌燈心草（增強清熱作用）；燈心草灰（用於吹喉）。

【注意事項】本品質輕，內服用量不宜過大。

木通

【基原】木通科植物白木通、三葉木通、五葉木通的乾燥藤莖。

【性味】苦、寒。

【歸經】心、脾、小腸、膀胱。

【功用】降心火、清肺熱、化津液、通經利竅。

【應用】小便不利、五淋、水腫浮大、咽喉痛、婦女經閉、乳汁不通、遍身隱熱疼痛拘急、足冷伏熱。

【用量】1～3 錢。

【處方用名】木通。

【注意事項】關木通基原為馬兜鈴科植物木通馬兜鈴或東北馬兜鈴，因含馬兜鈴酸，會引起腎衰竭，切勿使用。川木通基原為毛茛科植物小木通之乾燥莖。

金錢草

【基原】報春花科草本植物過路黃的全草。

【性味】甘、淡、寒。

【歸經】肝、膽、腎、膀胱。

【功用】清熱利水通淋、除濕退黃、解毒。

【應用】用於熱淋、石淋、濕熱黃膽、肝膽結石、瘡瘍腫痛、蛇蟲咬傷、燙傷等症。

【用量】5 錢至 1 兩，鮮者加倍。

【處方用名】金錢草、過路黃。

瞿麥

【別名】巨麥。

【基原】石竹科草本植物瞿麥或石竹的地上部分。

【性味】苦、寒。

【歸經】心、小腸。

【功用】利水通淋。

【應用】用於熱淋、瘀滯經閉。

【用量】1～3 錢。

【處方用名】瞿麥、瞿麥穗。

冬瓜子

【基原】葫蘆科植物冬瓜的乾燥成熟種子。

【性味】甘、寒。

【歸經】肝。

【功用】清肺、化痰、排膿。

【應用】用於肺熱咳嗽、喀痰黃稠、盲腸炎、肺癰、腸癰、內臟膿瘍、水腫等病證。

【用量】3 錢至 1 兩。

【處方用名】冬瓜子。

祛寒藥

凡能溫裡祛寒，用以治療裡寒證候的藥物，稱為祛寒藥，又稱「溫裡藥」。

祛寒藥性偏溫熱，具有溫中祛寒及益火扶陽等作用，適用於裡寒之證。所謂裡寒，包括兩個方面：一為寒邪內侵，陽氣受困，而見嘔逆瀉利、胸腹冷痛、食欲不佳等臟寒證，必須溫中祛寒，以消陰翳；一為心腎虛，陰寒內生，

而見汗出惡寒、口鼻氣冷、厥逆脈微等亡陽證，必須益火扶陽，以除厥逆。

祛寒藥：附子、肉桂、吳茱萸、細辛、花椒、高良薑、乾薑、烏頭、胡椒、丁香、小茴香。

臨床使用祛寒藥時，應注意以下各點

- 外寒內侵，如有表證未解的，應適當配合解表藥同用。
- 夏季天氣炎熱，或素體火旺，劑量宜酌量減輕。
- 祛寒藥性多辛溫燥烈，易於傷津耗液，凡屬陰虛患者均應慎用。
  祛寒藥應用注意事項：
- 祛寒藥適應病證不同，具有祛寒回陽、溫肺化飲、溫中散寒以及暖肝止痛等功能。
- 本類藥物可用於真寒假熱之證；對真熱假寒病證不可應用。若是真寒假熱，服祛寒藥後出現嘔吐現象，是為格拒之象，可採用冷服之法。
- 祛寒藥藥性溫燥，容易耗損陰液，故陰虛火旺、陰液虧少者慎用；個別藥物孕婦忌用。
- 祛寒藥中的某些藥物，如附子、肉桂等，應用時必須注意用量、用法以及注意事項。

附子

【別名】炮附子。

【基原】毛茛科植物烏頭的塊根上所附生的子根。

【性味】辛、熱、有毒。

【歸經】心、脾、腎。

【功用】祛寒回陽、溫腎助陽、除寒濕、止痹痛。

【應用】用於亡陽厥逆、脈微欲絕、手足厥冷、腰膝痠痛、陽痿尿頻、宮冷不孕、風寒濕痹、大便泄瀉。

【用量】1～3 錢。

【處方用名】制附子、黑附塊、熟附子、淡附片；生附子、鹹附子（生附子毒性較熟附片為強，一般只供外用）。

【禁忌】陰虛火旺、孕婦忌用。

【注意事項】用量大時宜煎 1 小時以上。

肉桂

【別名】官桂、油桂。

【基原】樟科植物肉桂的樹皮。

【性味】辛、甘、熱。

【歸經】肝、腎、脾。

【功用】溫中散寒、溫腎助陽、溫通經脈、溫煦氣血。

【應用】用於脾胃虛寒冷痛、畏寒肢冷、陽痿尿頻、腹痛便溏、經行腹痛、寒濕痹痛、久病體弱、氣衰血少。

【用量】5 分至 1 錢。

【處方用名】上肉桂、肉桂心、桂心。

【禁忌】孕婦慎用。

【注意事項】不宜久煎，須後下。肉桂習稱桂皮。肉桂去掉外皮稱為桂心。

吳茱萸

【基原】芸香科植物吳茱萸接近成熟的果實。

【性味】辛、苦、熱、有小毒。

【歸經】肝、胃、脾、腎。

【功用】溫中散寒、降逆止嘔、疏肝止痛、燥濕殺蟲。

【應用】用於脘腹冷痛、腳氣疼痛、經行腹痛、虛寒久瀉不止、肝胃不和、嘔吐吞酸、蟲積腹痛、口舌生瘡、高血壓、蟯蟲病。

【用量】5 分至 1 錢 5 分。

【處方用名】吳萸、淡吳萸。

細辛

【別名】北細辛。

【基原】馬兜鈴科植物北細辛或華細辛的根。

【性味】辛、溫。

【歸經】心、肺、肝、腎。

【功用】散寒解表、溫肺化飲、宣通鼻竅。

【應用】用於感冒寒、惡寒發熱、頭痛、身痛、風濕痹痛、肺寒咳嗽、鼻塞、多涕。

【用量】1 錢至 1 錢 5 分。

【處方用名】北細辛、細辛、炙細辛（減少溫散之性）。

【禁忌】陰虛陽亢的頭痛、肺熱咳嗽忌用。

花椒

【別名】川椒、秦椒、蜀椒。

【基原】芸香科植物花椒的果殼。

【性味】辛、大熱、有毒。

【歸經】脾、胃、肺、腎。

【功用】溫中止痛、殺蟲。

【應用】用於胃腹冷痛、寒濕泄瀉、蟲積腹痛或吐蛔。

【用量】5 分至 1 錢 5 分。

【處方用名】川椒、花椒、蜀椒。

高良薑

【別名】良薑。

【基原】薑科植物高良薑的根莖。

【性味】辛、熱。

【歸經】脾、胃。

【功用】散寒止痛。

【應用】用於胃寒作痛及嘔吐。

【用量】1～3 錢。

【處方用名】高良姜、良薑。

乾薑

【別名】干姜。

【基原】薑科植物薑的乾燥根莖。

【性味】辛、溫。

【歸經】心、肺、脾、胃、腎。

【功用】溫中、回陽、溫肺化痰。

【應用】用於脾胃虛寒、嘔吐泄瀉、脘腹冷痛、陰寒內盛、四肢厥冷、脈微弱、肺寒咳嗽、痰稀而多、形如白沫。

【用量】5 分至 3 錢。

【處方用名】乾薑、泡薑。

【禁忌】陰虛失血、血熱妄行致出血者忌用。

烏頭

【別名】川烏。

【基原】毛茛科植物烏頭的塊根（母根）。

【性味】辛、溫、有毒。

【歸經】心、腎、脾。

【功用】袪風濕、散寒止痛。

【應用】主治風寒濕痹、半身不遂、寒疝腹痛、陰疽、跌打傷痛。

【用量】5 分至 3 錢。

【處方用名】制川烏。

【禁忌】陰虛火旺、孕婦忌用。

【注意事項】宜久煎。草烏為毛茛科植物北烏頭的塊根。

胡椒

【基原】胡椒科植物胡椒的果實。

【性味】辛、熱。

【歸經】胃、大腸。

【功用】溫中散寒。

【應用】胃寒嘔吐、腹痛泄瀉。

【用量】5 分至 1 錢。

【處方用名】胡椒、白胡椒（為成熟已去殼的果實，作用較佳）；黑胡椒（未成熟的果實，作用較弱）。

丁香

【基原】桃金孃科植物丁香樹的花蕾。

【性味】辛、溫。

【歸經】肺、胃、脾、腎。

【功用】溫中降逆、溫腎助陽。

【應用】胃腹冷痛、呃逆、嘔吐、腎陽不足、寒濕帶下。

【用量】5 分至 1 錢 5 分。

【處方用名】丁香、公丁香（藥用花蕾，功效較佳）；母丁香（藥用果實，功效較弱）。

小茴香

【別名】茴香。

【基原】繖形科植物茴香的成熟果實。

【性味】辛、溫。

【歸經】肝、腎、脾、胃。

【功用】理氣止痛、調中和胃。

【應用】寒疝腹痛、睪丸偏墜、胃腹冷痛、胃寒嘔吐、食少。

【用量】1～3 錢。

【處方用名】小茴香。

【注意事項】大茴香（八角茴香）為木蘭科八角茴香樹的果實，性味功效與小茴香相同，但作用較差，多作調味料。

其他具有祛寒功效的藥物

- 溫中：砂仁、白荳蔻、草荳蔻（化濕藥）、肉荳蔻（理氣藥）
- 溫中止瀉：炮薑（止血藥）
- 散寒止痛：艾葉（止血藥）
- 溫腎：烏藥、沉香（理氣藥）、鐘乳石（化痰止咳平喘藥）。

理氣藥

　　凡功能能調理氣分、舒暢氣機的藥物稱為理氣藥。因其善於行散氣滯，故又稱為「行氣藥」，作用較強者稱為「破氣藥」。

　　所謂氣滯，就是指氣機不暢、氣行阻滯的證候。多由於冷熱失調、精神抑鬱、飲食失常以及痰飲濕濁等因所致。氣滯病證，主要為脹滿疼痛。氣滯日久不治，可進而生痰、動火、積留血液。理氣藥功能疏通氣機，既能緩解脹滿疼痛，又能防止脹、滿、瘀的發生。

　　理氣藥適用於脾胃氣滯、脘腹脹滿疼痛，胸部氣滯、胸痺疼痛，肝氣瘀滯、脇肋脹痛、乳房脹痛或結塊、疝痛、月經不調等；以及胃氣上逆、嘔吐噯氣、嘔逆等證。分別具有理氣寬中、行氣止痛、寬胸止痛、疏肝解鬱、降逆和胃等作用。理氣藥味多苦辛，性多屬溫，能入脾胃肺肝經。

理氣藥：枳殼、枳實、木香、川楝子、大腹皮、香附、沉香、陳皮、烏藥、荔枝核、玫瑰花、佛手、代赭石、青皮。

理氣藥應注意事項

- 應用理氣藥時，須根據氣滯病證的不同部位及程度，選擇相應的藥物。
- 氣滯之證，病因各異，兼夾之邪亦不相同，故臨床應用理氣藥時宜作適當的配伍。如肺氣壅滯，因外邪襲肺者，當配合宣肺化止咳之品；如痰熱鬱肺、咳嗽氣喘者，當配合清熱化痰藥。脾胃氣滯而兼有濕熱之證者，宜配清利濕熱之藥；兼有寒濕困脾者，需並用溫中燥濕藥；食積不化者酌加消食導滯藥；兼脾胃虛弱者，當與益氣健脾藥合用等等。
- 本類藥物大多辛溫香燥，易耗氣傷陰，故氣弱陰虛者慎用。
- 本類藥物多行氣力強之品，易傷胎氣，孕婦慎用。
- 本類藥物大多含有揮發油成分，不宜久煎，以免影響藥效。

枳殼

【基原】芸香科植物酸橙的未成熟果實。

【性味】苦、微寒。

【歸經】脾、胃。

【功用】行氣寬中除脹。

【應用】用於胸脇脹痛、脘腹痞悶脹滿、食積不化、脫肛、疝氣。

【用量】1～2 錢。

【處方用名】枳殼。

【注意事項】枳殼作用較緩而走上，長於行氣消脹；枳實作用較猛而走下，長於破氣消積。

枳實

【基原】芸香科植物酸橙的幼果。

【性味】苦、微寒。

【歸經】脾、胃、大腸。

【功用】行氣除脹滿、化痰開痺、消積導滯。

【應用】用於氣滯食積、脘腹脹滿、大便秘結、裡急後重、痰濕內阻、胃下垂、休克。

【用量】1～3 錢。

【處方用名】枳實、江枳實、生枳實（生用作用較猛）；炒枳實；枳實炭。

【禁忌】孕婦慎用。

木香

【別名】廣木香。

【基原】菊科植物木香的根。

【性味】辛、苦、溫。

【歸經】脾、胃、大腸、膽。

【功用】健脾、行氣、止痛。

【應用】用於脾胃氣滯、脘腹脹痛、胸脇疼痛、食欲不振、痢疾泄瀉、胃痛嘔吐、瘡癤、跌打損傷、疝氣。

【用量】1～3 錢。

【處方用名】木香、廣木香（生用行氣止痛）；煨木香、炙木香、炒木香（用以止瀉）。

【禁忌】陰虛不宜。

【注意事項】宜後下。川木香為菊科植物川木香的根，土木香為菊科植物土木香的根。木香、川木香及土木香功效差別不大。

川楝子

【別名】金鈴子、苦楝子。

【基原】楝科植物川楝樹的果實。

【性味】苦、寒。

【歸經】肝、胃、小腸、膀胱。

【功用】疏肝理氣、殺蟲療癬。

【應用】用於脇肋疼痛、脘腹脹痛、蟲積腹痛、頭癬、痛經。

【用量】1～3 錢。

【處方用名】川楝子、金鈴子、炙川楝子。

大腹皮

【別名】檳榔皮。

【基原】棕櫚科植物檳榔果實的果皮。

【性味】辛、微溫。

【歸經】脾、胃、大腸、小腸。

【功用】行氣寬中、利水消腫。

【應用】用於小便不利、脘腹脹痛、水腫、脾胃氣滯。

【用量】1～3 錢。

【處方用名】大腹皮、檳榔皮。

香附

【基原】莎草科植物莎草的根莖。

【性味】辛、微苦、甘、寒。

【歸經】肝、三焦。

【功用】疏肝理氣、活血調經。

【應用】用於肝氣鬱滯、胸悶脅痛、月經不調、經行腹痛、胃痛、乳房脹痛、疝氣腹痛。

【用量】3～4 錢。

【處方用名】制香附（疏肝止痛功效較佳）；生香附。

沉香

【基原】瑞香科植物沉香的含有樹脂的乾燥木材。

【性味】辛、苦、溫。

【歸經】脾、胃、腎。

【功用】降氣止嘔、溫腎納氣、行氣止痛。

【應用】用於脾虛胃寒嘔吐、呃逆、痰飲咳喘、胸腹脹痛、支氣管哮喘。

【用量】3 分至 1 錢。

【處方用名】沉香、海南沉；沉香粉。

【禁忌】氣虛下陷、陰虛有熱不宜。

【注意事項】宜後下。

陳皮

【別名】橘皮。

【基原】芸香科植物柑樹成熟果實的皮。

【性味】辛、苦、溫。

【歸經】脾、肺。

【功用】理氣和胃、健脾、燥濕化痰。

【應用】用於脾胃氣滯、胸腹脹滿、便溏泄瀉、痰多咳嗽、脾虛食少、噁心嘔吐。

【用量】1～3 錢。

【處方用名】橘皮、陳皮、廣陳皮、新會皮；炒橘皮。

【禁忌】內有實熱、熱痰咳嗽慎用。

烏藥

【別名】台烏。

【基原】樟科植物烏藥的塊根。

【性味】辛、溫。

【歸經】脾、肺、腎、膀胱。

【功用】行氣止痛、溫腎散寒。

【應用】胸腹脹痛、寒疝腹痛及經行腹痛、小便頻數、遺尿。

【用量】1～3 錢。

【處方用名】台烏藥、烏藥。

【禁忌】陰虛不宜。

荔枝核

【基原】無患子科喬木荔枝的成熟種子。

【性味】辛、溫。

【歸經】肝。

【功用】疏肝理氣、散結止痛。

【應用】用於疝氣、睪丸腫痛、脘腹疼痛、痛經、產後腹痛。

【用量】1～3 錢。

【處方用名】荔枝核。

玫瑰花

【基原】薔薇科灌木植物玫瑰的花蕾。

【性味】甘、微苦、溫。

【歸經】肝、脾。

【功用】疏肝理氣、和血散瘀。

【應用】用於脅肋疼痛、胸腹脹痛、乳房脹痛、月經不調、跌仆傷痛。

【用量】1～1.5 錢。

【處方用名】玫瑰花。

佛手

【別名】佛手柑。

【基原】芸香科植物佛手柑的果實。

【性味】辛、苦、酸、溫。

【歸經】肺、脾、胃、肝。

【功用】疏肝理氣、化痰寬胸。

【應用】用於脅肋疼痛、胸腹脹痛、痰多咳嗽。

【用量】1～3 錢。

【處方用名】佛手、陳佛手、佛手片、佛手柑。

代赭石

【基原】氧化物類礦物剛玉族赤鐵礦的礦石，主含三氧化二鐵。

【性味】苦、寒。

【歸經】肝、心包。

【功用】降氣止嘔定喘、涼血止血、平抑肝陽。

【應用】用於噫氣、嘔吐及喘嗽、吐血、衄血、崩漏、肝陽上亢、眩暈耳鳴。

【用量】3 錢至 1 兩。

【處方用名】代赭石。

【注意事項】須先煎。

青皮

【基原】芸香科植物橘及其栽培變種的幼果，或未成熟果實的果皮。

【性味】苦、辛、溫。

【歸經】肝、膽、胃。

【功用】疏肝破氣、消積化滯。

【應用】脅肋疼痛，乳房脹痛或結塊，疝氣疼痛、食積停滯、脘腹脹滿。

【用量】1～3 錢。

【處方用名】青皮、小青皮、細青皮、炒青皮、灸青皮。

【注意事項】

• 陳（橘）皮與青皮，同為一物，因老幼不同而功效有異，陳皮為成熟之果

皮，入脾、肺二經，性和緩而主升浮，長於理脾肺氣滯、燥濕化痰，且能健脾；青皮為未成熟之果實，入肝、胃二經，性峻急而沉降，長於疏肝經之氣滯，且能消散食積之停滯。惟肝氣為病每影響及於脾胃，若是肝脾同病或肝胃不和者，二藥又常配合應用。

- 橘紅：芸香科植物柚的果實，性味苦、辛、溫，功能燥濕化痰、理氣、消食，適用於痰多咳嗽，以及食積、脘腹脹痛等證。
- 橘絡：橘瓤上的筋膜（橘的中果及內果皮之間的維管束群），性味苦平，功能化痰理氣通絡，適用於痰滯經絡、咳嗽、胸脅作痛等證。

消食藥

　　凡功能消化食積的藥物，稱為消食藥。又稱「消導藥」或「助消化藥」。

　　脾胃為生化之源、後天之本，主納穀運化。如果飲食不節，損傷脾胃，每致飲食停滯，出現各種消化功能障礙的病證。消食藥功能消食化積，有的藥物還有健脾開胃作用，可以達到消除宿食積滯及其所引起的各種證候的目的，促使脾胃功能恢復，故臨床運用具有重要意義。

　　消食藥，主要適用於食積停滯所致的脘腹脹滿、噯氣泛酸、噁心嘔吐、不思飲食、泄瀉或便秘等證。本類藥物的使用，常根據不同病情而配伍其他藥物同用。如脾胃虛弱者，可配健胃補脾藥；脾胃有寒者，可配溫中暖胃藥；濕濁內阻者，可配芳香化濕藥；氣滯者，可配理氣藥；便秘者，可配通便藥；若積滯化熱，則當又配合苦寒清熱藥同用。消食藥大都性味甘平或甘溫，歸脾、胃經。

消食藥：雞內金、萊菔子、神麴、山楂、麥芽、穀芽。

消食藥應用注意事項

- 食積停滯有上、中、下之分，病在上脘噁心欲吐，可用湧吐藥以吐之；停積在下大便秘結，可用瀉下藥以導之，惟在中焦，脘腹脹悶，噯氣吞酸，不思飲食者，則以消食藥治之。
- 消食藥均能消食化積，然性能又有不同，應根據不同症狀和原因，選擇恰當藥物治療。一般食積停滯，常用山楂、神麴；證情較重者宜用雞內金，輕者多用麥芽、穀芽等。又如油膩肉積宜用山楂；米麵食積宜用麥芽。至於食積腹瀉，又當用焦山楂；兼

見氣滯，當用萊菔子等。
- 食積停滯，如兼脾胃虛弱、納呆泄瀉，可配健脾藥同用；氣滯脹悶，可配理氣藥同用；惡心嘔吐，可配和胃降逆藥同用；便秘，可配瀉下藥同用。
- 凡授乳婦女應用消食藥須忌用麥芽、神麴；服人參時忌用萊菔子。

雞內金

【別名】內金、雞肫皮。

【基原】雉科動物家雞的沙囊內壁。

【性味】甘、平。

【歸經】脾、胃、小腸、膀胱。

【功用】消食化積、固精縮尿、化堅消石。

【應用】用於食積停滯、消化不良、遺精遺尿、小便頻數、尿路結石。

【用量】1～3 錢。

【處方用名】雞內金、炙內金。

【注意事項】研末服，效果比煎汁好。

萊菔子

【別名】蘿蔔子。

【基原】十字花科植物萊菔（蘿蔔）的種子。

【性味】辛、甘、平。

【歸經】脾、胃、肺。

【功用】消食化積、祛痰下氣。

【應用】用於食積停滯、噯氣吞酸、痰涎壅盛、咳嗽氣喘。

【用量】3～5 錢。

【處方用名】萊菔子、蘿蔔子、炒萊菔子。

【禁忌】氣虛者忌用。

神麯

【別名】神麯、六神麯、六麯。

【基原】麵粉及藥物（青蒿、蒼耳、杏仁、赤小豆、辣蓼）混合後經發酵而成。

【性味】甘、辛、溫。

【歸經】脾、胃。

【功用】消食化積、健脾和胃。

【應用】用於食積停滯、消化不良、食欲不振、脘悶腹脹、感冒、泄瀉。

【用量】3～5 錢。

【處方用名】焦六麯、六麯；生六麯。

山楂

【別名】山楂實。

【基原】薔薇科植物山楂的果實。

【性味】酸、甘、微溫。

【歸經】脾、胃、肝。

【功用】活血化瘀、消食化積。

【應用】用於食積停滯、傷食而引起腹痛泄瀉、產後瘀滯、腹痛、惡露不盡、高血壓、冠心病。

【用量】1～3 錢。

【處方用名】焦山楂、山楂炭、焦楂肉；生山楂、生楂肉；蜜炙山楂炭。

麥芽

【別名】大麥芽。

【基原】禾本科植物大麥的成熟穎果，經發芽後，低溫乾燥而得。

【性味】鹹、平。

【歸經】脾、胃。

【功用】消食和中、回乳。

【應用】用於食積不化，脘悶腹脹及脾胃虛弱，食欲不振、斷乳及乳汁鬱積引起的乳房脹痛。

【用量】3～5 錢。

【處方用名】炒麥芽、焦麥芽；生麥芽。

【禁忌】婦女哺乳期不宜。

穀芽

【別名】谷芽、稻芽。

【基原】禾本科植物稻的成熟穎果，經發芽後，低溫乾燥而得。

【性味】甘、平。

【歸經】脾、胃。

【功用】消食和中、健脾開胃。

【應用】用於消化不良、脘悶腹脹及脾胃虛弱、食欲減退。

【用量】3～5 錢。

【處方用名】生穀芽；炒穀芽。

其他具有消食功效的藥物

- 消食：劉寄奴（活血藥）、木瓜（祛風濕藥）。
- 消積：枳實、青皮（理氣藥）、莪朮（活血祛瘀藥）。

驅蟲藥

　　凡能驅除或殺滅腸寄生蟲的藥物，稱為驅蟲藥。

　　腸寄生蟲，主要有蛔蟲、鉤蟲、線蟲、蟯蟲等，除鉤蟲由皮膚接觸感染外，其他多由於病人吃了汙染蟲卵的食物而進入人體。患腸寄生蟲病的病人，

大都在糞便中可檢查出蟲卵，有的可能沒有明顯症狀，有的可以出現繞臍腹痛，時作時止，形體消瘦，不思飲食，或多食易餓，或嗜食異物等證；鉤蟲病還可能有面色痿黃、全身浮腫等；蟯蟲病主要出現肛門瘙癢。

驅蟲藥：使君子、苦楝皮、檳榔、鶴虱、貫眾。

臨床使用驅蟲藥時，應注意以下各點

- 患蟲病日久而腹有積滯者，可配合消導藥同用；如脾胃虛弱者，可配健脾藥同用；體質虛弱者，可配補虛藥同用。
- 驅蟲藥最好在空腹時服，使藥力直接作用於蟲體，以提高療效。如排便不暢者，在必要時可適當配合瀉下藥，以增強排蟲作用。
- 在使用驅蟲藥時，必須注意劑量，對某些具有毒性的驅蟲藥，不能過量，以免中毒。

驅蟲藥應用注意事項

- 服用驅蟲藥一般宜配瀉下藥，促使麻痺蟲體迅速排出，以免蟲體在被驅出身體之前復甦。同時還需根據患者體質強弱，證情緩急，兼證不同，予以適當配伍。若有積滯者，可配伍消導藥同用；脾胃虛弱者，可配合健脾藥同用。
- 服用驅蟲藥一般再空腹時服藥為宜，以便藥力充分作用於蟲體，從而奏效更為迅捷。對於作用較強，可能引起副作用的藥物，則宜在臨睡前服用。
- 蟲積腹痛劇烈時，宜暫緩驅蟲，待疼痛緩解後再行驅蟲較為安全。
- 根據各種驅蟲藥的特性，妥善掌握用量與用法；其中藥性峻烈或有毒之品，體弱、孕婦應慎用。

使君子

【**別名**】留求子。

【**基原**】使君子科植物使君子的成熟種子。

【**性味**】甘、溫。

【**歸經**】脾、胃。

【**功用**】殺蟲消積。

【**應用**】用於蟲積腹痛、小兒疳積。

【**用量**】1～3 錢。

【**處方用名**】使君子、使君肉、使君子仁。

【**注意事項**】服過量會引起嘔吐、眩暈。

苦楝皮

【別名】楝皮、川楝皮。

【基原】楝科植物川楝或楝樹的根皮。

【性味】苦、寒、有毒。

【歸經】肝、脾、胃。

【功用】殺蟲、療癬。

【應用】用於蟲積腹痛、頭癬、疥癬。

【用量】1～3 錢。

【處方用名】苦楝皮。

【禁忌】體弱及脾胃虛寒者慎用。

【注意事項】有頭痛、噁心、嘔吐等副作用。

檳榔

【別名】檳榔子。

【基原】棕櫚科植物檳榔的成熟種子。

【性味】辛、苦、溫。

【歸經】胃、大腸。

【功用】殺蟲、消積、行水

【應用】用於多種腸寄生蟲疾病、食積氣滯、脘腹脹痛、大便不爽、腳氣、水腫。

【用量】1～3 錢。

【處方用名】檳榔、大檳榔、大腹子。

【禁忌】氣虛下陷者勿用。

鶴蝨

【基原】菊科植物天名精的果實（北鶴蝨）。

【性味】苦、辛、平、有小毒。

【歸經】脾、胃。

【功用】殺蟲。

【應用】用於蟲積腹痛。

【用量】1～3 錢。

【處方用名】鶴蝨、北鶴蝨。

【注意事項】繖形科植物野胡蘿蔔的果實（南鶴蝨）。

貫眾

【別名】貫仲、綿馬貫眾。

【基原】鱗毛蕨科植物粗莖鱗毛蕨的帶葉殘基的乾燥根莖。

【性味】苦、微寒、有小毒。

【歸經】肝、脾。

【功用】殺蟲、清熱解毒、止血。

【應用】用於蟲積腹痛、熱毒瘡瘍、痄腮腫痛、崩漏出血。

【用量】3～5 錢。

【處方用名】貫眾、貫仲（用於殺蟲與清熱解毒）；貫眾炭、貫仲炭（用於止血）。

【禁忌】孕婦忌用。

其他具有驅蟲功效的藥物

- 驅蟲（殺蟲）：蘆薈、芫花、牽牛子（瀉下藥）、萹蓄（利水滲濕藥）、吳茱萸、花椒（袪寒藥）、川楝子（理氣藥）、百部（化痰止咳平喘藥）、石榴皮（收澀藥）。

- 安蛔：烏梅（收澀藥）。

止血藥

　　凡功能制止體內外出血的藥物，稱為止血藥。

　　血液為人體重要的物質，凡出血之證，如不及時有效的制止，致使血液耗損，而造成機體衰弱，甚至危及生命，故止血藥的應用具有重要的意義。止血藥主要適用於各部位出血病證，如咯血、衄血、吐血、尿血、便血、崩漏、紫癜及創傷出血等。

　　止血藥的藥性各有不同，如藥性寒涼，功能涼血止血，適用於血熱之出血；藥性濕熱，能溫經止血，適用於虛寒出血；兼有化瘀作用，功能化瘀止血，適用於出血而兼有瘀血者；藥性收斂，功能收斂止血，可用於出血日久不止等。

止血藥：槐花、艾葉、地榆、三七、白及、藕節、蒲黃、茜草、側柏葉、大薊。

止血藥應用注意事項

- 止血藥以其藥性區分有涼血止血、溫經止血、化瘀止血、收斂止血之不同，臨床應用須根據藥性選擇相適應的藥物進行治療。
- 止血藥是治標之品，臨床應用需配合相應的藥物，如清熱藥、溫熱藥、活血化瘀藥以及補益藥，以標本兼治之。
- 涼血止血藥一般忌用於虛寒之證，溫經止血藥忌用於熱盛之證，收斂止血藥主要適用於出血日久不止而無邪瘀之證，以免留瘀留邪之弊。
- 大量出血每有氣隨血脫、亡陽、亡陰之證，首應考慮大補元氣、急救回陽以及挽回氣陽，以免貽誤病機。
- 止血藥用量與用法各自不同，有需炒炭者（艾葉），有不需炒者（三七），有主要用於湯劑者（蒲黃），有直接研粉吞服者（白芨）。

槐花

【**別名**】槐米。

【**基原**】豆科植物槐樹的花及花蕾。

【**性味**】苦、微寒。

【**歸經**】肝、大腸。

【**功用**】清熱、涼血、止血。

【應用】用於出血病證、便血、痔血、崩漏、咯血、高血壓。

【用量】3～5 錢。

【處方用名】槐花炭、槐米炭（用以止血）；生槐花、生槐米（現多用於高血壓）。花習稱「槐花」，花蕾習稱「槐米」。

艾葉

【別名】艾。

【基原】菊科植物艾的葉片。

【性味】苦、辛、溫。

【歸經】肝、脾、腎。

【功用】溫經止血、散寒止痛。

【應用】用於咯血、便血、虛寒性月經過多、妊娠出血、月經不調、宮冷不孕、腹痛、胎動不安、皮膚濕疹、搔癢。

【用量】1～3 錢。

【處方用名】陳艾炭；生艾葉、蘄艾（用以散寒止痛）；艾絨（用以燒灸）。

地榆

【基原】薔薇科植物地榆的根。

【性味】苦、酸、微寒。

【歸經】大腸。

【功用】涼血、止血、收濕斂瘡。

【應用】用於腸胃出血、痔瘡出血、子宮出血、尿血、燙傷、皮膚潰瘍、濕疹。

【用量】1～3 錢。

【處方用名】地榆炭（用以止血）；生地榆（外用可治燙傷）。

三七

【別名】川七、田七。

【基原】五加科植物三七的根及根莖。

【性味】甘、微苦、溫。

【歸經】肝、胃。

【功用】化瘀止血、鎮痛活血。

【應用】用於吐血、便血、各種瘀滯腫痛、跌打損傷、月經過多、外傷出血、冠心病、心絞痛。

【用量】1～3 錢。

【處方用名】三七、參三七、田七；三七粉。

白及

【基原】蘭科植物白及的地下塊莖。

【性味】辛、甘、熱。

【歸經】肝、肺、胃。

【功用】溫中散寒、溫腎助陽、溫通經脈、溫煦氣血。

【應用】用於脾胃虛寒冷痛、畏寒肢冷、陽痿尿頻、腹痛便溏、經行腹痛、寒濕痹痛、久病體弱、氣衰血少。

【用量】1～3 錢。

【處方用名】白及；白及粉。

藕節

【基原】睡蓮科植物蓮的根莖節部。

【性味】澀、平。

【歸經】肝、肺、胃。

【功用】收澀止血。

【應用】用於各種出血證。

【用量】3～5 錢。

【處方用名】生藕節（止血而兼有化瘀作用）；藕節炭（用以止血）。

蒲黃

【別名】蒲花。

【基原】香蒲科植物水燭香蒲、東方香蒲的花粉。

【性味】甘、平。

【歸經】肝、心包。

【功用】收斂止血、活血祛瘀。

【應用】用於嘔血、咯血、尿血、便血、崩漏、創傷出血、心腹疼痛、產後瘀痛、痛經。

【用量】1～3 錢。

【處方用名】生蒲黃（用於活血祛瘀）；蒲黃炭、炒蒲黃（用以止血）。

茜草

【別名】茜草根。

【基原】茜草科植物茜草的根及根莖。

【性味】苦、寒。

【歸經】肝。

【功用】涼血止血、行血祛瘀。

【應用】用於各種出血證、婦女經閉，月經不調、產後惡露不下、跌仆損傷、關節疼痛、癰疽初起等證。

【用量】1～3 錢。

【處方用名】茜草炭（用以止血）；生茜草、茜草根（有行血作用）。

側柏葉

【別名】扁柏葉。

【基原】柏科植物側柏的枝葉。

【性味】苦、澀、微寒。

【歸經】肺、肝、大腸。

【功用】涼血止血、止咳祛痰。

【應用】用於各種出血病證。

【用量】1～3 錢。

【處方用名】側柏炭；生側柏葉。

大薊

【別名】大小薊、刺薊。

【基原】菊科植物大薊的全草。

【性味】甘、涼。

【歸經】肝。

【功用】涼血、止血。

【應用】用於咯血、衄血、崩漏、尿血等證。

【用量】3～5 錢。

【處方用名】大薊草、大薊。

其他具有止血的藥物：

- 止血：荊芥、防風（解表藥）、荷葉（清熱藥）、降真香（活血祛瘀藥）、阿膠、山茱萸（補虛藥）、烏梅（收澀藥）。
- 和血止血：當歸（補虛藥）。
- 補血止血：龜板（補虛藥）。
- 收斂止血：馬勃（清熱藥）、五倍子、石榴皮、桑螵蛸（收澀藥）。

- 涼血止血：梔子（清熱藥）、代赭石（理氣藥）、旱蓮草（補虛藥）。
- 化瘀止血：五靈脂（活血化瘀藥）。

活血祛瘀藥

　　凡功能通利血脈、促進血行、消散瘀血的藥物，稱為活血祛瘀藥。其中活血祛瘀作用較強者，又稱「破血藥」或「逐瘀藥」。

　　血液為人體重要物質之一，必須通行流暢以濡養周身，如有阻滯斯積，則往往發生疼痛、腫塊等病證，活血祛瘀藥功能行血散瘀，解除由於瘀血阻滯所引起的各種病證。活血祛瘀藥主要適用於瘀血阻滯引起的胸脇疼痛、風濕痹痛、症瘕結塊、瘡瘍腫痛、跌仆傷痛，以及月經不調、經閉、痛經、產後瘀滯腹痛等病證。活血祛瘀藥味多辛、苦、鹹，性寒、溫、平不一，主要歸肝、心二經。

活血祛瘀藥：紅花、丹參、益母草、沒藥、延胡索、川芎、牛膝、乳香、桃仁、雞血藤、王不留行、劉寄奴、莪朮、地鱉蟲、水蛭、虻蟲、自然銅、降真香、薑黃、鬱金、五靈脂、馬鞭草、澤蘭。

活血祛瘀藥應用注意事項

- 活血祛瘀藥適用於各種瘀血阻滯病證，但要性各有偏勝，需根據具體病情適當選用。
- 瘀血阻滯每兼氣行不暢，為加強活血祛瘀作用，故常配合理氣藥同用。如瘀滯瘡瘍，有可配清熱藥同用。
- 活血祛瘀藥每有傷血之虞，故應用時必須注意用量，並宜適當佐以養血藥同用。
- 瘀血阻滯而氣虛不足者，可配補氣藥同用。
- 月經過多、孕婦對於活血祛瘀藥應忌用或慎用。

紅花

【別名】紅藍花、川紅花。

【基原】菊科植物紅花的管狀花。

【性味】辛、溫。

【歸經】肝、心。

【功用】活血祛瘀。

【應用】用於瘡瘍腫痛、跌仆傷痛、風濕痹痛、月經不調、產後瘀痛、冠心病、心絞痛。

【用量】1～3 錢。

【處方用名】紅花、杜紅花。

【禁忌】月經過多、孕婦忌用。

【注意事項】紅花可分為川紅花及藏紅花兩種，藏紅花屬鳶尾科植物，川紅花屬菊科植物，兩者均有活血祛瘀作用，但藏紅花的作用主要為涼血解毒。

丹參

【別名】赤參、紫丹參。

【基原】唇形科植物丹參的根。

【性味】苦、微寒。

【歸經】心、心包、肝。

【功用】祛瘀活血、涼血清心、養血安神。

【應用】用於胸脇疼痛、風濕痹痛、瘡瘍腫痛、跌仆傷痛、月經不調、產後瘀痛、神昏煩躁、心悸怔忡、失眠、冠心病、心肌梗塞。

【用量】3～5 錢。

【處方用名】丹參、紫丹參；炒丹參。

益母草

【別名】茺蔚草。

【基原】唇形科植物益母草的全草。

【性味】辛、微苦、微寒。

【歸經】心、肝、膀胱。

【功用】活血調經、涼血消疹、利水消腫。

【應用】用於月經不調、產後血暈、瘀血腹痛、崩中漏下、尿血、疹癢赤熱、尿血、水腫、小便不利、高血壓、冠心病、腎炎水腫。

【用量】3 錢至 1 兩。

【處方用名】益母草。

【禁忌】孕婦忌用。

沒藥

【別名】末藥。

【基原】橄欖科植物沒藥樹的樹脂。分為「天然沒藥」及「膠質沒藥」。

【性味】苦、平。

【歸經】心、肝、脾。

【功用】活血止痛、消腫生肌。

【應用】用於脘腹疼痛、風濕痹痛、跌仆傷痛、經行腹痛、瘡瘍腫痛。

【用量】1～3 錢。外用適量。

【處方用名】沒藥、制沒藥、灸沒藥、炒沒藥。

【禁忌】胃弱者慎用，孕婦不宜。

延胡索

【別名】玄胡索、元胡索。

【基原】罌粟科植物延胡索的根莖。

【性味】辛、苦、溫。

【歸經】心、肝、脾。

【功用】止痛、活血、行氣。

【應用】用於氣血阻滯的胃痛、腹痛、脅痛、肝熱鬱滯、痛經、肢體痛、冠心病、心律失常。

【用量】1～3 錢。

【處方用名】生延胡索；延胡索、玄胡索、延胡、玄胡；酒炒延胡索。

【禁忌】月經過多、孕婦忌用。

川芎

【別名】芎藭。

【基原】繖形科植物芎藭的根莖。

【性味】辛、溫。

【歸經】肝、膽、心包。

【功用】祛瘀活血、祛風止痛。

【應用】用於胸脅疼痛、風濕痹痛、瘡瘍腫痛、跌仆傷痛、月經不調、產後瘀痛、感冒頭痛、偏頭痛、冠心病、心絞痛。

【用量】1～3 錢。

【處方用名】川芎；灸川芎。

【禁忌】陰虛火旺的頭痛、頭暈及月經過多不宜用。

牛膝

【別名】懷牛膝、淮牛膝。

【基原】莧科植物牛膝的根。

【性味】苦、酸、平。

【歸經】肝、腎。

【功用】祛瘀通經、補肝腎、強筋骨、引血下行、利水通淋。

【應用】用於瘀滯經閉、腰腿痠痛、足膝無力、跌仆傷痛、小便不利、淋漓澀痛、尿血。

【用量】1～3 錢。

【處方用名】懷牛膝、淮牛膝。

【禁忌】夢遺滑精、月經過多、氣虛下陷、孕婦忌用。

【注意事項】川牛膝為莧科植物川牛膝的根，台灣市售稱「杜牛膝」。味牛膝為爵床科植物腺毛馬藍的根及根莖。牛膝（懷牛膝）補肝腎、強筋骨作用較好；川牛膝活血祛瘀作用較好。

乳香

【基原】橄欖科植物乳香樹皮部的膠樹脂。

【性味】辛、苦、溫。

【歸經】心、肝、脾。

【功用】活血止痛、消腫生肌。

【應用】用於脘腹疼痛、風濕痹痛、跌仆傷痛、經行腹痛、瘡瘍腫痛。

【用量】1～3 錢。

【處方用名】生乳香、滴乳香；乳香、制乳香、炒乳香。

【禁忌】孕婦忌用。

桃仁

【基原】薔薇科植物桃或山桃的種子。

【性味】苦、甘、平。

【歸經】心、肝、大腸。

【功用】活血祛瘀、潤腸通便。

【應用】用於跌仆傷痛、經閉痛經、產後瘀痛、腸燥便秘。

【用量】1～3 錢。

【處方用名】桃仁、桃仁泥、老桃仁、單桃仁（去種皮，打碎用）；桃仁霜（去油製霜用）。

【禁忌】孕婦忌用。

雞血藤

【別名】血風藤。

【基原】豆科攀援灌木密豆花的藤莖。

【性味】苦、微甘、溫。

【歸經】肝、腎。

【功用】活血調經、養血通絡。

【應用】用於月經不調、痛經、經閉、肢體麻木、風濕痹痛。

【用量】3 錢至 1 兩。

【處方用名】雞血藤。

王不留行

【基原】石竹科草本植物麥藍菜的成熟種子。

【性味】苦、平。

【歸經】肝、胃。

【功用】祛瘀通經、通下乳汁。

【應用】用於血滯經閉、痛經、乳汁不通、乳癰腫痛等證。

【用量】1～3 錢。

【處方用名】生王不留行、生留行子；王不留行、炒王不留行、留行子。

劉寄奴

【別名】寄奴。

【基原】菊科植物白苞蒿的地上部分。

【性味】苦、溫。

【歸經】心、脾。

【功用】祛瘀通經療傷、消化食積。

【應用】用於血滯經閉、產後瘀痛、跌仆傷痛、食積停滯、脘腹脹痛。

【用量】1～3 錢。

【處方用名】劉寄奴。

【注意事項】玄參科植物陰行草的全草，稱為「北劉寄奴」。白苞蒿的地上部
分，稱為「南劉寄奴」。

莪朮

【別名】蓬莪朮。

【基原】薑科草本植物蓬莪朮、溫鬱金或廣西莪朮的根莖。

【性味】苦、辛、溫。

【歸經】肝、脾。

【功用】祛瘀通經消證、行氣消積。

【應用】用於血滯經閉、癥瘕結塊、食積停滯，脘腹脹痛。

【用量】1～3 錢。

【處方用名】蓬莪朮、莪朮。

地鱉蟲

【別名】䗪蟲。

【基原】鱉蠊科昆蟲地鱉或冀地鱉蟲的雌蟲體。

【性味】鹹、寒、有小毒。

【歸經】肝。

【功用】祛瘀通經消證、續筋接骨。

【應用】用於血滯經閉、癥瘕結塊、跌仆傷痛，筋傷骨折、腰部扭傷等證。

【用量】1～3 錢。

【處方用名】䗪蟲、地鱉蟲、土鱉蟲。

水蛭

【別名】螞蟥。

【基原】水蛭科動物螞蟥、水蛭或柳葉螞蟥的全體。

【性味】鹹、苦、平、有毒。

【歸經】肝、膀胱。

【功用】祛瘀通經消癥。

【應用】用於血滯經閉、癥瘕結塊、跌仆傷痛。

【用量】1～1.5 錢。

【處方用名】水蛭。

【禁忌】婦女經期忌用，孕婦禁用。

虻蟲

【別名】牛虻。

【基原】虻科昆蟲複帶虻等的雌蟲體。

【性味】苦、微寒、有毒。

【歸經】肝。

【功用】祛瘀通經消癥。

【應用】用於血滯經閉、癥瘕結塊、跌仆傷痛。

【用量】3 分至 1 錢。

【處方用名】虻蟲。

【禁忌】服後可能會出現腹瀉，孕婦與月經過多者忌用。

【注意事項】用量不宜過多。

自然銅

【基原】硫化物類礦物黃鐵礦族黃鐵礦礦石。

【性味】辛、平。

【歸經】肝。

【功用】祛瘀療傷。

【應用】用於跌仆傷痛、筋傷骨折。

【用量】1～3 錢。

【處方用名】自然銅。

降真香

【別名】降香。

【基原】豆科喬木降香檀樹幹和根的木材。

【性味】辛、溫。

【歸經】肝。

【功用】活血行氣止痛、辟穢降逆、止血。

【應用】用於胸脇疼痛、跌仆傷痛、穢濁內阻、嘔吐腹痛、創傷出血。

【用量】1～1.5 錢。

【處方用名】降香、紫降香、降香屑。

【禁忌】陰虛火旺、血熱妄行者忌服。

薑黃

【別名】姜黃。

【基原】薑科草本植物薑黃的根莖。

【性味】苦、辛、溫。

【歸經】脾、肝。

【功用】活血行氣止痛、祛風濕利痹。

【應用】用於胸脇疼痛、經閉腹痛、風濕臂痛。

【用量】1～3 錢。

【處方用名】薑黃、片薑黃。

【注意事項】薑黃偏溫，通經之力較強；鬱金偏寒，行氣之中善解鬱。

鬱金

【別名】川鬱金。

【基原】薑科草本植物鬱金、廣西莪朮、薑黃或莪朮的塊根。

【性味】辛、苦、寒。

【歸經】心、肺、肝。

【功用】活血止痛、疏肝解鬱、涼血清心、利膽退黃。

【應用】用於經行腹痛、月經不調、癥瘕結塊、脇肋疼痛、濕溫病神志不清、癲癇、吐血、衄血、尿血、黃疸。

【用量】1～3 錢。

【處方用名】川鬱金。

五靈脂

【別名】靈脂。

【基原】鼯鼠科動物複齒鼯鼠的糞便。

【性味】甘、溫。

【歸經】肝。

【功用】活血止痛、化瘀止血。

【應用】用於胸腹疼痛、經行腹痛、產後瘀滯腹痛、瘀滯出血病證。

【用量】1～3 錢。

【處方用名】五靈脂、炒五靈脂。

【禁忌】孕婦慎用。

馬鞭草

【別名】鐵馬鞭。

【基原】馬鞭草科草本植物馬鞭草的地上部分。

【性味】苦、微寒。

【歸經】肝、脾。

【功用】活血祛瘀、利水、截瘧。

【應用】用於癥瘕結塊、跌仆傷痛、風濕痺痛、經閉經痛、水腫、腳氣、小便不利。

【用量】3 錢至 1 兩。

【處方用名】馬鞭草。

【禁忌】月經過多、孕婦忌用。

澤蘭

【基原】唇形科草本植物毛葉地瓜兒苗的地上部分。

【性味】苦、辛、微溫。

【歸經】肝、脾。

【功用】活血祛瘀、利水消腫。

【應用】用於癥瘕結塊、瘡瘍腫痛、跌仆傷痛、月經不調、經閉痛經、產後瘀滯腹痛、產後小便不利、身面浮腫。

【用量】1～3 錢。

【處方用名】澤蘭。

【禁忌】月經過多，孕婦忌用。

其他具有活血祛瘀功效的藥物

- 活血祛瘀：赤芍藥、牡丹皮、敗醬草（清熱藥）、大黃、千金子（瀉下藥）、瞿麥（利水滲濕藥）、琥珀、合歡皮（安神藥）、山楂（消食藥）、茜草（止血藥）、當歸（補虛藥）。
- 活血調經：香附（理氣藥）。
- 活血散結：麝香（開竅藥）。
- 活血散瘀：玫瑰花（理氣藥）。
- 散瘀消腫：大薊（止血藥）。

- 散瘀消積：夜明砂（清熱藥）。
- 化瘀止痛：三七、蒲黃（止血藥）。
- 引血下行：牛膝（活血祛瘀藥）

化痰止咳平喘藥

　　凡功能化除痰涎、制止咳嗽、平定氣喘的藥物，稱為化痰止咳平喘藥。

　　痰涎與咳嗽、氣喘有一定的關係，一般咳嗽每多夾痰，而痰多亦每致咳喘，有的藥物以化痰為主要功效，或雖屬化痰而並不用於咳嗽、氣喘；有的則以止咳平喘為主要功效，或雖屬止咳平喘卻無化痰作用。

臨床使用化痰止咳藥時，應注意以下幾點

- 凡內傷外感的病證，均能引起痰多及咳嗽，治療時應仔細分辨病因，進行適當的治療，例如，有外感的配合解表藥同用，虛勞的配合補虛藥同用。
- 咳嗽而咯血時，不宜用燥烈的化痰藥，以免引起大量出血。
  化痰藥可分為清化熱痰、溫化寒痰、止咳平喘三類。
- 溫化寒痰藥多屬溫性，適用於寒痰、濕痰的證候，如咳嗽氣喘、痰多稀薄，以及肢節痠痛、陰疽流注等病證。為了加強療效，此類藥物常與溫散寒濕的藥物同用。如屬陰虛燥咳，或有吐血、咯血病史，應當慎用。
- 清化熱痰藥物多屬寒性，適用於痰熱鬱肺、咳嗽痰多而稠黏，以及由於痰熱而致的癲癇驚厥、瘰癧等證。運用這類藥物治療癲癇、驚厥等，並見痰涎壅盛的熱證，需配清熱、鎮痙的藥物同用。

化痰止咳平喘應用注意事項

- 化痰藥有溫化寒痰、清化熱痰之分，止咳平喘有宣肺、清肺、溫肺、斂肺之別，故應用時必須根據病情，選擇相適應的藥物進行治療。
- 化痰藥與止咳平喘藥各有所長，如痰多喘咳，兩者可以配伍同用。
- 凡使用化痰止咳平喘藥，須根據病情適當配合應用。如兼有表證，宜配解表藥同用；兼有熱證，宜配清熱藥同用；兼有寒證，宜配祛寒藥同用；咳痰夾血，可配合止血藥同用；肺虛痰盛，可配健脾藥同用；肺虛久咳，可配補肺藥同用；肺氣不納之虛喘，又可配補腎納氣藥同用。
- 由於痰熱引起的驚癇，痰濕引起的神昏、癲癇，以及痰濕入絡，引起肢體痠痛麻木等證，在應用化痰藥時，可分別配合息風藥、開竅藥或祛風藥同用。
- 為加強化痰藥的功效，可適當配合具有利水滲濕、理氣等功效藥物同用。用於久咳無痰，可適當配合收斂肺氣藥物。
- 凡燥痰、燥咳、肺陰不足或咳痰夾血，不宜應用藥性溫燥之品。
- 凡外感咳喘初起或痰壅咳喘者，不宜應用斂肺止咳藥。

化痰藥

化痰藥不僅用於因痰飲起的咳嗽、氣喘，並可用於瘰癧、癭瘤、癲癇、驚厥等證。

化痰藥：竹茹、川貝母、半夏、天南星、白前、前胡、桔梗、旋覆花、栝樓、天竺黃、海浮石、昆布、黃藥子、胖大海、皂角、蘇子。

竹茹

【別名】竹皮、淡竹茹。

【基原】禾本科植物淡竹、青稈竹或大頭典竹刮去綠色外皮後刨下的中間層。

【性味】甘、微寒。

【歸經】肺、胃。

【功用】清熱化痰、降逆、止嘔。

【應用】用於肺熱咳嗽、咯痰黃稠、胃熱嘔吐、呃逆、妊娠惡阻、胎動不安。

【用量】1～3 錢。

【處方用名】竹茹、淡竹茹、竹二青；炒竹茹（減少其寒性）；薑竹茹、薑汁炒竹茹（減少其寒性，並加強止嘔作用）。

川貝母

【別名】貝母。

【基原】百合科植物川貝母的鱗莖。

【性味】苦、寒。

【歸經】心、肺。

【功用】宣肺化痰、止咳、消腫散結。

【應用】用於外感風邪、痰熱鬱肺咳嗽、瘡癰腫毒、甲狀腺腫瘤。

【用量】1～3 錢。

【處方用名】川貝母、川貝、京川貝。

【**注意事項**】浙貝母為百合科植物浙貝母的鱗莖，小的稱「珠貝」，大的稱「大貝」。浙貝母味苦而性較寒，偏於清肺、清熱散結，多用於風熱咳嗽痰多；川貝母味甘而性較潤，偏於潤肺，多用於肺燥或陰虛咳嗽。

半夏

【**別名**】半下。

【**基原**】天南星科植物半夏的地下塊莖。

【**性味**】辛、溫、有毒。

【**歸經**】脾、胃。

【**功用**】燥濕化痰、消痞散結、降逆止嘔。

【**應用**】用於濕痰證、痰多咳嗽、咳嗽氣逆、胸脘痞悶、胸痹疼痛、噁心嘔吐。

【**用量**】1～3 錢。

【**處方用名**】制半夏、薑半夏；生半夏（有毒，主要作為外用）。

【**禁忌**】熱痰、燥痰、津傷口渴宜慎用。

天南星

【**別名**】南星。

【**基原**】天南星科植物天南星的地下塊莖。

【**性味**】苦、辛、溫、有毒。

【**歸經**】肺、肝、脾。

【**功用**】燥濕化痰、祛風痰、解痙、消腫止痛。

【**應用**】用於痰多咳嗽、胸膈脹悶、風痰眩暈、癲癇中風、風濕痹痛、瘡瘍腫痛、跌仆傷痛、毒蛇咬傷、子宮頸癌。

【**用量**】1～3 錢。

【**處方用名**】制南星；生南星（有毒，多作外用）。

【**禁忌**】陰虛肺燥熱痰、孕婦忌用。

白前

【基原】蘿藦科植物白前的根莖及根。

【性味】苦、辛、平。

【歸經】肺。

【功用】清肺降氣、袪痰止咳。

【應用】用於肺悶氣逆、痰多咳嗽、咳痰不爽、氣逆喘促、外感風寒咳嗽。

【用量】1～2錢。

【處方用名】白前（降氣袪痰之力較強）；炙白前（潤肺，降氣、袪痰，作用較緩）；炒白前（藥性較緩和）。

前胡

【基原】繖形科植物白花前胡的根。

【性味】苦、辛、微寒。

【歸經】肺。

【功用】宣肺化痰、止咳。

【應用】用於肺氣不降、喘咳痰稠、胸部滿悶。

【用量】1錢5分至3錢。

【處方用名】前胡。

桔梗

【別名】苦桔梗。

【基原】桔梗科植物桔梗的根。

【性味】苦、辛、平。

【歸經】肺。

【功用】化痰止咳、利咽開音。

【應用】用於外感痰多咳嗽、咳痰不爽、咽喉腫痛、聲音嘶啞、氣滯胸悶、泄瀉。

【用量】1～2 錢。

【處方用名】苦桔梗、白桔梗、玉桔梗。

【禁忌】陰虛久咳、有咳血傾向者不宜。

旋覆花

【別名】金沸花。

【基原】菊科草本植物旋覆花或歐亞旋覆花的頭狀花序。

【性味】苦、辛、鹹、微溫。

【歸經】肺、脾、大腸。

【功用】降氣止嘔、化痰止咳。

【應用】用於噫氣、嘔吐、喘咳痰多。

【用量】1～3 錢。

【處方用名】旋覆花、全福花、金沸花。

【注意事項】

- 本品入湯不易澄淨，每能刺喉作癢，須布包入煎。

- 旋覆梗：又名金沸草，即旋覆花的地上部分，性能、主治、用量俱與旋覆花同。

栝樓

【別名】瓜蔞、栝樓子、栝樓實。

【基原】葫蘆科植物栝樓的果實。

【性味】甘、微苦、寒。

【歸經】肺、胃、大腸。

【功用】清肺化痰、寬胸散結、潤腸燥。

【應用】用於肺熱咳嗽、痰黃稠不易咯出、腸燥便秘。

【用量】3 錢至 1 兩。

【處方用名】全栝樓；栝樓皮、蔞皮、炒栝樓皮（有清肺化痰、寬中利氣之功）；栝樓仁、炒栝樓仁（有潤燥滑腸之功）。

【禁忌】大便溏泄者不宜。

【注意事項】栝樓皮（果實的果皮）長於清化熱痰、寬胸散結；栝樓仁（種子）性較寒而潤，長於潤燥滑痰、潤腸通便；全栝樓（皮、仁合用）則能清化熱痰、潤腸通便。

天竺黃

【別名】天竹黃。

【基原】禾本科植物青皮竹或華思勞竹等莖桿內分泌液乾燥後的塊狀物。

【性味】甘、寒。

【歸經】心、肝。

【功用】清化熱痰、涼心定驚。

【應用】用於痰熱驚搐、中風痰壅。

【用量】1～3 錢。

【處方用名】天竺黃、天竹黃。

海浮石

【別名】浮海石、浮石。

【基原】火山岩漿形成的石塊或多孔珊瑚石。

【性味】鹹、平。

【歸經】肝。

【功用】清肺化痰、軟堅散結。

【應用】用於痰熱咳嗽、咯痰稠黏、咳血、瘰癧結核。

【用量】3～5 錢。

【處方用名】海浮石、浮海石。

昆布

【別名】裙帶菜。

【基原】海帶科植物海帶或翅藻科植物昆布的葉狀體。

【性味】鹹、寒。

【歸經】肝、胃、腎。

【功用】消痰結、散癭瘤。

【應用】用於癭瘤、瘰癧。

【用量】3～5 錢。

【處方用名】昆布、淡昆布。

黃藥子

【基原】薯蕷科植物黃獨的塊根。

【性味】苦、平。

【歸經】肝、心。

【功用】化痰消癭、止咳、止血。

【應用】用於癭瘤結腫、瘡癤、無名腫毒、咳嗽氣喘、百日咳、吐血、咯血。

【用量】3 錢至 1 兩。

【處方用名】黃藥脂、黃藥子、黃獨。

胖大海

【基原】梧桐科植物胖大海的成熟種子。

【性味】甘、寒。

【歸經】肺、大腸。

【功用】開肺氣、清肺熱、潤腸通便。

【應用】用於肺熱聲啞、咽喉疼痛、痰熱咳嗽、熱結便秘等證。

【用量】3～5 枚。

【處方用名】胖大海。

皂角

【別名】皂莢。

【基原】豆科植物皂莢樹的果實。

【性味】辛、溫、有小毒。

【歸經】肺、大腸。

【功用】祛痰、開竅。

【應用】用於寒濕壅滯、胸悶喘咳、痰多而咯吐不爽者、猝然昏迷、口噤不開，以及癲癇痰盛、關竅阻閉的病證。

【用量】1～2 錢。

【處方用名】皂莢、皂角。

【禁忌】內服劑量不宜過大，如服量過多，可引起嘔吐及腹瀉。本品辛散走竄，性極銳利，孕婦、體虛即有咯血傾向者均不宜用。皂莢的棘刺稱為皂角刺，具有活血祛瘀功效。

蘇子

【別名】紫蘇子。

【基原】唇形科植物紫蘇的果實。

【性味】辛、溫。

【歸經】肺。

【功用】降氣消痰定喘、滑腸。

【應用】用於痰壅氣逆、咳嗽氣喘、腸燥便秘。

【用量】2～3 錢。

【處方用名】蘇子、杜蘇子、黑蘇子；炒黑蘇子（可緩和藥性）；炙蘇子、炙黑蘇子（有潤肺作用）。

止咳平喘藥

　　止咳平喘藥主要作用是制止咳嗽，下氣平喘，適用於咳嗽和氣喘的證候。

　　喘咳的證候較為複雜，有乾咳無痰，有咳吐稀痰或稠痰，有外感咳嗽氣急，有虛勞咳喘等，寒熱虛實各不相同，必須辯證論治，選用相適宜的配伍。止咳平喘藥，有宣肺、斂肺、潤肺、降氣等不同，在應用時還須加以區別。

止咳平喘藥：枇杷葉、紫菀、桑白皮、杏仁、款冬花、百部、白果、葶藶子、鐘乳石。

枇杷葉

【基原】薔薇科植物枇杷樹的葉片。

【性味】苦、平。

【歸經】肺、胃。

【功用】清肺止咳、和胃降逆。

【應用】用於肺熱咳嗽、氣逆喘息、胃熱嘔吐、呃逆煩躁、口渴。

【用量】1～3 錢。

【處方用名】枇杷葉；蜜炙枇杷葉、炙枇杷葉（有潤肺作用）。

紫菀

【別名】紫菀。

【基原】菊科植物紫菀的根及鬚根。

【性味】苦、辛、微溫。

【歸經】肺。

【功用】化痰止咳、潤肺。

【應用】用於咳嗽咯痰不爽、肺虛久咳、肺陰不足、久咳不癒。

【用量】1～3 錢。

【處方用名】紫菀、紫菀頭；炙紫菀、蜜炙紫菀（潤肺）。

桑白皮

【別名】桑白。

【基原】桑科植物桑樹的除去栓皮層根皮。

【性味】甘、寒。

【歸經】肺。

【功用】清肺、止咳、平喘、利水消腫。

【應用】用於肺熱咳嗽、喘逆痰多、水腫、小便不利、高血壓。

【用量】3～5 錢。

【處方用名】桑白皮。

【禁忌】肺寒喘咳者忌用。

杏仁

【別名】苦杏仁。

【基原】薔薇科植物杏、山杏或東北杏的成熟種子。

【性味】苦、溫、有小毒。

【歸經】肺、大腸。

【功用】止咳平喘、潤腸通便。

【應用】用於咳嗽氣喘、風熱咳嗽、風寒咳喘、痰吐不利、腸燥津枯便秘。

【用量】1～3 錢。

【處方用名】苦杏仁、光杏仁。

【禁忌】陰虛咳喘者不宜，久病氣虛咳喘、大便溏泄者慎用。

【注意事項】苦杏仁（北杏）顏色偏白，藥用。甜杏仁（南杏）顏色偏黃，油分多，食品用。

款冬花

【別名】款冬、冬花。

【基原】菊科植物款冬的外開放的頭狀花序。

【性味】辛、溫。

【歸經】肺。

【功用】止咳化痰。

【應用】用於咳嗽氣喘、肺虛久咳。

【用量】1～3 錢。

【處方用名】款冬花、冬花；炒冬花、炒款冬；蜜炙款冬花、炙款冬、炙冬花（有潤肺作用）。

【禁忌】熱咳者慎用。

【注意事項】紫苑長於祛痰，款冬花長於止咳，二者常同用。

百部

【別名】百部根。

【基原】百部科植物蔓生百部、直立百部或對葉百部等的塊根。

【性味】甘、苦、微寒。

【歸經】肺。

【功用】潤肺止咳、滅虱殺蟲。

【應用】用於一般咳嗽、久咳不已、百日咳及肺癆咳嗽、蟯蟲病，及人、畜的頭蝨、體虱。

【用量】1～3 錢。

【處方用名】百部（殺蟲滅虱力強）；炙百部（有潤肺作用）；蒸百部。

【禁忌】脾虛便溏者忌用。

白果

【基原】銀杏科植物銀杏的種子或種仁。

【性味】甘、苦、平、有小毒。

【歸經】肺。

【功用】定痰喘、止帶濁。

【應用】用於咳嗽痰多氣喘、白帶、白濁及小便頻數。

【用量】1～3 錢，或 5～10 枚。

【處方用名】白果（帶殼）；白果肉（去殼）。

【禁忌】本品有毒，如炒熟服食，不宜過多。

【注意事項】白果葉：即銀杏的葉，性味苦甘澀平，有殺蟲功效，可防治蟲害，可用於高血壓及冠心病。

葶藶子

【基原】十字花科植物播娘蒿或獨行菜的種子。

【性味】辛、苦、大寒。

【歸經】肺、膀胱。

【功用】瀉肺定喘、行水消腫。

【應用】用於痰涎壅滯、咳嗽氣喘、面目浮腫，胸腹積水而小便不利者。

【用量】1～3 錢。

【處方用名】甜葶藶、葶藶子；炒葶藶；炙葶藶。

【注意事項】包煎。獨行菜習稱「北葶藶子」，播娘蒿習稱「南葶藶子」。

鐘乳石

【基原】天然碳酸鈣鐘乳狀的岩石。

【性味】甘、溫。

【歸經】肺、腎、胃。

【功用】溫肺助陽、化痰平喘。

【應用】用於肺虛勞嗽、咳痰喘急、乳汁不通。

【用量】3～5 錢。

【處方用名】鐘乳石、滴乳石、石鐘乳。

其他具有化痰止咳平喘功效的藥物

- 化痰：茯苓（利水滲濕藥）、陳皮、枳實、佛手（理氣藥）。
- 消痰：射干（清熱藥）。
- 潤肺化痰：栝樓仁（瀉下藥）。
- 清肺化痰：石葦（利水滲濕藥）。
- 溫肺化飲：乾薑、細辛（祛寒藥）。
- 化痰散結：殭蠶（平肝息風藥）。
- 宣肺止咳：桑葉（解表藥）。
- 潤肺止咳：飴糖、蜂蜜（補虛藥）。
- 平喘：麻黃（解表藥）、地龍（平肝息風藥）。
- 納氣平喘：補骨脂、胡桃仁、紫河車（補虛藥）。
- 化痰止咳：旋覆花（理氣藥）、側柏葉（止血藥）。
- 祛痰止咳：牛蒡子（解表藥）、車前子（利水滲濕藥）、遠志（安神藥）。
- 化痰止咳平喘：萊菔子（消食藥）。
- 祛痰逐飲：牽牛子（瀉下藥）。
- 祛痰利咽：巴豆（瀉下藥）。

安神藥

凡以鎮靜安神為其主要功效的藥物，稱為「安神藥」。

安神藥分為兩類：屬不質重的礦石藥及介類藥，取重則能鎮、重可去怯的作用，為重鎮安神藥，多用於實證；屬於植物藥，取其養心滋肝的作用，為養心安神藥，適用於虛證。

安神藥適用於陽氣躁動、心悸、失眠、驚癇、狂妄、煩躁易怒等證。如因

邪熱熾盛，須合清降火藥；肝陽上越，須配平肝潛陽藥；對於心血或肝陰不足，須配滋陰補血藥同用。

安神息風藥

重鎮安神藥，用於心神不寧、躁動不安等證。本類藥物有鎮靜安神的功效，能鎮定浮陽，但不能消除導致浮陽的其他因素，因此，在應用時應考慮配伍適當的藥物。

安神藥：遠志、龍骨、酸棗仁、柏子仁、合歡皮、硃砂、琥珀、夜交藤。

遠志

【基原】遠志科植物遠志的根或根皮。

【性味】苦、辛、溫。

【歸經】心、肺、腎。

【功用】寧心安神、祛痰止咳、開竅、消癰腫。

【應用】用於失眠、健忘、驚悸、咳嗽痰多、癲癎發作、煩躁不安、神志不清、瘡瘍腫毒、乳癰腫痛。

【用量】1～3 錢。

【處方用名】炙遠志、遠志肉。

【禁忌】陰虛有火者不宜。

龍骨

【基原】古代大型哺乳動物骨骼的化石。

【性味】甘、澀、平。

【歸經】心、肝、腎。

【功用】重鎮安神、平降肝陽、收斂固澀。

【應用】用於神志不安、煩躁不安、失眠、多夢、心悸怔忡、健忘、崩漏帶下、泄瀉。

【用量】5 錢至 1 兩。

【注意事項】宜先煎。

酸棗仁

【別名】棗仁。

【基原】鼠李科植物酸棗的種子。

【性味】甘、酸、平。

【歸經】肝、膽、心、肺。

【功用】養心安神、益陰斂汗。

【應用】用於陰血不足、虛煩失眠、多夢、心悸怔忡、健忘、自汗盜汗。

【用量】3～6 錢。

【處方用名】生棗仁、炒棗仁。

【注意事項】宜搗碎用。

柏子仁

【基原】柏科植物側柏的種仁。

【性味】甘、辛、平。

【歸經】心、肝、腎。

【功用】養心安神、潤腸通便。

【應用】用於虛煩失眠、心悸怔忡、腸燥便秘。

【用量】3～5 錢。

【處方用名】柏子仁。

合歡皮

【基原】豆科植物合歡的樹皮。

【性味】甘、平。

【歸經】心、脾、肺。

【功用】安神、活血、消癰腫。

【應用】用於心煩失眠、跌打損傷、骨折疼痛、肺癰，瘡腫。

【用量】3～5 錢，煎服。外用適量。

【處方用名】合歡皮。

硃砂

【別名】朱砂、丹砂、辰砂。

【基原】三方晶系天然的辰砂礦石。

【性味】甘、微寒、有小毒。

【歸經】心。

【功用】重鎮安神、解毒。

【應用】用於神志不安、心悸怔忡、失眠、驚癇、瘡毒腫痛、口舌生瘡、咽喉腫痛等證。

【用量】1～3 分，多入丸散劑。或拌其他藥物，入湯劑煎 服。外用適量。

【處方用名】朱砂、丹砂、辰砂、飛朱砂。

【禁忌】本品不可過量服用或持續服用，以防汞中毒。

【注意事項】前人因受方士煉丹的影響，故在記述本品時，往往誇大它的功效，甚至有迷信的色彩。民國94年4月29日衛生福利部公告禁用。

琥珀

【基原】古代松樹、楓樹等滲出的樹脂，埋於地層下，經久而成的化石樣物質。

【性味】甘、平。

【歸經】心、肝、膀胱。

【功用】鎮驚安神、利水通淋、活血化瘀。

【應用】用於驚風、癲癇、驚悸、失眠、小便癃閉、血淋、氣滯血瘀、月經不通。

【用量】3～5 分，研粉，沖服。不入煎劑。

【處方用名】血珀、琥珀、琥珀屑。

夜交藤

【別名】首烏藤。

【基原】蓼科植物何首烏的莖藤。

【性味】甘、平。

【歸經】心、肝。

【功用】養心安神、養血通絡、止癢。

【應用】用於虛煩失眠、周身痠痛、皮膚癢。

【用量】5 錢至 1 兩，煎服。外用適量。

【處方用名】夜交藤、首烏藤。

平肝息風藥

凡具有平降肝陽、止息肝風作用的藥物，稱為平肝息風藥。

平肝息風藥，適用於肝陽上亢、頭目眩暈，以及肝風內動、驚癇抽搐等證。臨床使用平肝息風藥的時候，應根據辨證施治的原則給予不同的配伍。如因熱引起的，與清熱瀉火藥同用；因風痰引起的，與化痰藥同用；因陰虛引起的，與滋陰藥同用；因血虛引起的，與養血藥同用。

息風藥：鉤藤、珍珠、天麻、殭蠶、牡蠣、石決明、地龍、蒺藜。

平肝息風藥應用注意事項
- 平肝息風藥，應根據辨證施治的原則，正確選用。
- 肝陽上亢兼正不同，肝風內動有病因各異，故應用平肝息風藥每需進行適當配伍。如肝陽上亢兼有肝陰不足者，宜配滋養肝陰藥同用；兼有肝火者，宜配清泄肝火藥同用；肝風內動，由於高熱動風者，宜配清熱瀉火藥同用；痰熱驚癇者，宜配清化痰熱藥同用；脾虛慢驚者，宜配健脾藥同用；陰血不足者，宜配滋陰養血藥同用。

- 平肝息風藥性各不相同，一般來說，偏於寒涼者，脾虛慢驚則非所宜；性偏溫燥者，血虛傷陰者當宜慎用。
- 平肝息風中礦石類、介貝類質堅沉重，用量應大，生用時並宜先煎。鉤藤有效成分易被高熱破壞，入湯劑則應後下。羚羊為保育動物，所以羚羊角已不使用。

鉤藤

【別名】鉤藤、釣藤。

【基原】茜草科植物鉤藤的帶鉤莖枝。

【性味】甘、微寒。

【歸經】肝、心包。

【功用】平肝熄風、清瀉肝火。

【應用】用於肝陽上亢、頭目眩暈、肝風內動、外感風寒所致發熱、頭痛、高血壓。

【用量】3～5 錢。

【處方用名】鉤藤、嫩鉤藤、嫩雙鉤。

【注意事項】煎時須後下。

珍珠

【別名】真珠。

【基原】軟體動物蚌類或珍珠貝的一種病態分泌物。

【性味】甘、鹹、寒。

【歸經】肝、心。

【功用】鎮心定驚、明目、收斂生肌。

【應用】用於驚悸、癲癇、驚風、目赤、失眠、咽喉腫痛、潰瘍瘡面久不收口、心律失常、心悸失眠、健膚美容。

【用量】1～5 分。

【處方用名】珍珠、真珠。

【注意事項】一般不入湯劑，多做丸、散用。

天麻

【別名】赤箭、明天麻。

【基原】蘭科植物天麻的根莖。

【性味】甘、平。

【歸經】肝。

【功用】平肝熄風、通絡止痛。

【應用】用於肝陽上亢、頭目眩暈、頭痛、痹痛、肢體麻木、手足不遂。

【用量】1～3 錢。

【處方用名】天麻、明天麻、煨天麻。

殭蠶

【別名】僵蠶、白殭蠶。

【基原】蠶蛾科昆蟲家蠶的幼蟲在未吐絲前感染白殭菌而死的病蠶全體。

【性味】鹹、辛、平。

【歸經】肝、肺。

【功用】袪風解痙、化痰散結。

【應用】用於痰熱壅盛、風熱頭痛目赤、咽喉腫痛、風疹搔癢、乳腺炎。

【用量】1～3 錢。

【處方用名】制殭蠶、炙殭蠶。

牡蠣

【別名】蠔殼、蚵殼。

【基原】牡蠣科動物長牡蠣及同屬動物的貝殼。

【性味】鹹、澀、微寒。

【歸經】肝、膽、腎。

【功用】重鎮安神、平肝潛陽、收斂固澀、軟堅散結、制酸止痛。

【應用】用於神志不安、心悸怔忡、失眠、肝陽上亢、頭暈目眩，以及肝風內動、驚癇、四肢抽搐、遺精、崩漏、虛汗、泄瀉、帶下、瘰癧、癭瘤、胃痛泛酸。

【用量】5 錢至 1 兩。

【處方用名】生牡蠣（安神、平肝）；煅牡蠣（收澀、軟堅、制酸）。

【注意事項】生用宜先煎。

石決明

【別名】九孔螺、鮑魚殼。

【基原】鮑科軟體動物雜色鮑、羊鮑、澳洲鮑、耳鮑或白鮑的貝殼。

【性味】鹹、微寒。

【歸經】肝。

【功用】平肝潛陽、清熱明目。

【應用】用於頭暈目眩、目赤腫痛、視物模糊。

【用量】5 錢至 1 兩。

【處方用名】石決明、生石決、九孔決明；煅石決明。

【注意事項】先煎。

地龍

【別名】蚯蚓。

【基原】鉅蚓科動物參狀遠盲蚓、通俗腔蚓、威廉腔蚓、櫛盲遠盲蚓等的全體。

【性味】鹹、寒。

【歸經】胃、脾、肝、腎。

【功用】清熱息風、通絡、平喘、利尿。

【應用】用於高熱抽搐、風濕痹痛、半身不遂、哮喘、小便不利、水腫等證。

【用量】1～3 錢，煎服。研末吞服，每次 5 分至 1 錢。

【處方用名】地龍、廣地龍、地龍乾。

蒺藜

【別名】刺蒺藜、白蒺藜。

【基原】蒺藜科植物蒺藜的成熟果實。

【性味】辛、苦、微溫。

【歸經】肝。

【功用】平肝、疏肝、祛風、明目。

【應用】用於肝陽上亢、頭暈眼花、肝氣鬱結、目赤多淚、風疹瘙癢。

【用量】1～3 錢。

【處方用名】白蒺藜、蒺藜、刺蒺藜。

其他平肝息風功效的藥物

- 菊花（解表藥）、代赭石（理氣藥）、龍骨、牡蠣（安神藥）、白芍（補虛藥）。

開竅藥

凡具有通關、開竅、回蘇作用的藥物，稱為「開竅藥」。

開竅藥善於走竄，功能通竅開閉、蘇醒神識，主要適用於熱病神昏，以及驚風、癲癇、中風等病出現猝然昏厥的證候，臨床常作為急救之用。開竅藥一般用於神昏內閉的證候。閉證有寒閉、熱閉之分，治寒閉宜溫開宣竅，須配合祛寒藥同用；治熱閉宜涼開宣竅，須配合清熱藥同用。

本類藥物，只可暫用，不宜久服；而且辛香走竄，對於大汗亡陽引起的虛

脫及肝陽上亢所致的昏厥，都應慎用。

開竅藥：麝香、冰片、石菖蒲。

開竅藥應用注意事項

- 開竅藥主要用於中醫急救治療神志昏迷的藥物。由於神志昏迷病因不一，症狀各異，必須掌握各藥主治範圍、用量、用法與禁忌等。
- 開竅藥乃治標之品，對於各種病因，必須選配相應藥物進行治療，如高熱神昏，配用清熱瀉火、涼血解毒之品；痰濕蒙蔽心竅，須配化痰化濕之品；氣鬱暴脫，須配理氣藥同用。
- 開竅藥均須入丸散應用，不作煎劑。
- 開竅藥芳香走竄，易傷胎元，孕婦忌用。
- 開竅藥中麝香、冰片泄人元氣，只宜暫用，不可久服。

麝香

【別名】麝臍香、當門子。

【基原】鹿科動物麝香囊中的分泌物。

【性味】辛、溫。

【歸經】心、脾。

【功用】開竅回蘇、活血散結、催產下胎。

【應用】用於邪蒙心竅、神志昏迷、癰疽瘡瘍；跌仆損傷，經閉，癥瘕及痹痛。

【用量】內服每次 1～5 厘。外用適量。

【處方用名】麝香、元寸香、當門子。

【禁忌】孕婦禁用。

【注意事項】本品氣味芳香，內服只宜配入丸、散劑，不宜入煎劑。民國89年11月8日衛生福利部公告禁用，目前製劑多使用工業麝香（麝香酮）。

冰片

【別名】龍腦、龍腦香、梅片。

【基原】龍腦香科植物龍腦香樹的加工結晶品。

【性味】辛、苦、微寒。

【歸經】心、脾、肺。

【功用】開竅醒神、清熱消腫、止痛。

【應用】用於神志昏迷、溫熱病高熱神昏、瘡瘍腫痛、口瘡、咽喉腫痛、目赤腫痛、牙齦腫痛、冠心病、心絞痛。

【用量】1～3 厘。

【處方用名】冰片、梅花冰片、梅片；腦香、片腦。

【注意事項】本品氣味芳香，內服只宜入丸散，不入湯劑。市面上多為合成冰片，為樟腦經氫化反應製成。

石菖蒲

【別名】菖蒲、石菖。

【基原】天南星科植物石菖蒲的根莖。

【性味】辛、溫。

【歸經】心、肝。

【功用】化痰濕、開竅、和中辟穢。

【應用】用於痰濕蒙蔽清竅、高熱引起的神昏、癲狂、癡呆、耳鳴耳聾、胸腹脹悶及噤口痢。

【用量】乾者 1～3 錢，鮮者 3～5 錢。

【處方用名】石菖蒲；鮮菖蒲、鮮石菖蒲（適用於痰熱神昏）。

其他具有開竅功效的藥物

• 開竅定驚：牛黃（清熱藥）。

• 祛風痰開竅：皂角（化痰止咳平喘藥）。

• 祛痰開竅：遠志（安神藥）。

補虛藥

凡具有補虛扶弱作用，功能治療人體虛損不足的藥物，稱為「補虛藥」，又稱「補益藥」。

補虛藥在臨床應用上，主要用於兩個方面，一是增強機體的抗病能力，可配合祛邪的藥物，用於邪盛正虛的病人，以達到扶正祛邪的目的，從而戰勝疾病；另一是用於體虛的病人，以增強體質，消除衰弱的症狀，輔助機體的康復能力。

補虛藥主要用於虛證。所謂虛證，有氣虛、陽虛、血虛、陰虛等不同類型。補虛藥根據它的效能及應用範圍，一般也分為補氣藥、助陽藥、養血藥及滋陰藥等。

補虛藥應用注意事項

- 補虛藥種類多，性能各異，有適用於氣虛、血虛、陰虛、陽虛的區別，又有適用於肺、肝、脾、腎之不同，在應用時必須根據病情適當選用。
- 由於虛弱病症各有不同，每有互相夾雜，如氣血兩虛、陰陽兩虧，以及脾腎不足、肝腎虧損、肺腎虛弱等，可視其體病情配伍應用。
- 素體不足，又兼邪實，須扶正祛邪相提並用，可分別配伍解表藥、清熱藥、利水藥、化痰藥、理氣藥、消食藥等同用。
- 邪實無虛的病證，一般不宜用補虛藥，以免留滯病邪。
- 服用補虛藥應注意用量用法，以免應用不當而產生不良反應。
- 服用人參者須忌用蘿蔔、蘿蔔子及茶葉等。
- 平常作為進補取單味藥物服用者，如遇感冒、食滯以及發熱者，應暫停服用。

補氣藥

補氣藥，又稱「益氣藥」，就是能治療氣虛病證的藥物。具有補肺氣、益脾氣的功效，適用於肺氣虛及脾氣虛等病證。

脾為後天之本，生化之源，脾氣虛則會神疲倦怠，大便泄瀉，食欲不振，脘腹虛脹，甚至浮腫、脫肛等證；肺主一身之氣，肺氣不足，則少氣懶言，動作喘乏，易出虛汗。

補氣藥又常用於血虛的病證，因為氣旺可以生血。尤其在大失血時，必須運用補氣藥，臨床上有「血脫益氣」的治法。補氣藥如應用不當，有時也會引

起胸悶腹脹、食欲減退等證，必須注意。

補氣藥：西洋參、人參、山藥、甘草、白朮、黨參、黃耆、大棗、飴糖、紫河車、扁豆、太子參。

西洋參

【別名】花旗參、洋參。

【基原】五加科植物西洋參的根。

【性味】苦、微甘、涼。

【歸經】肺、胃。

【功用】補氣養陰、清虛火、生津液。

【應用】用於氣陰不足、體衰無力、口渴少津、肺虛咳嗽、虛熱煩倦。

【用量】1～3 錢。

【處方用名】西洋參、花旗參。

人參

【別名】高麗參、紅參、白參。

【基原】五加科植物人參的根。

【性味】甘、微苦、溫。

【歸經】脾、肺。

【功用】大補元氣、補肺益脾、生津止渴、安神增智。

【應用】用於氣虛欲脫、大病久病、心神不安、失眠多夢、驚悸健忘、心力衰竭、消渴。

【用量】5 分至 3 錢。

【處方用名】野山人參、野山參、吉林參；生晒參；紅參、石柱參（藥性偏溫。作用較強，適用於氣虛及陽虛體弱者。本品的小枝及鬚根，叫「紅參鬚」，功同紅參而作用稍弱）；高麗參（性味、功用與紅參相似而作用較強）。

【禁忌】陰虛火旺、濕熱內盛不宜用。

【注意事項】一般補益方劑中可用黨參代替。栽培的稱「園參」，野生的稱「野山參」。

山藥

【別名】懷山藥、淮山、薯蕷。

【基原】薯蕷科植物基隆山藥或薯蕷的塊根。

【性味】甘、平。

【歸經】肺、脾。

【功用】補脾胃、益肺胃。

【應用】用於脾虛泄瀉、便溏久瀉、腎虛遺精、肺虛喘咳、食少倦怠、脾虛帶下。

【用量】3 錢至 1 兩。

【處方用名】山藥、懷山藥、淮山藥。

甘草

【別名】密草、國老。

【基原】豆科植物甘草的根莖及根。

【性味】甘、平。

【歸經】十二經。

【功用】補中益氣、清熱解毒、祛痰止咳、緩急止痛。

【應用】用於氣虛倦怠乏力、心悸怔忡、咽喉腫痛、脘腹攣急疼痛、緩和藥性、肺熱咳喘。

【用量】5 分至 3 錢。

【處方用名】生甘草、生草、粉甘草（多用於瀉火解毒，緩急止痛）；炙甘草、炙草（多用於補中益氣）。

【禁忌】濕盛中滿、噁心嘔吐者不宜用。

白朮

【別名】冬朮。

【基原】菊科植物白朮的根莖。

【性味】甘、苦、溫。

【歸經】脾、胃。

【功用】健脾燥濕、利水、止汗、安胎。

【應用】用於氣虛倦怠乏力、氣短、脾虛食少、便溏泄瀉、消化不良、食少脹滿、帶下、風濕痹痛。

【用量】1～3錢。

【處方用名】生白朮（燥濕、利水作用較好）；炒白朮、焦白朮（燥性降低，功偏補脾）；制白朮（燥性減弱，用於補脾益氣）。

【禁忌】陰虛火旺不宜用。

黨參

【別名】潞黨參、上黨人參。

【基原】桔梗科植物黨參的根。

【性味】甘、平。

【歸經】脾、肺。

【功用】補中益氣、生津養血。

【應用】用於肺虛咳喘、語言無力、脾虛倦怠無力、脾虛食少、頭暈、久病失血、氣血兩虧、久瀉脫肛。

【用量】3～5錢。

【處方用名】黨參、潞黨參、台黨參；炒黨參（藥性和潤，健脾力佳）。

【注意事項】補脾益氣功能較人參弱，如虛脫證候宜用人參。

黃耆

【別名】北耆。

【基原】豆科植物蒙古黃耆或膜莢黃耆的根。

【性味】甘、微溫。

【歸經】脾、肺。

【功用】補中益氣、升陽固表、利水退腫。

【應用】用於氣虛倦怠乏力、氣虛發熱、便溏泄瀉、消渴、半身不遂。

【用量】3～5 錢。

【處方用名】生黃耆、綿黃耆、北口耆（多用於固表、托瘡、利水等）；炙黃耆（用於補氣健脾）；清炙黃耆（用於補氣）。

【禁忌】陰虛火旺、邪熱實證不宜用。

【注意事項】紅耆（晉耆）為豆科植物多序岩黃耆的根。

大棗

【別名】紅棗。

【基原】鼠李科植物棗的成熟果實。

【性味】甘、平。

【歸經】脾。

【功用】補脾胃、養營安神、緩和藥性。

【應用】用於脾胃虛弱、氣虛不足、倦怠乏力。

【用量】3～10 枚。

【處方用名】大棗、紅棗、大紅棗。

【禁忌】濕盛脘腹脹滿者不宜。

【注意事項】黑棗為同一基原果實，經低溫烘焙使果皮顏色較深，用於食品。藥用使用紅棗（大棗），曬乾使用。

飴糖

【別名】膠飴。

【基原】以糯米或粳米磨成粉，煮熟加入麥芽，攪合均勻，微火煎熬而成的飴。

【性味】甘、微溫。

【歸經】脾、胃、肺。

【功用】補中緩痛、潤肺止咳。

【應用】用於中氣虛乏、腹中急痛、肺虛咳嗽。

【用量】1～2 兩。

【處方用名】飴糖。

【注意事項】宜溶化沖服，不需煎煮。

紫河車

【別名】人胞、胞衣、胎衣。

【基原】人的胎盤。

【性味】甘、鹹、溫。

【歸經】心、肺、腎。

【功用】益氣、補精血。

【應用】用於虛損瘦弱、氣血兩虧、肺虛喘咳。

【用量】5 分至 1 錢。

【處方用名】紫河車、杜河車、人胞。

扁豆

【別名】白扁豆。

【基原】豆科植物扁豆的成熟種子。

【性味】甘、微溫。

【歸經】脾、胃。

【功用】健脾化濕。

【應用】用於脾虛泄瀉、婦女白帶、暑濕內蘊、腹瀉、嘔吐。

【用量】3～5 錢。

【處方用名】扁豆、白扁豆、生扁豆（多用於暑濕病症）；炒扁豆（多用於健脾止瀉）。

太子參

【別名】孩兒參、童參。

【基原】石竹科植物孩兒參的塊根。

【性味】甘、微苦、平。

【歸經】脾、肺。

【功用】補氣養胃。

【應用】用於病後虛弱、倦怠乏力、飲食減少、心悸、自汗、津少口渴、小兒消瘦。

【用量】2～5 錢。

【處方用名】孩兒參、太子參。

養血藥

養血藥，又叫「補血藥」，就是用於治療血虛病證的藥物。

血虛的症狀，主要是面色痿黃、嘴唇及指甲蒼白，沒有紅潤的顏色，並且有頭暈、耳鳴、心悸、健忘、失眠等證，婦女還有月經不調的症狀。使用養血藥時，如遇血虛兼氣虛，須配用補氣藥；血虛兼陰虛，須配用滋陰藥。養血藥中，也不少兼有補陰的功效，可以作為滋陰藥使用。

養血藥性多黏膩，凡濕濁中阻、脘腹脹滿、食少便溏的不宜應用；脾胃虛弱應與健胃消化的藥物同用，以免影響食欲。

補血藥：白芍、當歸、熟地黃、何首烏、阿膠、桑椹、龍眼肉。

白芍

【別名】白芍藥、芍藥。

【基原】毛茛科植物白芍藥的根。

【性味】苦、酸、微寒。

【歸經】肝。

【功用】補血、和血斂陰、柔肝緩急、平降肝陽。

【應用】用於血虛痿黃、眩暈、經少經閉、月經不調、經行腹痛、大便泄瀉、肝陽上亢、耳鳴、煩躁易怒。

【用量】1～3 錢。

【處方用名】炒白芍（多用於養血、斂陰）；生白芍（多用於平肝）。

當歸

【別名】川當歸、西當歸。

【基原】繖形科植物當歸的根。

【性味】甘、辛、溫。

【歸經】肝、心、脾。

【功用】補血、活血、調經、止痛、潤腸通便。

【應用】用於血虛痿黃、眩暈、心悸、月經不調、血滯經閉、崩漏、風濕痹痛、瘡瘍腫痛。

【用量】1～3 錢。

【處方用名】當歸、全當歸、西當歸；酒當歸（加強活血之功）。

【禁忌】陰虛內熱者不宜用。

【注意事項】當歸尾（叉枝及細根）偏活血祛瘀；當歸頭（去尾部）補血功效最好。

熟地黃

【別名】熟地。

【基原】玄參科植物地黃的塊根。

【性味】甘、微溫。

【歸經】心、肝、腎。

【功用】補血、益精、補益肝腎。

【應用】用於血虛痿黃、眩暈、心悸失眠、月經不調、消渴、腰膝痠軟。

【用量】3 錢至 1 兩。

【處方用名】熟地、大熟地；熟地炭（主要用於止血）；砂仁拌熟地（主要減少其滋膩礙胃之性）。

【禁忌】脾虛而胃呆食少、便溏腹滿者不宜用。

何首烏

【別名】首烏。

【基原】蓼科植物何首烏的塊根。

【性味】苦、甘、澀、微溫。

【歸經】肝、腎。

【功用】益精血、補肝腎、解毒、潤腸通便。

【應用】於血虛痿黃、腰膝痠軟、遺精帶下、肝腎不足、頭目眩暈、鬚髮早白、腸燥便秘、高血壓、冠狀動脈硬化性心臟病。

【用量】3 錢至 1 兩。

【處方用名】制首烏；生首烏。

【禁忌】脾虛濕盛者不宜。

阿膠

【別名】驢皮膠。

【基原】驢皮熬製而成的膠塊。

【性味】甘、平。

【歸經】肺、肝、腎。

【功用】補血、止血、滋陰潤肺。

【應用】用於血虛痿黃、心悸、經少經閉、眩暈、便血、尿血、崩漏、陰虛燥咳、虛煩不眠。

【用量】3～5 錢。

【處方用名】阿膠、陳阿膠、驢皮膠（補血止血）；阿膠珠、蛤粉炒阿膠（用以潤肺化痰、止咳止血）。

【禁忌】瘀滯、脾胃虛弱、消化不良者不宜。

桑椹

【別名】桑實、桑椹子。

【基原】桑科植物桑的未成熟果實。

【性味】甘、寒。

【歸經】心、肝、腎。

【功用】滋陰補血。

【應用】用於陰血不足、眩暈、失眠、肝腎陰虛、鬚髮早白。

【用量】3～5 錢。

【處方用名】桑椹子、黑桑椹。

【禁忌】脾虛便溏者不宜。

龍眼肉

【別名】桂圓、龍眼乾。

【基原】無患子科植物龍眼的假種皮。

【性味】甘、溫。

【歸經】心、脾。

【功用】補心安神、養血益脾。

【應用】用於心脾虛損的失眠健忘、驚悸怔忡、氣血不足、體虛力弱。

【用量】1～3 錢。

【處方用名】龍眼肉、桂圓肉。

【禁忌】濕阻中焦、痰飲內停者不宜。

滋陰藥

滋陰藥，又稱「養陰藥」、「補陰藥」，就是能治療陰虛病證的藥物。具有滋腎陰、補肺陰、養胃陰、益肝陰等功效，適用於腎陰不足、肺陰虛弱、胃陰耗損、肝陰虧乏等病證。

滋陰藥各有專長，應隨證選用。滋陰藥大多甘寒滋膩，如遇脾腎陽虛、痰濕內阻、胸悶食少、便溏腹脹等證，不宜應用。

補陰藥：黃精、女貞子、石斛、天門冬、龜板、鱉甲、枸杞子、山茱萸、麥門冬、玉竹、百合、沙參、楮實子、旱蓮草。

黃精

【別名】鹿竹。

【基原】百合科植物黃精的根莖。

【性味】甘、平。

【歸經】脾、肺。

【功用】補脾潤肺。

【應用】用於脾胃虛弱、體倦乏力、肺虛咳嗽、消渴、病後虛羸。

【用量】3～5 錢。

【處方用名】黃精、制黃精。

【禁忌】胃納欠佳者不宜。

女貞子

【別名】冬青子、女貞實。

【基原】木犀科植物女貞的果實。

【性味】甘、苦、涼。

【歸經】肝、腎。

【功用】補腎滋養、養肝明目。

【應用】用於肝腎陰虛、頭目眩暈、眼目昏糊、腰膝痠痛、視網膜炎。

【用量】3～5 錢。

【處方用名】熟女貞、女貞子。

石斛

【別名】川石斛、金石斛。

【基原】蘭科植物石斛的莖。

【性味】甘、微寒。

【歸經】肺、胃、腎。

【功用】清熱養陰、養胃益腎。

【應用】用於熱病傷陰、津少口渴、煩渴乾嘔、眼目失養之內障、視力減退。

【用量】1～3 錢。

【處方用名】金石斛、金釵石斛（養胃生津）；石斛、乾石斛、細石斛、黃草（主要清胃火、養陰生津，但生津之力稍差）；鮮金石斛、鮮金釵（清熱生津之功較佳）；鮮鐵皮石斛、鮮石斛（功效與鮮金石斛相似）。

天門冬

【別名】天冬。

【基原】百合科植物天門冬的塊根。

【性味】甘、苦、寒。

【歸經】肺、腎。

【功用】滋陰、清熱生津、潤肺止咳、潤腸通便。

【應用】用於陰虛潮熱、津少口渴、肺熱燥咳、腸燥便秘。

【用量】1～3錢。

【處方用名】天門冬、明天冬、天冬。

【禁忌】陰虛便溏者不宜。

龜板

【別名】龜甲、龜腹甲。

【基原】龜科動物烏龜的腹甲。

【性味】鹹、甘、平。

【歸經】腎、心、肝。

【功用】滋補腎陰、益腎健骨、補血止血。

【應用】用於腎陰不足、腰膝痠軟、小兒軟骨、失眠健忘、月經過多、難產。

【用量】3錢至1兩。

【處方用名】生龜板；龜板、敗龜板、炙龜板。

【禁忌】陽虛及外感未解者忌用。

【注意事項】宜先煎。民國89年11月8日起禁止使用保育類種類。

鱉甲

【別名】鱉殼、別甲。

【基原】鱉科動物鱉的背甲。

【性味】鹹、平。

【歸經】肝、脾、腎。

【功用】滋補腎陰、軟堅散結。

【應用】用於腎陰不足、經閉、胸脇作痛、肝脾腫大、肝硬化。

【用量】3 錢至 1 兩。

【處方用名】生鱉甲（用於滋陰潛陽）；炙鱉甲、鱉甲（用於軟堅散結）。

【禁忌】陽虛及外感未解、胃弱嘔穢、脾虛泄瀉及孕婦忌用。

【注意事項】宜先煎。

枸杞子

【別名】甘杞子、血杞子。

【基原】茄科植物枸杞的果實。

【性味】甘、平。

【歸經】肝、腎。

【功用】補精血、益肝腎、明目。

【應用】用於血虛痿黃、遺精消渴、腰膝痠軟、頭目眩暈、眼目昏糊。

【用量】2～5 錢。

【處方用名】甘杞子、枸杞子。

【禁忌】脾虛濕滯、內有實熱者不宜。

山茱萸

【別名】山萸肉。

【基原】山茱萸科植物山茱萸的果肉。

【性味】酸、微溫。

【歸經】肝、腎。

【功用】補益肝腎、澀精縮尿、斂汗。

【應用】用於肝腎不足、頭暈目眩、腰膝痠軟、耳鳴、遺精、遺尿、小便頻數、高血壓。

【用量】1～3 錢。

【處方用名】山萸肉、淨萸肉、山茱萸。

麥門冬

【別名】麥冬。

【基原】百合科植物沿階草的塊根。

【性味】甘、微苦、微寒。

【歸經】心、肺、胃。

【功用】清熱養陰、潤肺養胃、清心除煩、潤腸通便。

【應用】用於肺虛發熱、咳逆痰稠、虛煩失眠、腸燥便秘、冠心病。

【用量】1～3 錢。

【處方用名】麥冬、麥門冬、寸麥冬。

【禁忌】寒咳痰飲、脾虛便溏者不宜。

玉竹

【別名】女萎、萎蕤、葳蕤。

【基原】百合科植物玉竹的根莖。

【性味】甘、平。

【歸經】肺、胃。

【功用】滋陰潤肺、養胃生津。

【應用】用於肺陰受傷、肺燥咳嗽、乾咳少痰，以及胃熱熾盛、津傷口渴、消谷易飢。

【用量】3～5 錢。

【處方用名】肥玉竹、玉竹（清熱養陰）；制玉竹（滋補養陰）；炒玉竹（滋補養陰）。

【禁忌】中寒便溏、痰濕內盛者忌用。

百合

【別名】白百合。

【基原】百合科植物百合等的肉質鱗片。

【性味】甘、微寒。

【歸經】心、肺。

【功用】潤肺止咳、寧心安神。

【應用】用於肺燥或肺熱咳嗽、熱病後餘熱未清、神思恍惚。

【用量】3～5 錢。

【處方用名】百合、野百合。

【禁忌】風寒咳嗽及脾胃虛弱、大便溏泄者忌用。

沙參

【別名】南沙參。

【基原】桔梗科植物杏葉沙參、輪葉沙參的根。

【性味】甘、微寒。

【歸經】肺、胃。

【功用】潤肺止咳，養胃生津。

【應用】用於肺虛有熱、乾咳少痰，或久咳聲啞、胃陰耗傷、津少口渴。

【用量】3～5 錢。

【處方用名】南沙參、大沙參、空沙參。

【禁忌】肺寒痰濕咳嗽者不宜。

【注意事項】北沙參為繖形科植物珊瑚菜的乾燥根，有養陰潤肺、養胃生津功效。

楮實子

【別名】楮實。

【基原】桑科植物構樹的果實。

【性味】甘、寒。

【歸經】脾、腎。

【功用】補腎強筋骨、明目、利尿。

【應用】用於腰膝痠軟、陽痿、頭暈眼花、水腫。

【用量】3～5 錢。

【處方用名】楮實子。

旱蓮草

【別名】墨旱蓮。

【基原】菊科植物鱧腸的地上部分。

【性味】甘、酸、寒。

【歸經】肝、腎。

【功用】養陰益腎、涼血止血。

【應用】用於肝腎陰虧、頭暈、目眩、頭髮早白、陰虛血熱的各種出血症候，如咯血、吐血、尿血、便血，以及崩漏等證。

【用量】3～5 錢。

【處方用名】墨旱蓮、旱蓮草。

助陽藥

　　助陽藥，又稱「補陽藥」，就是能治療陽虛病證的藥物。具有助腎陽、益心陽、補脾陽的功能，用於腎陽不足、心陽不振、脾陽虛弱等證。

　　腎陽為一身之元陽，腎陽虛則有畏寒、肢冷、陽痿、遺精、遺尿等證。心主血脈，心陽虛則冷汗淋漓、面色恍白、脈細欲絕或出現結代脈等。脾主運化，脾陽虛則完穀不化、便溏、泄瀉、食欲不振等。中醫認為「腎為先天之本」，所以助陽藥主要用於溫補腎陽。對於腎陽衰微，不能溫運脾陽所引起的泄瀉，以及腎氣不足，攝納無權所引起的喘促，都可選用適當的補腎陽藥來治療。至於心陽虛，可用溫裡藥或補氣藥治療。

　　助陽藥性多溫燥，凡有陰虛火旺的症狀，應該慎用，以免發生助火劫陰的

弊害。

補陽藥：**杜仲、狗脊、肉蓯蓉、巴戟天、菟絲子、續斷、補骨脂、鎖陽、蛇床
　　　　子、蛤蚧、冬蟲夏草、鹿茸、骨碎補、沙苑蒺藜、益智仁、淫羊藿、鹿
　　　　角、胡桃仁、韭菜子、陽起石。**

杜仲

【別名】北仲。

【基原】杜仲科植物杜仲的樹皮。

【性味】甘、溫。

【歸經】肝、腎。

【功用】補肺腎、強筋骨、安胎。

【應用】用於腰脊痠痛、腳膝無力、尿頻、婦人崩漏、帶下、胎動不安、高血
壓。

【用量】3～5 錢。

【處方用名】杜仲、厚杜仲、綿杜仲；炙杜仲、炒杜仲、焦杜仲（補腎作用較
佳）。

【禁忌】陰虛火旺者不宜。

狗脊

【別名】金毛狗脊。

【基原】繖形科植物防風的根。

【性味】甘、苦、溫。

【歸經】肝、腎。

【功用】祛風濕、補肝腎、強筋骨。

【應用】用於風濕痹痛、筋骨拘急、腰脊痠痛、遺尿、遺精、帶下白濁。

【用量】3～5 錢。

【處方用名】生狗脊；狗脊、金狗脊、制狗脊（減少苦燥之性）。

肉蓯蓉

【**別名**】蓯蓉。

【**基原**】列當科植物肉蓯蓉的肉質莖。

【**性味**】甘、鹹、溫。

【**歸經**】腎、大腸。

【**功用**】補腎助陽、益精血、潤腸通便。

【**應用**】用於腎虛陽痿、遺精早洩、小便頻數、女子不孕、耳鳴、老年或久病腸燥便秘。

【**用量**】3～5 錢。

【**處方用名**】甜蓯蓉、肉蓯蓉。

【**禁忌**】陰虛火旺、脾虛便溏者忌用。

巴戟天

【**別名**】巴戟、巴戟肉。

【**基原**】茜草科植物巴戟天的根。

【**性味**】辛、甘、微溫。

【**歸經**】腎。

【**功用**】補腎助陽、散風祛寒濕。

【**應用**】用於男子腎虛陽痿的遺精、早洩、女子宮冷不孕、經寒不調、小腹冷痛、寒濕痹痛、腰背痠痛。

【**用量**】3～5 錢。

【**處方用名**】巴戟天、巴戟肉。

【**禁忌**】陰虛火旺者不宜。

菟絲子

【**別名**】吐絲子。

【基原】旋花科植物菟絲子的種子。

【性味】辛、甘、平。

【歸經】肝、腎。

【功用】補腎固精、養肝明目、補脾止瀉。

【應用】用於陽痿遺精、小便頻數、耳鳴目眩、腰膝痠痛、白帶、脾虛久瀉、消渴、頭目昏糊。

【用量】3～5 錢。

【處方用名】菟絲子；菟絲餅。

續斷

【別名】川斷、六汗。

【基原】續斷科植物川續斷的根。

【性味】苦、甘、辛、微溫。

【歸經】肝、腎。

【功用】續筋接骨、補肝腎、強筋骨。

【應用】用於腰膝痠痛、腳膝乏力、跌仆損傷、骨折筋傷、崩漏。

【用量】3～5 錢。

【處方用名】續斷、川斷肉、川斷；炒續斷（治崩漏）。

補骨脂

【別名】破故紙、故子。

【基原】豆科植物補骨脂的成熟果實。

【性味】辛、苦、溫。

【歸經】脾、腎。

【功用】補腎助陽、固精縮尿、溫脾止瀉、納氣平喘。

【應用】用於腎虛陽痿、小便頻數、腰膝痠痛、慢性泄瀉、腎虛氣喘、婦科出血、消化道潰瘍出血。

【用量】2～4 錢。

【處方用名】補骨脂、破故紙。

鎖陽

【別名】瑣陽。

【基原】鎖陽科植物鎖陽的肉質莖。

【性味】甘、溫。

【歸經】肝、腎。

【功用】補腎壯陽益精、潤燥滑腸。

【應用】用於腎虛陽痿、腰膝無力、遺精滑泄、虛火便秘。

【用量】1～3 錢。

【處方用名】鎖陽。

【禁忌】腎火盛者忌用。

蛇床子

【別名】蛇床實、蛇床仁。

【基原】繖形科植物蛇床子的成熟果實。

【性味】辛、苦、溫。

【歸經】腎。

【功用】溫腎壯陽、燥濕殺蟲。

【應用】用於腎虛陽痿及女子不育、陰部濕癢、疥瘡、頑癬。

【用量】1～3 錢，外用或煎湯熏洗，可酌量應用。

【處方用名】蛇床子。

【禁忌】陰虛火旺者忌內服。

蛤蚧

【別名】仙蟾。

【基原】守宮科動物蛤蚧除去內臟的乾燥體。

【性味】鹹、平。

【歸經】肺、腎。

【功用】補肺腎、定喘嗽。

【應用】用於腎虛氣喘、肺虛咳喘。

【用量】1～2 錢。

【處方用名】蛤蚧。

【禁忌】風寒喘咳、有外邪實熱者不宜。

冬蟲夏草

【別名】蟲草、夏草冬蟲。

【基原】麥角菌科冬蟲夏草菌寄生在蝙蝠蛾科昆蟲幼蟲體的子座及蟲體的複合體。

【性味】甘、溫。

【歸經】肺、腎。

【功用】補肺腎、定喘嗽、助腎陽。

【應用】用於肺腎不足、咳嗽氣喘、咳喘氣短、腎虛陽痿、腰膝痠痛、病後虛損、畏寒自汗。

【用量】1～3 錢。

【處方用名】冬蟲夏草、冬蟲草、蟲草。

鹿茸

【基原】鹿科動物雄鹿頭上尚未骨化而帶茸毛的幼角。

【性味】甘、鹹、溫。

【歸經】肝、腎。

【功用】補腎助陽、益精、強筋骨、止血固帶。

【應用】用於腎陽不足、陽痿、腰痠、消瘦乏力、頭暈、耳鳴、虛寒崩漏、帶下過多、老人腳膝痿弱。

【用量】5 分至 1 錢 5 分。

【處方用名】鹿茸血片；鹿茸、鹿茸粉片（功效較血片稍弱）。

【禁忌】陰虛陽亢、有內熱者忌用。

骨碎補

【別名】猴薑。

【基原】水龍骨科植物槲蕨的根莖。

【性味】苦、溫。

【歸經】腎、心。

【功用】續筋接骨、補益肝腎。

【應用】用於骨折損傷、筋骨疼痛、腰背痠痛、耳鳴、腎虛齒搖腎虛久瀉。

【用量】3～5 錢。

【處方用名】骨碎補、申姜、毛姜、猴薑。

沙苑蒺藜

【別名】沙苑子。

【基原】豆科植物扁莖黃耆的成熟種子。

【性味】甘、溫。

【歸經】肝、腎。

【功用】補腎固精、養肝明目。

【應用】用於腎虛陽痿、遺精早洩、小便頻數、耳鳴、腎虛腰痛、帶下、肝腎不足、眼目昏花。

【用量】3～5 錢。

【處方用名】沙苑蒺藜、沙苑子、潼蒺藜、潼沙苑。

【禁忌】陰虛陽亢者不宜。

益智仁

【別名】益智、益智子。

【基原】薑科植物益智的成熟果實。

【性味】辛、溫。

【歸經】脾、腎。

【功用】補腎固精、縮尿、溫脾止瀉、攝涎唾。

【應用】用於下元虛冷、不能固密所致的遺精、早洩、尿頻、遺尿及白濁、脾寒泄瀉，腹部冷痛及口涎自流。

【用量】1～3 錢。

【處方用名】益智仁、煨益智仁。

淫羊藿

【別名】羊藿、仙靈脾。

【基原】小蘗科植物淫羊藿的葉。

【性味】辛、溫。

【歸經】肝、腎。

【功用】補腎助陽、祛風濕。

【應用】用於腎虛陽痿、遺精早洩、腰膝痿軟、肢冷畏寒、寒濕痹痛或四肢拘攣麻木。

【用量】1～3 錢。

【處方用名】仙靈脾、淫羊藿。

【禁忌】腎火易動者不宜。

【注意事項】治陽痿不可久用。

鹿角

【基原】鹿科動物梅花鹿或馬鹿等各種雄鹿的老角。

【性味】鹹、溫。

【歸經】肝、腎。

【功用】溫補肝腎、強筋骨、活血消腫。

【應用】用於腎陽不足、畏寒肢冷、陽痿、遺精、腰瘦腳弱以及崩漏。

【用量】1～3 錢。

【處方用名】鹿角粉。

【注意事項】

* 鹿角膠：為鹿角熬煎濃縮而成的膠狀物，性味甘平，功能補腎陽、生精血、托瘡生肌，適用於咯血、尿血、崩漏等證偏於虛寒者以及陰疽內陷等證。補陽作用較鹿角為勝。一般用量為一錢至三錢，須等其他藥煎好，去渣後，再入藥汁內，加溫烊化，服用。

* 鹿角霜：為鹿角熬膠後所存殘渣，每斤殘渣再吸入鹿角膠二兩。功近鹿角而稍遜，用法用量與鹿角相同。

胡桃仁

【別名】胡桃、核桃。

【基原】胡桃科植物胡桃的種仁。

【性味】甘、溫。

【歸經】肺、腎。

【功用】補腎強腰膝、斂肺定喘、潤腸通便。

【應用】用於腎虛腰膝痠痛、兩足痿弱、肺腎不足的虛喘、津液不足、腸燥便秘。

【用量】3 錢至 1 兩。

【處方用名】胡桃、胡桃肉。

【禁忌】痰熱喘咳、陰虛有熱所致的吐衄忌用。

韭菜子

【別名】韭子。

【基原】百合科植物韭菜的種子。

【性味】辛、甘、溫。

【歸經】肝、腎。

【功用】溫腎壯陽、固精。

【應用】用於陽痿、遺精、遺尿、小便頻數。

【用量】1～3 錢。

【處方用名】韭子、韭菜子。

陽起石

【別名】羊起石。

【基原】單斜晶系石棉類礦石。

【性味】鹹、微溫。

【歸經】腎。

【功用】溫腎壯陽。

【應用】用於腎氣虛寒、陽痿、遺精、早洩及腰膝痠軟。

【用量】3～5 錢。

【處方用名】陽起石。

其他具有補虛藥功效的藥物

- 補脾：茯苓、薏苡仁（利水滲濕）。
- 養血安神：丹參（活血祛瘀）。
- 養血通絡：雞血藤（活血祛瘀）。
- 養血安苔：桑寄生（祛風濕）。
- 滋陰清熱：地黃（清熱）。

- 清熱養陰：玄參（清熱）。
- 溫腎助陽：附子、肉桂（祛寒）、鐘乳石（化痰止咳平喘）。
- 補脾腎：蓮子、芡實（收斂）。
- 補肝腎、強筋骨：桑寄生、五加皮（祛風濕）、牛膝（活血祛瘀）。

收澀藥

　　凡具有收斂固澀作用，可以治療各種滑脫證候的藥物，稱為收斂藥，又稱「收澀藥」。

　　滑脫的病證，主要有自汗盜汗、久瀉久痢、久咳虛喘、遺精滑精、溲多遺尿、白帶日久、失血崩漏等證。收斂藥具有斂汗、止瀉、固精、縮小便、止帶、止血、止嗽等作用。凡屬外感實邪未解或瀉痢、咳嗽初起時不宜早用，以免留邪。

收澀藥：肉豆蔻、五倍子、覆盆子、海螵蛸、五味子、烏梅、蓮子、訶子、石榴皮、芡實、桑螵蛸、金櫻子、浮小麥、石蓮子、蓮鬚。

肉豆蔻

【別名】肉果、玉果。

【基原】肉豆蔻科植物肉豆蔻樹種子的種仁。

【性味】辛、溫。

【歸經】脾、胃、大腸。

【功用】澀腸止瀉、溫中行氣。

【應用】用於久瀉不止、脘腹冷痛、氣滯脹痛、食少嘔吐、小兒乳積吐瀉。

【用量】1～3 錢。

【處方用名】肉豆蔻、肉果、煨肉果。

【禁忌】熱瀉熱痢者忌用。

五倍子

【別名】百蟲倉。

【基原】漆樹科植物鹽膚木葉上的乾燥蟲癭。

【性味】酸、澀、寒。

【歸經】肺、腎、大腸。

【功用】斂肺止汗、澀精止瀉、收斂止血、收濕斂瘡。

【應用】用於體虛汗多、便溏泄瀉、久痢久瀉、遺精遺尿、濕瘡流水。

【用量】5 分至 1 錢 5 分。

【處方用名】五倍子。

覆盆子

【別名】覆盆。

【基原】薔薇科植物華東覆盆子的未成熟果實。

【性味】甘、酸、微溫。

【歸經】肝、腎。

【功用】益腎固精、澀尿。

【應用】用於腎虛陽痿、遺精早洩、遺尿、小便頻數、肝腎不足、眼目昏糊。

【用量】1～3 錢。

【處方用名】覆盆子。

海螵蛸

【別名】烏賊骨、墨魚骨。

【基原】軟體動物烏賊科無針烏賊或金烏賊的骨狀內殼。

【性味】鹹、澀、溫。

【歸經】肝、腎。

【功用】收斂止血、固精止帶、制酸止痛、斂瘡。

【應用】用於吐血、便血、遺精、崩漏、帶下、胃酸過多、外傷出血、瘡瘍、濕疹、胃及十二指腸潰瘍、胃出血。

【用量】1～3 錢。

【處方用名】炙烏賊骨、海螵蛸。

五味子

【別名】北五味子。

【基原】木蘭科植物五味子的乾燥成熟果實。

【性味】酸、溫。

【歸經】肺、腎。

【功用】斂肺滋腎、生津斂汗、澀精止瀉、寧心安神。

【應用】用於久嗽虛喘、津少口渴、體虛多汗、消渴、久瀉不止、心悸失眠、多夢健忘。

【用量】1～3 錢。

【處方用名】北五味、五味子。

【注意事項】南五味子為木蘭科植物華中五味子的乾燥成熟果實。北五味子為正品，品質優於南五味子。

烏梅

【別名】梅實。

【基原】薔薇科植物梅的未成熟果實經加工燻焙而成。

【性味】酸、平。

【歸經】肝、脾、肺、大腸。

【功用】斂肺、澀腸、生津、安蛔。

【應用】用於久咳不止、久瀉久痢、虛熱口渴、蛔蟲為患所致的嘔吐腹痛。

【用量】1～3 錢。

【處方用名】烏梅、大烏梅；烏梅肉。

蓮子

【別名】蓮實、蓮肉。

【基原】睡蓮科植物蓮的種子。

【性味】甘、澀、平。

【歸經】脾、腎、心。

【功用】養心安神、益腎固澀、健脾止瀉。

【應用】用於心悸、虛煩失眠、腎虛遺精、崩漏、帶下、脾虛久瀉。

【用量】3～5 錢。

【處方用名】湘蓮肉、建蓮肉、蓮子肉。

訶子

【別名】訶黎勒。

【基原】使君子科植物訶子的成熟果實。

【性味】苦、酸、澀、平。

【歸經】肺、大腸。

【功用】澀腸止瀉、斂肺利咽。

【應用】用於久瀉久痢、脫肛、肺虛喘咳或久嗽失音。

【用量】1～3 錢。

【處方用名】訶子、訶黎勒、訶子肉（一般用於斂肺降火）；煨訶子（用於澀腸止瀉）。

石榴皮

【別名】安石榴。

【基原】石榴科植物石榴的果皮。

【性味】酸、澀、溫。

【歸經】胃、大腸。

【功用】澀腸止瀉、殺蟲。

【應用】用於久瀉、久痢、蟲積腹痛。

【用量】1～3 錢。

【處方用名】石榴皮。

芡實

【基原】睡蓮科植物芡的種仁。

【性味】甘、澀、平。

【歸經】脾、腎。

【功用】益腎固精、健脾止瀉、祛濕止帶。

【應用】用於腎虛精關不固、夢遺滑精、小便失禁、脾虛不運、腹瀉不止、婦女白帶。

【用量】3 錢至 1 兩。

【處方用名】芡實、南芡實、蘇芡實、北芡實。

桑螵蛸

【別名】螳螂子、螳螂巢。

【基原】螳螂科動物大刀螂等的卵鞘。

【性味】甘、鹹、平。

【歸經】肝、腎。

【功用】補腎、固精、收縮小便。

【應用】用於腎陽不足的遺精、滑精、小便頻數、小便失禁及小兒遺尿。

【用量】1～3 錢。

【處方用名】桑螵蛸。

金櫻子

【別名】大金櫻、大金英、金英。

【基原】薔薇科植物金櫻子的果實。

【性味】酸、平。

【歸經】腎、大腸。

【功用】澀精、縮尿、澀腸止瀉。

【應用】用於腎虛滑精、遺精、遺尿、小便頻數及帶下、脾虛久瀉。

【用量】3錢至1兩。

【處方用名】金櫻子。

浮小麥

【別名】浮麥。

【基原】禾本科植物小麥的乾癟輕浮末成熟穎果。

【性味】甘、涼。

【歸經】心。

【功用】止汗。

【應用】用於體虛多汗。

【用量】3～5錢。

【處方用名】浮小麥。

石蓮子

【別名】甜石蓮。

【基原】睡蓮科植物蓮的種子。

【性味】苦、寒。

【歸經】胃。

【功用】除濕熱、開胃進食。

【應用】用於噤口痢、久痢、久瀉。

【用量】1～3 錢。

【處方用名】石蓮子、石蓮肉。

【注意事項】石蓮子係在蓮蓬將裂開時採集的成熟蓮子（蓮子去果皮、石蓮子不去果皮），或修整池塘時撿取落入淤泥中的蓮實。

蓮鬚

【別名】蓮蕊鬚。

【基原】睡蓮科植物蓮的花蕊。

【性味】甘、平。

【歸經】腎、心。

【功用】清心固腎、澀精、止血。

【應用】用於腎虛滑精、遺精、尿頻、遺尿，以及吐血、崩漏。

【用量】5 分至 1 錢 5 分。

【處方用名】蓮鬚。

其他具有收澀安神的藥物

- 收斂固澀：龍骨、牡蠣（安神）。
- 斂汗：酸棗仁（安神）。
- 固精澀尿：山楂（消食）、山藥、益智仁、山茱萸（補虛）。
- 止血固帶：鹿茸（補虛）。
- 止瀉攝涎：益智仁（補虛）。
- 補脾止瀉：菟絲子（補虛）。

外用藥

　　這類藥物，大都用於外科疾患，臨床上以外用為主，具有消腫解毒、收斂

止血、化腐生肌、排膿止痛等作用。其中某些具有劇毒的藥物，如用於內服時，應注意嚴格控制劑量，不能過量和持續使用。在劑型方面，內服一般宜作為丸劑，取其緩緩溶解吸收。在炮製方面，應嚴格遵照一定的操作要求，以保證用藥安全。

外用藥：雄黃、硼砂、砒石、樟腦、硫磺、爐甘石、鉛丹、蟾酥、血竭、兒茶、馬錢子、木鼈子。

雄黃

【基原】含硫化砷的礦物。

【性味】辛、溫、有毒。

【歸經】肝、胃。

【功用】解毒、殺蟲。

【應用】用於癰瘡腫毒、蟲蛇咬傷、蟲積腹痛、疥癬。

【用量】內服每次 5 厘至 1 分。外用適量。

【處方用名】雄黃、雄精、腰黃。

【禁忌】孕婦禁用。

【注意事項】一般入丸散，不入湯劑；且不能持續服用，以免蓄積中毒。

硼砂

【別名】月石、蓬砂。

【基原】硼砂礦石加工品。

【性味】甘、鹹、涼。

【歸經】肺、胃。

【功用】解毒、清熱化痰。

【應用】用於咽喉腫爛、目赤腫痛、熱痰咳嗽。

【用量】內服 2～3 分。外用適量。

【處方用名】硼砂、月石、西月石。

砒石

【**別名**】信石、砒霜。

【**基原**】含氧化砷的礦石。

【**性味**】辛、酸、大熱、有大毒。

【**歸經**】肺。

【**功用**】外用蝕瘡去腐。內服截瘧、劫痰平喘。

【**應用**】用於痔瘡、瘰癧、牙疳、寒喘氣促不得平臥。

【**用量**】內服每次 1～2 毫，每日 1 次，入丸劑。外用適量。

【**處方用名**】白砒、白信、砒石、信石、砒霜（均為白信石，質較純而為較強）；紅砒、紅信（均為紅信石，含有雜質）。

【**禁忌**】孕婦忌用。

【**注意事項**】本品有劇毒，內服都必須用綠豆或豆腐同煮後應用，不能多服或持續久服，以防中毒。

樟腦

【**基原**】樟科植物樟樹的木材及枝葉經蒸餾精製而成的結晶。

【**性味**】辛、熱、有毒。

【**歸經**】心。

【**功用**】外用除濕殺蟲、散腫止痛。內服開竅辟穢。

【**應用**】用於疥癬瘡癢及跌仆損傷、瘀滯腫痛、中暑、猝然昏倒、熱病神識昏迷。

【**用量**】內服 1～2 分，必須與其他藥配合製成丸劑用。外用適量。

【**處方用名**】樟腦。

【**禁忌**】氣虛及孕婦忌用。

【**注意事項**】不入煎劑。

硫磺

【基原】天然硫磺礦或含硫礦物的提煉品。

【性味】酸、溫、有毒。

【歸經】腎、大腸。

【功用】殺蟲、補火助陽。

【應用】用於疥癬、陰疽、命門火衰、腰痠膝冷、陽痿，以及腎氣不納所致的喘逆和虛寒腹痛。

【用量】一日量 3～8 分，入丸、散。外用適量。

【處方用名】硫磺。

【禁忌】氣虛陽亢者忌用，孕婦禁用。

爐甘石

【基原】天然產的菱鋅礦（碳鋅酸）。

【性味】甘、平。

【歸經】胃。

【功用】明目去翳、收濕斂瘡。

【應用】用於目赤腫爛、目翳、瘡瘍、濕疹。

【用量】外用適量，不作內服。

【處方用名】爐甘石、飛甘石。

鉛丹

【別名】黃丹。

【基原】純鉛加工而成的四氧化三鉛。

【性味】辛、微寒、有毒。

【歸經】脾、肝。

【功用】外用拔毒生肌；內服殺蟲、截瘧。

【應用】用於瘡瘍多膿。

【用量】內服 1～2 分，入丸散。外用適量。

【處方用名】鉛丹、黃丹、廣丹、東丹。

【注意事項】不可過量，以防中毒。禁止內服。

蟾酥

【基原】蟾蜍科動物大蟾蜍及黑眶蟾蜍的耳後腺及皮膚腺分泌物，經加工而成。

【性味】甘、辛、溫、有毒。

【歸經】心、胃。

【功用】解毒消腫、止痛、辟穢濁。

【應用】用於瘡癰腫毒、咽喉腫痛、暑天飲食不潔、吐瀉腹痛。

【用量】外用適量。內服每次 1～2 毫。

【處方用名】蟾酥。

【禁忌】本品有毒，不宜久服，內服慎用。孕婦忌用。

【注意事項】為粉末入丸劑用，不入煎劑。

血竭

【別名】血結。

【基原】棕櫚科植物麒麟竭的果實滲出的樹脂經加工而成。

【性味】甘、鹹、平。

【歸經】心胞、肝。

【功用】行瘀、止血、止痛、斂瘡生肌。

【應用】用於金瘡或折跌瘀血凝滯作痛、瘡口不斂。

【用量】內服 3～5 分，入丸散。外用適量。

【處方用名】血竭、麒麟竭。

兒茶

【別名】孩兒茶。

【基原】豆科植物兒茶樹的枝幹加水煎汁濃縮而成的幹浸膏。

【性味】苦、澀、平。

【歸經】肺。

【功用】收濕、斂瘡、止血。

【應用】用於瘡瘍多膿水久不斂口、牙痛及外傷出血。外用能止血，可用於外傷出血。內服能止瀉，還能治瀉痢便血。

【用量】5 分至 1 錢。外用適量。

【處方用名】孩兒茶、鐵兒茶、珠兒茶、兒茶。

【注意事項】包煎。

馬錢子

【別名】番木鼈。

【基原】馬錢科植物馬錢的成熟種子。

【性味】苦、寒、大毒。

【歸經】肝、脾。

【功用】通經絡、消結腫、止疼痛。

【應用】用於風濕疼痛、經絡拘攣、跌仆損傷腫痛，以及陰疽。

【用量】內服一日量為 2～3 厘。外用適量。

【處方用名】番木鼈、馬錢子。

木鼈子

【別名】土木鼈。

【基原】葫蘆科植物木鼈的種子。

【性味】甘、溫、有毒。

【**歸經**】肝、脾、胃。

【**功用**】消積塊、化腫毒。

【**應用**】用於腫毒、乳癰、惡瘡、跌仆損傷腫痛、腰痛等症。一般作為外用。

【**用量**】5～7 厘。外用適量。

【**處方用名**】木鼈子。

【**禁忌**】孕婦及體虛人忌用。

【**注意事項**】有毒，外用為主。用時連殼打碎，或去殼取仁。

第五章　常用中藥方劑

　　方劑一般是由兩種以上的藥物配伍組成，它是根據病情需要，按照組方原則，選擇切合病情的藥物，組合成方，定出必要的劑量，製成一定的劑型。其目的是使藥物經由適當的配伍組合，可增強藥物的原有作用，並對某些較具毒性的藥物，調和其偏性，降低其毒性，以消除或減低對人體的不良因素，以用於較複雜的病證。方劑的組成與變化如表 5-1。

組成原則

　　方劑的組成，分為主藥（君）、輔藥（臣）、佐藥（佐）、使藥（使）四個部分。主藥是針對主證的主要藥物，選擇最有效的藥物作為主藥，以解決主要病證；輔藥是協助主藥使能更發揮作用的藥物；佐藥是治療兼證，或牽制主藥以消除其毒性，及調和某些藥物的偏性；使藥是引經藥，或具調和作用的藥物。

組成變化

　　方劑的組成雖有一定的原則，但在臨床應用時，應根據病情、病人的體質、年齡及生活習慣等，靈活的加減運用，才能切合病情，其變化形式有藥味加減、藥物配伍及藥量加減等三種變化。

表5-1　中藥方劑的組成變化

組成變化	說　明	舉例	變　化
藥味加減變化	主證不變下，隨病情變化，加入或減去某些藥物	小柴胡湯（柴胡、黃芩、黨參、半夏、生薑、炙甘草、大棗）	1. 小柴胡湯和解少陽，治寒熱往來，胸脇脹滿，心煩喜嘔，口苦咽乾 2. 若胸中煩而不嘔，去半夏、黨參，加瓜蔞實，以清熱除煩 3. 若腹中痛者，去黃芩加芍藥，以緩急止痛

（續）

組成變化	說　明	舉例	變　　化
藥物配伍變化	同一主藥因配伍輔藥不同，方劑的功效主治也不同	左金丸	苦寒清熱之黃連，配伍辛溫降逆之吳茱萸，用於胃脘脹痛，噯腐吐酸
		香連丸	黃連配伍辛熱溫陽之木香，用於濕熱下痢腹痛
		交泰丸	黃連配伍辛熱溫陽之肉桂，用於辛腎不交之怔忡失眠
藥量加減變化	某些藥物的用量增加或減少，會改變其功效，方名也改變	小承氣湯	大黃 5 錢為主藥，枳實、厚朴 3 錢為輔藥，瀉熱通便，用於熱結便秘
		厚朴三物湯	厚朴 5 錢為主藥，枳實、大黃 3 錢為輔藥，消除脹滿，用於氣滯腹部脹滿
		厚朴大黃湯	厚朴、大黃 4 錢為主藥，枳實 2 錢為輔藥，開胸泄飲，用於水飲停於胸脅

解表劑

　　由發汗解表藥為主組成的方劑，稱為「解表劑」，其應用的藥物具有辛味且具有發汗、解肌或透疹等作用，主要作用於六淫（風、寒、暑、濕、燥、火）侵犯人體時，其先現於表證，表邪尚在淺處，病勢亦輕時，可用解表法（發汗法）自肌表除去病邪。

　　解表劑用於惡寒、發熱、頭痛、項拘緊、身體疼痛、無汗、脈浮等表證者；水腫而有表證者或自腰上部有浮腫非予發汗不可者；可將斑疹性疾病之斑疹自體內深部排出皮表，使其發散或發疹不全者可促其發疹，甚至可將病邪驅出，使其發散者；兼有止咳平喘作用，則可適用於外感喘咳；兼有緩和疼痛作用，則可適用於表證之身體激痛或風濕邪氣所起之疼痛。

　　由於感受外邪有寒熱的不同，藥性有溫涼的差異，又可分為辛溫解表及辛涼解表二種。

- 辛溫解表劑：如麻黃湯、桂枝湯、荊防敗毒散、杏蘇散、小清龍湯。
- 辛涼解表劑：如銀翹散、桑菊飲、麻杏甘石湯、升麻葛根湯。

　　解表劑因多為辛味而易發散之藥材所構成，故宜輕煎而用，倘煎煮過度時，藥性可能轉化或減少作用。

桑菊飲

【組成】菊花 2.5、桑葉 6、連翹 4、薄荷 2、甘草 2、杏仁 5、桔梗 5、蘆根 5。

【說明】本方為辛涼輕劑，是風溫初起、邪在肺衛、表熱尚輕的常用方。能疏風清熱、宣肺止咳，是治外感風熱咳嗽之劑。具有疏風解表、祛痰止咳的功能。適用於發熱不重，微惡風寒、咳嗽、口微渴、舌苔薄白、脈浮數等症狀。

方中桑葉、菊花甘苦性涼，能疏散上焦風熱，連翹清透肺經之熱，合為君藥，並以之為方名。臣以辛涼之薄荷，以加強桑、菊疏散風熱之力；桔梗與杏仁相配，一升一降，能宣降肺氣，止咳化痰；連翹清熱解毒，又清中有透，可增強疏風清熱之效；蘆根清熱生津止渴，俱為佐藥；甘草調和諸藥，與桔梗相配，善能清利咽喉，化痰止咳為使。

【功效】疏散風熱、宣肺止咳。

【主治】感冒、風熱、頭痛、咳嗽、咽痛。外感風熱證、口微渴、身熱不甚、舌尖紅、苔白薄、脈浮數。

【臨床應用】感冒、流行性感冒、支氣管炎、肺炎、咳嗽、上呼吸道感染、目眩、流行性結膜炎、發熱、頭痛。

【使用注意】若風熱較重或風寒咳嗽，則不宜使用。

【運用】

- 風熱眼疾：加夏枯草、決明子、密蒙花。
- 肺熱甚，咳嗽痰稠：加栝樓、貝母。
- 氣粗似喘：加石膏、知母。
- 肺熱甚者：加黃芩。
- 胃熱口渴：加石膏、射干、牛蒡子，或配合清咽利膈湯。

- 喉嚨乾燥：加甘露飲。
- 肺炎：與麻杏甘石湯合用。
- 咽喉腫痛：加牛蒡子、金銀花、射干、馬勃、玄參。
- 咳嗽甚者：加款冬花、栝樓。
- 痰中夾血：加白茅根、側柏葉、茜草。
- 熱甚口渴：加石膏、知母、天花粉。
- 流行性結膜炎：加蒺藜、決明子、夏枯草。
- 肺熱甚者：加黃芩。

【比較】本方能疏散風熱、宣肺止咳，而銀翹散即能疏風解表、清熱解毒。兩方皆可治療上呼吸道的感染，但本方適用於治病情較輕者。

小青龍湯

【組成】麻黃 4、桂枝 4、白芍 4、甘草 4、乾薑 4、細辛 1.5、半夏 4、五味子 1.5。

【說明】本方為表實內飲之治方，能宣肺解表、平喘止咳，為感受風寒以致肺氣失宣、咳嗽劇甚、喀痰亦多、呼吸急迫鳴喘等，故用治咳上氣、胸膈煩悶、項背拘急、鼻塞聲重、頭目昏眩、痰氣不利、脈浮數者及腸胃虛弱、無食欲者等症狀。

本方是治療外感風寒、惡寒發熱、咳嗽喘息、白色稀薄多量的痰的方劑，方中麻黃既能解表散寒，又可緩解支氣管平滑肌的痙攣，能平喘止咳；桂枝、細辛、乾薑在發熱狀態下，可擴張皮膚血管使之發汗、解熱，助麻黃以解表散寒，祛其在外之邪，內以溫脾化飲，杜絕生痰之源；半夏燥濕化痰，止咳平喘；白芍、五味子有滋養強壯作用，斂肺氣，防傷肺耗津，抑制發汗過多；甘草化痰和藥。諸藥合用，外散風寒、內化痰飲，用治外寒引動內飲之證。

【功效】發汗行水、治咳平喘。

【主治】風寒客表、水飲內停、惡寒發熱、無汗、咳嗽、喘息、痰多而稀、苔潤滑、不渴飲、脈浮緊者。治痰飲咳喘或身體疼重，肢面浮腫者。

【臨床應用】感冒、流感、支氣管炎、氣喘、支氣管擴張、肺氣腫、百日咳、肋間神經痛、急慢性腎炎、水腫、結膜炎、濕疹、水疱、腹水、肥厚性鼻炎、過敏性鼻炎、唾液過多症。

【使用注意】痰飲屬熱性（如痰黃稠者），或虛性咳喘證，均非本方所宜。

【運用】

- 咳喘較重：加杏仁、蘇子。

- 痰涎較多：加遠志、茯苓。

- 咳喘胸悶：加厚朴、陳皮。

- 鼻塞聲重：加防風、薄荷。

- 痰壅咽逆不利：加萊菔子。

- 痰多：加貝母。

- 虛寒喘急：加茯苓、杏仁。

- 發熱咽痛：加桔梗、石膏。

- 肺熱喘渴：加黃芩、石膏。

- 陰虛夜咳甚：合百合固金湯。

【比較】本方可用治外感風寒傷肺而導致喘急。定喘湯偶治哮吼表寒的喘息為主。表實內熱者 宜大青龍湯。大、小青龍湯治表之藥同，而治裡之藥有別。

麻杏石甘湯

【別名】麻杏甘石湯。

【組成】麻黃 8、杏仁 6、石膏 16、甘草 4。

【說明】本方重在清肺平喘、解熱、止咳。可治外感風邪、熱鬱於肺所致的發熱、口渴、無汗或有汗、咳嗽氣急、苔薄白或黃、脈浮數等。本方在傷寒論中所指無大熱，乃指體表無熱，而裡有熱，所以不惡寒而伴有煩渴、咳嗽等。如果用於咳嗽聲緊無痰者效果甚佳。

本方適用於風熱犯肺，或風寒鬱而化熱、壅閉肺氣之證。方中石膏分量為麻黃之二倍餘，借以兼制麻黃辛溫之性，並使之轉為辛涼清熱之用，兩藥合

用，清宣肺中鬱熱而定喘；杏仁宣降肺氣，協同麻黃以平喘；甘草益氣和中，調和諸藥，與石膏相配，甘寒可生津止渴，並可防其大寒傷胃。

【功效】清肺平喘、止咳。

【主治】外感風邪、身熱不解、咳嗽、呼吸促迫。外感風寒、肺熱壅盛證、喘逆氣急甚或鼻翼煽動、口渴、舌苔薄黃、脈浮滑而數。

【臨床應用】急性支氣管炎、肺炎、支氣管氣喘、呼吸困難、氣喘、百日咳、副鼻竇炎、蕁麻疹、感冒、麻疹、痔疾。

【使用注意】若屬風寒喘咳、虛證咳喘，則不宜使用。

【運用】

- 小兒肺熱喘息：加萊菔子、桑白皮。
- 喘重：加蘇子、葶藶子、桑白皮。
- 熱重：加蒲公英、魚腥草、黃芩、蘆根、金銀花。
- 痰多黃稠：加栝樓、川貝母。
- 氣喘：加葶藶子、地龍、射干。
- 肺熱甚：加魚腥草、車前草、黃芩。
- 煩躁口渴：加黃柏、知母。
- 發熱惡風：加柴胡、白芍。
- 痰深難出：加桔梗、栝樓仁。
- 痰中夾血：加白茅根、側柏葉。
- 肺炎喘甚：合瀉白散。

【比較】本方以治清宣肺熱、汗出而喘為主。麻黃湯以治發汗宣肺並重、無汗而喘為主。麻黃湯證，亦會有喘，乃表有熱而無汗。麻杏甘石湯係因裡有熱而喘。一般支氣管炎等上呼吸道症狀，以麻黃湯發汗、熱去之後尚有喘咳者，使用本方。

- 越婢湯：由麻黃、生薑、石膏、甘草、大棗五味組成，主治風水證，有宣肺瀉熱、利水消腫之功。
- 銀翹麻杏石甘湯：本方加金銀花、連翹，治同本方，增強原方清熱解毒之力。

- 蘇葶麻杏石甘湯：本方加蘇子、葶藶子，治本方證咳喘痰多氣逆甚者。

辛夷散

【組成】辛夷 2.5、川芎 2.5、木通 2.5、細辛 2.5、防風 2.5、藁本2.5、升麻2.5、白芷2.5、甘草2.5、茶葉2.5。

【說明】本方乃治鼻病之方劑。能散風寒、通鼻竅。適用於治感冒、頭痛、鼻中壅塞、涕出不已，或鼻生瘜肉、氣息不通、不聞香臭等症狀。

本方適用於風寒襲肺、肺氣壅塞所導致鼻竅不通或兼夾頭痛者。方中防風、白芷、藁本辛散風寒、芳香通竅；辛夷散風寒通鼻竅，升麻發表升陽，兩藥皆能引胃中清陽之氣上升，而能輕宣通竅；細辛祛風散寒止痛，辛香通竅；川芎祛風止痛；茶葉上清頭目；甘草調和諸藥。諸藥合用，既可疏風散寒、宣發肺氣、通竅利鼻、勝濕止痛。

【功效】祛風止痛、通竅。

【主治】感冒頭痛、鼻塞、鼻涕、鼻中壅塞、涕出不已，或鼻息不通，不聞香臭。

【臨床應用】鼻炎、副鼻腔炎、過敏性鼻炎、肥厚性鼻炎、鼻息肉、鼻塞、頭痛、感冒、蓄膿症。

【使用注意】

- 過敏性鼻炎日久不癒，肺氣偏虛者，服用本方證候改善後，必須以溫補肺氣兼固表之方劑調理之，否則容易復發。
- 鼻涕黃稠者慎用。

【運用】

- 蓄膿腫痛：加葛根、天花粉、桔梗、蒼耳子。
- 鼻塞甚者：加蒼耳子、石菖蒲。
- 惡寒咳嗽者：加荊芥、紫苑、杏仁。
- 頭痛甚者：加羌活、荊芥、紫蘇葉。
- 夾濕蓄膿者：加蒼朮。

- 上焦熱甚者：合涼膈散。

【比較】本方用於治鼻塞屬於風寒型的感冒，止痛作用較強，但藥性偏向溫燥。蒼耳散以治傷風感冒後，經久不癒，流涕腥臭，牽引額頭疼痛為主。

人參敗毒散

【組成】人參 3、羌活 3、獨活 3、柴胡 3、川芎 3、枳殼 3、桔梗 3、茯苓 3、甘草 1.5、生薑 3、前胡 3、薄荷 0.5。

【說明】本方原為兒科方劑，因小兒元氣未充，抗病力弱，感受外邪，因正氣不足、不易鼓邪外出，故補氣兼解表藥合用，以扶正兼祛邪。本方乃發表清風熱、濕熱、鎮痛、祛痰之劑。凡感冒風邪、憎寒、壯熱、頭項強痛、肢體痠痛、無汗、鼻塞聲重、咳嗽有痰、時疫、痢疾、瘡瘍等有上述症狀者，皆可使用。

方中人參益氣扶正；羌、獨並用，善於發汗解表，祛風除濕，與人參合用，更加有祛邪外出之力，加強解表之效；川芎辛溫芳香，既可助羌、獨以發汗祛表邪，又可活血行氣，加強宣痹止痛之效；柴胡解肌退熱；桔梗、枳殼、前胡、茯苓宣降肺氣，理氣化痰；甘草調和諸藥，再加入少量生薑、薄荷可增辛散解表之功。本方亦可用於病邪由表陷裡而成的痢疾、泄瀉證。

【功效】發汗解表、散風祛濕、益氣扶正。

【主治】正氣不足、外感風寒濕表證。惡寒壯熱、頭項強痛、肢體痠痛無汗、鼻塞聲重、咳嗽痰白、胸膈痞滿、舌苔白膩、脈浮濡或浮數而重按無力者。

【臨床應用】感冒、流行性感冒、咳嗽頭痛、鼻塞、蕁麻疹、濕疹、眼疾、皮膚疾患、瘡癰初起、小兒感冒發熱、痰多、支氣管炎、瘡瘍、麻疹、痢疾。

【使用注意】本方為辛溫香燥之品，對暑濕或暑熱蒸迫腸中而成痢疾、泄瀉者不宜使用。

【運用】

- 口乾舌燥：加黃芩。
- 腳氣：加大黃、蒼朮。
- 皮膚癢：加蟬蛻。

- 熱甚：加黃芩、黃連。
- 表證甚者：加荊芥、防風、黃芩。
- 皮膚瘙癢：加金銀花。
- 咳嗽：加紫苑、款冬花。
- 鼻塞：加辛夷、蒼耳子。
- 熱毒便秘：加大黃、芒硝。
- 風毒發疹：可合消風散。
- 發熱風寒：可合升麻葛根湯。

【比較】本方與麻黃湯同治惡寒發熱、頭痛無汗之表寒證。本方治療氣虛而邪實、風邪夾濕、肺氣鬱咳嗽有痰者為主。麻黃湯乃以治療邪實而正不虛、風邪外襲、肺氣逆而喘者為主。

十神湯

【組成】葛根 7、升麻 2、川芎 2、紫蘇葉 2、麻黃 2、白芷 2、赤芍 2、香附子 2、陳皮 2、甘草 2、生薑 2。

【說明】本方是感冒或流感常用方劑。方中麻黃疏風散寒，解太陽經之表證；升麻、葛根解表退熱以散陽明經之表證；紫蘇葉、白芷、川芎能疏風散寒；陳皮、香附子行氣以解氣滯；赤芍和陰於發汗之中；甘草益氣和中調和諸藥。

【功效】散風寒、祛風濕。

【主治】風寒濕外感、無汗頭痛、口苦腹脹、咳嗽身重。治時氣瘟疫、兩感風寒、頭痛發熱、惡寒無汗、咳嗽鼻塞聲重、舌淡紅、苔白薄、脈浮緊。

【臨床應用】感冒頭痛、發熱惡寒、咳嗽、鼻塞、聲重、肢體痠痛、胸悶。

【使用注意】多汗體質忌用。

【運用】

- 發熱頭痛：加細辛、石膏、羌活、細辛。
- 鼻塞：加辛夷、蒼耳子。

- 脘腹痞滿嘔吐或泄瀉：加香薷、佩蘭、蒼朮。
- 胸悶：加枳殼、桔梗。
- 潮熱：加黃芩、麥門冬。
- 便秘：加大黃、芒硝。
- 痢疾：加枳殼、黃連。
- 納呆：加白朮、砂仁、木香。

銀翹散

【組成】金銀花 5、連翹 5、薄荷 3、淡豆豉 2.5、荊芥 2、淡竹葉 2、蘆根 2、牛蒡子 3、桔梗 3、甘草 2.5。

【說明】適用於外感風熱，為辛涼解表之代表方劑之一。本方為辛涼透表、清熱解毒，故能消炎、利咽、祛痰，乃強而有力的發汗解熱、抗菌消淡劑。適用於治一切外感初起的熱性病、傳染病之不惡寒但發熱及有汗熱不解者。亦可治療頭痛、口渴、咳嗽、咽痛、舌苔薄白或薄白或薄黃、脈浮而數等症狀。

方中金銀花、連翹清熱解毒，且清中有透，具辛涼透表之效；配伍薄荷、牛蒡子疏散風熱。清利咽喉；淡豆豉、荊芥疏風透表，雖屬辛溫，但溫而不燥，且與清熱諸藥同用，可加強辛涼透表之力，佐以淡竹葉清上焦之熱，增強金銀花、連翹清熱解毒之功；桔梗宣肺利咽，與甘草合用有化痰止咳之效；蘆根清熱生津止渴；甘草調和諸藥。

【功效】辛涼解表、清熱解毒。

【主治】外感風熱、溫病初起、發熱不惡寒、頭昏、頭痛、咳嗽口渴、咽痛、無汗或有汗不暢、舌邊尖紅、苔薄白或薄黃、脈浮數。

【臨床應用】感冒、流行性感冒、咽喉炎、扁桃腺炎、流行性耳下腺炎、急性支氣管炎、肺炎、流行性腦脊髓膜炎、麻疹、上呼吸道感染、藥物性皮炎、腸病毒、蕁麻疹、濕疹、耳下腺炎、咳嗽、胸悶、牙痛、目赤、耳下腺炎、小便赤濁。

【使用注意】

* 本方春、夏二季使用，療效較佳。
* 本方乃適用治純熱無濕的表熱證，若有熱有濕者即不宜使用。

【運用】

* 項腫咽痛者：加馬勃、玄參。
* 熱漸入裡：加生地黃、麥門冬。
* 熱再不解或小便短者：加黃芩、栀子、知母。
* 瘡癰初起而有風熱表證者：加蒲公英、紫花地丁、大青葉。
* 熱甚咽喉腫痛：加板藍根、黃芩、石膏。
* 表證明顯：加蟬蛻、殭蠶、蔥白。
* 心煩裡熱甚：加栀子、知母、黃芩。
* 渴甚：加天花粉、石膏。
* 咳嗽甚：加杏仁、款冬花。
* 胸悶、納差：加藿香、鬱金。
* 肺氣不宣咳嗽：合麻杏石甘湯。

【比較】本方功能疏風解表、清熱解毒。桑菊飲有疏散風熱、宣肺止咳之功能。

九味羌活湯

【組成】羌活 2、防風 2、蒼朮 2、細辛 1、川芎 2、白芷 2、生地黃 2、黃芩 2、甘草 2、蔥白 3、生薑 3。

【說明】本方證為外感風寒濕邪侵犯肌表，裡有蘊熱所致，本方能發汗祛濕，兼清裡熱。可治外感風寒濕邪、惡寒發熱、肌表無汗、頭痛、頸項脊強硬、肢體痠痛、口苦而渴者。適用於治風寒性感冒、寒重、熱輕無汗，及風濕性關節炎、纖維組織炎、屬於風寒濕邪外侵導致者等證。

方中羌活辛苦而溫、發汗解表、祛風除濕、通痹止痛為君；防風、蒼朮助君藥加強發汗祛濕之力；細辛、川芎、白芷宣散風寒、通行氣血、去除頭痛身

疼；黃芩、生地黃清泄裡熱，可兼制約辛溫藥之燥，以防傷津，均為佐藥；甘草調和諸藥，以為使也。

【功效】發汗、祛濕兼裡熱。

【主治】外感風寒濕邪、惡寒發熱、肌表無汗、肢體痛楚、頭痛項強。

【臨床應用】感冒、流行性感冒、坐骨神經痛、頸肩腕症候群、腰痛症。

【使用注意】本方藥偏溫燥，外感風寒不夾濕者或陰虛氣弱者慎用。

【運用】

- 寒邪較重：加附子。
- 裡實便秘：加大黃。
- 裡熱較重：加石膏、知母。
- 兼咳嗽有痰：加杏仁、前胡。
- 口渴：加石膏、知母。
- 頭痛甚者：加藁本。
- 肢體痠痛甚者：倍用羌活。
- 頸背強硬：加葛根。
- 濕重胸滿：加厚朴、枳殼、佩蘭。
- 咳喘：加杏仁、紫菀、款冬花、麻黃、蘇子。
- 裡熱甚：加黃連、知母。
- 頭痛甚：加蔓荊子、藁本。
- 惡寒壯熱：加桂枝、柴胡。
- 汗下兼行：加大黃。
- 熱甚者：加石膏、知母。
- 表熱甚者：加金銀花、連翹。

【比較】本方與麻黃湯皆可於治療感冒頭痛、發熱者。本方以療解表、鎮痛、口苦而渴者為主。後者治解表、鎮痛外，又能治平喘為主。

柴葛解肌湯

【組成】柴胡 2.5、葛根 2.5、黃芩 2.5、石膏 2.5、白芍 2.5、羌活 2.5、白芷 2.5、桔梗 2.5、甘草 2.5、生薑 2、大棗 2。

【說明】此方代替葛根湯，為發汗、解熱、鎮痛之劑。適用於治感冒風寒，能解肌清熱。方中羌活能散太陽經之餘邪；葛根、白芷為陽明經藥，可解陽明經之邪熱；柴胡則用於防少陽初入之邪；佐以石膏、黃芩清其裡熱，復用白芍收斂，使散而不令過汗；桔梗載藥上行而兼治咳；甘草調和諸藥、通調表裡，配白芍又可緩急止痛。

【功效】解肌清熱、清熱解肌、緩急止痛。

【主治】感冒風寒、鬱而化熱、惡寒漸輕、身熱增盛、目痛鼻乾。太陽陽明合病、頭目眼眶痛、鼻乾不眠、發熱惡寒、無汗、脈微洪。

【臨床應用】感冒、流行性感冒、四肢煩痛、頭痛、口渴、不眠、鼻乾、衄血、肺炎及其他熱性病。流行性感冒引發頭目眼眶痛。

【使用注意】

• 凡病屬太陽未入陽明者禁用本方，以防引邪入裡。

• 忌辛辣、刺激、油膩之品。

• 外感初起風寒表證甚，無內熱者，慎用。

【運用】

• 風寒頭痛：加防風、川芎。

• 濕熱煩渴：加茵陳蒿、薄荷。

• 嘔吐痰涎：加半夏、茯苓。

• 口乾舌燥：加天花粉、知母、蘆根。

• 咳嗽痰稠：加栝樓實、貝母。

• 傷暑發熱：合三物香薷飲。

【比較】本方能清熱解肌與袪風並用，以感冒風邪、裡已化熱、熱盛寒輕、頭痛肢疼為主。荊防敗毒散用於外感風寒夾濕之表實證，以療頭項強痛、胸悶咳嗽、鼻塞、苔白膩等為主。

荊防敗毒散

【組成】荊芥 3、防風 3、羌活 3、獨活 3、柴胡 3、薄荷 1、連翹 3、桔梗 3、枳殼 3、川芎 3、前胡 3、甘草 0.5、生薑 3。

【說明】本方適用於外感病初起之表寒證。有發汗解表、散風祛寒、鎮靜、鎮痛、抑制流感病毒和抗關節炎作用。主治外感風寒夾濕之常用要方，可去風濕、止疼痛。症見怕冷發熱、頭痛、項強、肢體痠痛、發赤腫痛、無汗、胸悶、咳嗽、鼻塞聲重、舌苔白、脈浮。

方中荊芥、防風為君，取辛溫而收，散風解表之功，增發汗之力；羌活、獨活、川芎、生薑發散風寒濕邪，治頭痛身痛；柴胡、薄荷升清透表，散肌表之熱；前胡、枳殼、桔梗下氣化痰，可治咳嗽胸悶；茯苓、甘草益氣健脾，以顧胃氣。

【功效】辛溫解表、散風祛濕、消瘡止痛。

【主治】外感風寒、身痛、咳嗽、鼻塞聲重、瘡瘍初起、有表證者。外感風寒濕邪、惡寒發熱、頭痛項強、肢體痠痛、腮腫、無汗、鼻塞、咳嗽有痰、苔薄白、脈浮或浮緊。

【臨床應用】感冒、流行性感冒、流行性耳下腺炎、皮膚病、慢性關節風濕病、濕疹、接觸性皮炎、麻疹、銀屑病、皮膚搔癢症、關節炎、支氣管炎、鼻炎、癰瘡腫毒。

【使用注意】

• 忌生冷、油膩品。

• 本方藥性偏於辛溫香燥，以外感風寒夾濕者使用為宜，若濕而兼熱者，即不宜使用。

【運用】

• 瘡瘍腫甚痛急：加黃連解毒湯。

• 大便不通：加調胃承氣湯。

• 咽痛：加射干、山豆根。

• 蕁麻疹：加消風散。

- 感冒筋骨痛：加葛根湯。

- 瘡瘍腫毒：加金銀花。

- 皮膚瘙癢：加苦參、牛蒡子、蒼朮。

- 胸膈痞悶：加厚朴。

- 風寒咳嗽：加杏仁、牛蒡子。

- 納呆胸悶：加藿香、炒麥芽。

【比較】本方以治療流感、四肢痠痛以及瘡瘍腫痛初起者為主。九味羌活湯以治療感冒風寒、肢體痠痛而有口苦、口乾者為主。

麻黃湯

【組成】麻黃 9、桂枝 6、杏仁 5、炙甘草 3。

【說明】本方為傷寒論中治外感的代表方劑之一，歷代以來應用廣泛。能發汗解表、宣肺平喘，適用於治風寒表實證。以外感風寒、頭痛發熱、身痛、骨節疼、惡寒、惡風、胸滿、咳嗽、喘息、無汗、脈浮緊為主要目標。

方中麻黃苦辛而溫，發汗解表、宣肺平喘；桂枝解肌祛風，助麻黃發汗；杏仁宣降肺氣，增強麻黃平喘之力；炙甘草調和諸藥，且防大汗傷津。諸藥合用，發汗解表、祛風散寒，使毛竅腠理開通、肺氣宣暢，邪得汗出而解。

【功效】發汗解表、宣肺平喘。

【主治】外感風寒、惡寒發熱、頭疼身痛、無汗而喘、苔薄白、脈浮緊的表實證。

【臨床應用】流行性感冒、支氣管炎、支氣管喘息、過敏性鼻炎、感冒、上呼吸道感染、神經痛、關節炎。

【使用注意】

- 本方為峻汗之劑，只宜暫用，不可久服，一劑汗出，不需再服。

- 瘡家、衄家、淋家以及咽喉乾燥者慎用。

- 若外邪入裡化熱或麻疹已透，瘡瘍已潰，虛性水腫、吐瀉失水等證，不宜使用。

- 本類方劑宜飯後服，禁食生冷、油膩。

【運用】

- 風濕關節炎、腳氣、發疹：加薏苡仁。

- 身煩疼痛：加蒼朮。

- 高熱：加金銀花、連翹、蒲公英、蘆根、魚腥草。

- 痰黃稠：加黃芩、栝樓、貝母。

- 咳嗽不暢：加桔梗。

- 如兼項背強急：重加葛根。

- 夾濕：加白朮、防己。

- 兼裡熱：加石膏、重用麻黃。

- 咳嗽：加桑白皮、紫蘇葉、陳皮、茯苓。

【比較】本方可發汗宣肺，以治療無汗而喘為主。大青龍湯可發汗解表，以治清熱除煩為主。

- 大青龍湯：本方加石膏、生薑，解表清裡熱，治發熱惡寒、寒熱俱重、身體無汗而煩躁。

- 華蓋散：本方去桂枝，加桑白皮、蘇子、陳皮、茯苓，治咳逆上氣、痰吐不利、呀呷有聲者，有宣肺化痰平喘之功。

- 三拗湯：本方去桂枝，治感冒風寒、咳嗽鼻塞。

- 麻杏薏甘湯：本方去桂枝，加薏苡仁，治風濕一身盡痛、發熱日晡甚者。

葛根湯

【組成】葛根 6、麻黃 4.5、大棗 4、桂枝 3、白芍 3、甘草 3、生薑 4.5。

【說明】本方適用於太陽傷寒證兼頸項不舒者，或太陽與陽明合病下痢者。本方係由桂枝湯加入葛根、麻黃而成。能發汗兼解肌，是感冒常用方。本方適用範圍很廣，不只限於感冒，不論有無發熱、惡寒。凡脈浮有力、項背部筋肉有緊張感、不出汗、惡風及炎症充血，或急性痙攣或腸胃症的下痢，或上呼吸道、喉頭、過敏性的結膜炎，皆可使用，效果甚佳。

方中桂枝湯，發表解肌、調和營衛，加麻黃以增發汗祛邪之功；加葛根以生津舒經，並助桂枝、麻黃解表，並有止痢之效。

【功效】辛溫解表、生津舒筋。

【主治】發熱惡寒、無汗、頭痛身痛、項背強痛。頭痛身疼、發熱無汗、惡風、項背強直，或下痢或口噤不得語、欲作剛痙、苔薄白、脈浮。

【臨床應用】感冒、流行性感冒、頸椎病、腹瀉、蕁麻疹、感冒、流行性感冒、頭痛、肩頸項背強直痠痛、齒痛、發疹、角膜炎、結膜炎、中耳炎、鼻塞、淋巴腺炎、猩紅熱、神經痛、風濕、赤痢初期等。

【使用注意】

• 外感風寒表虛證者禁用，汗出惡風者禁用。

• 風熱證者慎用。

【運用】

• 咳嗽、多痰，或嘔吐時：加半夏。

• 咳嗽，痰難吐出時：加杏仁、款冬花。

• 口渴尿量少：加五苓散。

• 高血壓之肩凝、胸脇苦滿：加柴胡加龍牡湯。

• 五十肩：加薏苡仁。

• 肩背痛胸鈍痛、月經不順、神經症狀顯著：加加味逍遙散。

• 四肢疼痛、肩背拘：加獨活、地黃。

• 慢性副鼻竇炎、鼻塞、頭重者：加川芎、辛夷。

• 頭痛眩暈：加川芎茶調散。

• 筋骨痠痛：加荊防敗毒散。

• 熱甚、煩躁、口渴：加石膏、知母。

• 咽痛、發熱：加石膏、桔梗。

• 腹痛下痢：加黃連、黃芩。

• 煩渴吐逆：加黃連、半夏、茯苓。

• 肩臂不舒：加桑枝、桂枝。

- 皮膚癢：加殭蠶、蒺藜。
- 鼻炎：加辛夷、蒼耳子。

【比較】本方能發汗兼解肌，可用於治療項背強直痠痛、炎症充血、赤痢或急性痙攣。九味羌活湯能發汗袪濕兼清裡熱，有解表、肩凝、鎮全身痠痛之功用。

桂枝湯

【組成】桂枝 6、白芍 6、生薑 6、甘草 4、大棗 5。

【說明】本方配伍嚴謹，發中有補，散中有收，乃古之名方也。方中桂枝辛溫解表，溫經通陽；白芍酸苦微寒，養血斂陰，桂、芍等量相配，一散一收，既可發汗以散肌表之邪，又可止汗而不留邪；生薑辛溫，既可助桂枝解肌散寒，又可溫胃止嘔；大棗甘平，能益氣和中、補脾生津，薑棗相配可升騰脾胃生發之氣，而調和營衛；炙甘草益氣和中，調和諸藥。諸藥合用，調陰陽和營衛，無論外感病或雜病均可加減使用。

【功效】解肌發表、調和營衛。

【主治】外感風寒、頭痛發熱、汗出惡風、鼻鳴乾嘔、苔白不渴、脈浮緩的表虛證、苔薄白、脈浮弱或浮緩。

【臨床應用】感冒、流行性感冒、寒冷蕁麻疹、皮膚搔癢症、濕疹、神經痛筋肉痛、多汗症、過敏性鼻炎、肩凝、神經痛、冷性腹痛、陰萎、氣喘、虛弱體質之改善。

【使用注意】

- 本方忌用表實無汗、表汗裡熱、無汗煩躁及溫病初起、發熱口渴、咽痛脈數者。
- 凡外感濕邪、平素嗜酒、內有濕熱者，禁用。

【運用】

- 微喘或氣喘：加厚朴、杏仁。
- 頸項痠痛：加葛根。

- 陽虛多汗：加附子。
- 體弱易感：黃耆。
- 肩周圍炎：加薑黃、丹參、當歸。
- 腹痛：倍加白芍。
- 惡寒無汗：加麻黃、葛根。
- 熱多寒少：加石膏、知母。

【比較】

- 桂枝龍骨牡蠣湯：即本方加龍骨、牡蠣，主治精血衰少、陰陽兩虛、男子遺精、女子夢交、少腹拘急、目眩、髮落、遺尿等。
- 桂枝加附子湯：本方加附子，治太陽病發汗、遂漏不止、惡風、小便難、四肢微急。
- 桂枝白芍佑母湯：即本方加知母、麻黃、防風、白朮、附子，主治風寒濕邪痹著關節、筋骨、經絡，日久不去，部分邪氣化熱、關節腫痛、體瘦腳腫等。

麻杏薏甘湯

【組成】麻黃 5、杏仁 4、甘草 10、薏苡仁 5。

【說明】本方能疏風祛濕、通經解表，用治風濕之劑。此由發汗時當風，或久受寒冷所襲而引起者，故發病時全身疼痛，尤其是傍晚前熱必增劇是本方適用之主要證候。至於皮膚常有汗出，或浮腫或枯燥沒有光澤，或頭皮屑多者、亦可使用。

本方適用於傷於汗出當風，或久傷取冷致風濕相搏，滯留肌表的表實證。方中麻黃解表宣肺，為治水濕在表在上之要藥，水濕在上者，宜以汗解是也，杏仁宣降肺氣，薏苡仁健脾利濕，三藥合用，輕清宣化在表之風濕；甘草調和諸藥。

【功效】解表除濕、宣利肺氣。

【主治】風濕表證，一身盡痛、關節痛甚則不可屈伸、發熱、日晡所劇，舌苔

黃而微膩、脈滑而數。

【臨床應用】支氣管炎、鼻炎、風濕性關節炎、扁平疣、雞眼、胼胝、蕁麻疹、關節疼痛、濕疹、筋肉風濕、凍傷、白癬、筋肉痛、神經痛、皮膚生疣、手掌角皮症、凍傷、皮膚枯燥、頭皮屑。

【使用注意】用本方後，有微汗當避風。

【運用】

- 激烈疼痛、關節脹疼：合芍藥甘草湯加或白朮、附子。
- 小便不利：加木通、生地黃。
- 關節疼痛：加羌活、獨活。
- 皮膚瘙癢：加金銀花、連翹。
- 足底胼胝或雞眼：加川牛膝。

【比較】本方以治療實證之全身盡痛、發熱，尤其傍晚前轉劇者為主。防己黃耆湯用於治虛症之氣虛水腫、脈浮身重、汗出怕風為主。

麻黃附子細辛湯

【組成】麻黃 8、炮附子 5、細辛 8。

【說明】本方治療少陰病，陽虛表寒證。有強心、發汗、鎮痛之作用。多用於出現虛弱體質者的外感初期，其症狀為惡寒、微熱、脈沉細、全身倦怠、無氣力、嗜臥、顏色蒼白。此外，亦用於身體疼痛、手足冰冷、咳嗽、喀吐稀薄的痰、小便稀薄而多，間亦發生浮腫與小便不利等證。

方中麻黃辛溫發汗，解表散寒；附子溫經助陽，散寒止痛，共為君藥，二味合用，可提振陽氣、開泄皮毛、鼓邪外出，而無汗出傷陽之慮。佐以細辛通溫表裡，既能協助麻黃發汗解表，又能助附子溫經散寒。藥雖僅三味，能使外感之寒邪得以表散，裡虛之陽得以回補，共成助陽解表之功。

【功效】溫經解表。

【主治】陽虛外感表寒證，惡寒較重、發熱，但欲寐、無汗、脈沉者。

【臨床應用】上呼吸道感染、支氣管炎、哮喘、間質性肺炎、自發性氣胸、

風濕性心臟病、面神經麻痺、頭痛、關節炎、尿路結石、遺尿、腎炎，尿滯留、過敏性鼻炎、視神經萎縮、蕁麻疹、慢性咽喉炎、虛弱者及老人的感冒、流行性感冒、肺炎、喘息、頭寒腳冷、喀痰稀薄、鼻炎、蓄膿症、風濕症。

【使用注意】 本方所治之證，是指陽虛外感，而非陽衰。若是陽衰，已見下痢清穀，縱有外感，不能再發其汗，否則厥逆亡陽。

【運用】

* 頭部冷痛甚者：加防風、川芎。
* 慢性支氣管炎、哮喘（屬寒者）：加二陳湯。
* 風濕痺痛：加疏經活血湯。
* 胸悶：加丹參、赤芍。
* 氣虛：加黃耆、甘草。
* 陽虛水腫外感風寒者：可合真武湯。
* 頑固性頭痛：可合桂枝湯。

【比較】 虛冷型的低血壓使用本方。如果症狀有心悸、眩暈時，可改用苓桂朮甘湯。

升麻葛根湯

【組成】 升麻 9、葛根 6、白芍 6、甘草 3。

【說明】 本方能解肌透疹、清熱解毒，乃透發麻疹的常用方。用治痘疹未發或已發而不透、身熱頭痛，或有下痢。亦適用於治療時氣溫疫、頭痛發熱、肢體煩疼。

方中升麻甘辛微寒，透疹解毒；葛根甘辛平，解肌透疹，生津止渴，二味相配，不但清熱解肌之功倍增，且透疹之力更著；白芍和營瀉熱與甘草同用，養陰和中，甘草調和諸藥，益氣解毒。

【功效】 升陽解肌、透表解毒。

【主治】 治陽明傷寒中風，頭疼身痛、發熱惡寒、無汗、口渴、目痛、鼻乾不

得臥。麻疹未發或發而未透，證見發熱惡風，頭痛體疼、噴嚏、咳嗽、目赤流淚、口渴、舌紅苔乾、脈浮數。

【臨床應用】 麻疹、猩紅熱、水痘、病毒性肺炎、帶狀疱疹、銀屑病、扁桃腺炎、皮膚病、眼疾、流行性感冒。

【使用注意】 本方適用治麻疹未透發時，若麻疹已透發者，不可使用。

【運用】

- 口渴：加石膏、麥門冬、天花粉。
- 麻疹發而未透者：加蟬蛻、薄荷、荊芥。
- 疹出不透，偏陰虛者：加玄參、麥門冬、知母。
- 疹出不透，偏陽虛者：合麻黃附子細辛湯或參附湯。
- 熱甚而喘者：合麻杏石甘湯。
- 咳嗽喘急：加桑白皮、桔梗。
- 咽痛：加桔梗、甘草。
- 頭痛：加川芎、白芷。
- 身痛背強：加羌活、防風。
- 上膈熱甚：加黃芩、薄荷。
- 高熱不退：加柴胡、黃芩、防風。

【比較】 本方用治頭痛發熱、身疼及痘疹未出透時為主。而葛根湯以治頭痛、發熱惡寒、無汗、項背強硬為主。

清熱劑

由清熱藥為主組成的方劑，稱為「清熱劑」，用來醫治熱證、火證，又稱「瀉火劑」，其應用的藥物多係寒性、涼性藥。主要作用係專攻病邪之化熱、化火之證候。火熱證有氣分、血分之差異及實熱、虛熱之分別，故在治療上亦可分為清氣分熱、清營涼血、氣血兩清、瀉火解毒、清臟肺熱、清諸經熱等類別。

- 清熱瀉火：如白虎湯。

- 清熱解毒：如黃連解毒湯。
- 清熱涼血：如清營湯。
- 清虛熱：如青蒿鱉甲湯。
- 清熱解暑：如青絡飲。

使用清熱劑的注意事項

- 必須先辨別熱證之真假，倘係真熱假寒，應用清熱劑。若屬假熱真寒，該用溫裏回陽之方劑。
- 應依病勢之輕重及患者體質之強弱投予適宜藥量。
- 投清熱劑熱如仍不退，應改用滋陰壯水法。

白虎湯

【組成】石膏 16、知母 6、甘草 2、粳米 8。

【說明】本方所治乃外感寒邪、入裡化熱，或溫邪傳入氣分的實熱證。方中石膏辛甘大寒，能清泄肺胃，使肺胃之熱內外分消；知母助石膏清泄肺胃之實熱，性味雖辛苦而寒，但質潤而無化燥之弊，二藥配伍，相須為用，清熱除煩之力尤強；甘草、粳米益胃生津，使大寒之劑無傷胃之虞。

【功效】清熱生津。

【主治】陽明氣分熱盛，壯熱面赤、煩渴引飲、汗出惡熱、脈洪大有力，或滑數、口乾舌燥。

【臨床應用】感冒、麻疹、丹毒、猩狂熱、高熱口渴、煩躁、皮膚瘙癢症、日射症、肺炎、麻疹、流行性腦膜炎、糖尿病、風濕性關節炎、中暑口腔潰瘍、牙齦炎、麥粒腫、心肌炎、結膜炎、流感、白喉、猩紅熱、濕疹、乾癬、皮膚癢、腸熱。

【使用注意】

- 本方為寒涼清泄重劑，面色恍白，氣虛發熱者不宜使用。
- 表證未解，或已見陽明腑實證者，不宜使用。
- 氣虛發熱面色蒼白，脈雖大但重按無力者，屬氣虛發熱，不宜使用。

【運用】

- 氣虛消渴：加人參，名人參白虎湯。

- 濕溫身重：加蒼朮，名白虎加蒼朮湯。

- 溫瘧骨節煩痛：加桂枝，名白虎桂枝湯。

- 熱盛：加金銀花、板藍根。

- 口腔炎：合導赤散。

- 往來寒熱，熱多寒少：加柴胡、黃芩。

- 便秘：加大黃、芒硝。

- 牙齦腫痛：加升麻、黃連、黃芩、白芷。

- 胃氣上逆、心下痞悶：加半夏、竹茹。

【比較】

- 白虎加人參湯：即白虎湯加人參，治白虎湯證兼見煩渴不止、身體倦怠、熱盛津氣兩傷者。

- 白虎加桂枝湯：本方加桂枝，用治風濕性關節炎、有清熱解肌、通絡止痛。

- 白虎加蒼朮湯：本方加蒼朮，治濕溫、憎寒壯熱、口渴、一身盡痛。

五味消毒飲

【組成】金銀花 30、菊花 15、蒲公英 30、紫花地丁 15、天葵子 15。

【說明】本方五味藥都能清熱解毒，其中菊花、紫花地丁、天葵子對疔毒有較好的療效，各藥相須為用，效力更強。

【功效】清熱解毒、消散疔癰。

【主治】各種疔毒、癰瘡癤腫、局部紅腫熱痛、瘡形如粟、堅硬根深如丁狀、舌紅苔黃、脈數。

【臨床應用】各種感染性疾病、蜂窩性組織炎、急性淋巴管炎、急性乳腺炎、結膜炎、腎盂炎、泌尿系感染、子宮頸炎、扁桃腺炎、中耳炎、肺膿瘍、肝膿瘍、敗血症、癰、癤、瘡、疔及其他感染性疾病屬熱毒者。

【使用注意】陰證疽類局部不紅腫者禁用。

【運用】

* 急性扁桃腺炎咽喉炎：加金銀花、連翹、牛蒡子、射干或合銀翹散使用。

* 蜂窩性組織炎初期：加當歸、赤芍，亦可外敷。

* 急性腎盂炎：加黃芩、黃柏、柴胡。

* 預防術後感染：加丹參、赤芍、川芎。

* 惡寒發熱有外邪者：加荊芥、薄荷、防風。

導赤散

【組成】生地黃6、甘草6、木通6、淡竹葉6。

【說明】本方適用於心經與小腸經有熱之證。具有滋陰清心利小便的作用。治急性膀胱炎、尿道炎的方劑。以小便赤濇不利，反時作痛或口生瘡為本方治療的目標。如果腸胃黏膜發炎而大便反見溏泄者，使用本方可導熱從小便出而奏治效。

心火上炎，故見面赤口渴、口舌生瘡；心移熱於小腸，故小便短赤而濇，尿道澀痛、本方能引心經之熱從小便出，則諸證自除。

方中生地黃涼血養陰清熱；木通降火利水，二藥合用，利水而不傷陰；竹葉清心除煩，引熱下行從小便出；甘草清熱解毒、通淋止痛，並能調和諸藥。諸藥相伍，清心與養陰兼顧、利水並導熱下行。

【功效】清熱利尿。

【主治】心經熱證，口渴面赤、心胸煩熱、渴欲飲冷、口舌生瘡，或心移熱於小腸、小便短赤而濇、尿時刺痛、舌紅脈數。

【臨床應用】急性膀胱炎、尿道炎、血尿、慢性前列腺炎、口腔潰瘍、角膜炎、眼角瞼緣炎、病毒性心肌炎、小便不利、口糜舌瘡。

【使用注意】頑固性的口腔糜爛，多因腎陰虧損而產生虛火上炎，故非本方所能治。

【運用】

- 心火偏盛：加黃連。
- 小便澀痛：加滑石、大黃。
- 血尿：加白茅根。
- 下焦濕熱：加薏苡仁、蒼朮、黃柏。
- 前列腺炎：加王不留行、桃仁。
- 口舌生瘡：加金銀花、連翹、黃連。
- 小兒夜啼：加珍珠、鉤藤。
- 熱淋：合五淋散。
- 急性腎盂炎小便刺痛：加鳳尾草、白茅根、石葦。
- 心經實火：加黃連。
- 血尿：加車前子、阿膠。

【比較】本方可清熱利尿，以治心經火旺、口糜舌瘡及心移熱於小腸之熱淋澀痛為主。清心蓮子飲以治心火上炎、腎陰不足之遺精淋濁為主。

清胃散

【組成】當歸 3.6、黃連 3.6、生地黃 3.6、牡丹皮 6、升麻 12、生石膏 12。

【說明】本方能清熱解毒、涼血瀉火。適用於治胃有積熱、胃脘作痛、唇口腫痛、齒齦紅腫潰爛、牙宣出血、上下牙痛、牽引頭痛、滿面發熱或唇舌、頰腮腫痛、口臭、口乾、舌燥、脈滑大而數等症狀為主。

本方證為胃有積熱、火氣循經上攻所致。方中石膏清瀉胃火，黃連苦寒、清熱解毒，二藥合用，共清胃中之積熱；牡丹皮清虛熱而涼血；生地黃滋陰涼血；當歸養血和血；升麻清熱解毒，善治口舌生瘡，並為陽明經之引經藥，故能直折上炎之火。

【功效】清胃瀉火、涼血消腫。

【主治】胃中積熱所致牙痛、牙齦出血、牙齦紅腫、潰爛，或唇舌腮頰腫痛、口氣臭穢、口乾舌燥、舌紅、苔黃、脈洪數。

【臨床應用】牙痛、牙齦出血、潰爛、口腔潰瘍、扁桃腺炎、三叉神經痛、口肉炎、咽喉腫痛。

【使用注意】本方以胃熱風火牙痛為主。若風寒牙寒，腎虛火炎之牙齦腫痛，牙齦出血者，本方不適用。

【運用】

- 胃火大：加知母，倍石膏。
- 風火牙痛：加防風、薄荷。
- 牙齦腫痛不出血：加荊芥、防風、細辛。
- 大便秘結：加大黃、芒硝。
- 兼有濕熱：加茵陳蒿、龍膽、黃芩。
- 牙齦腫甚：加石膏、黃芩、連翹。
- 陰虛火旺：加重生地黃、去當歸，加麥門冬、玉竹。
- 咽痛甚者：加金銀花、連翹、桔梗。
- 內熱甚者：加黃芩、黃柏、梔子。
- 牙痛牽引頭痛：加細辛、白芷、川芎。
- 口臭：加藿香、丁香。

【比較】本方能清胃涼血，主治胃熱牙痛、牙齦出血。玉女煎能滋陰清胃，主治胃火大、腎陰不足、煩熱口渴、牙疼失血。

黃連解毒湯

【組成】黃連 6、黃芩 6、黃柏 6、梔子 6。

【說明】本方適用於三焦熱毒壅盛之常用方劑。能瀉火解毒、清化濕熱，具有解毒、清心火、通瀉三焦、導熱下出之功用。用治實熱引起炎症與充血的各種症狀為主。復可治精神不安與煩悶，或顏面紅赤、心悸亢進、脈、腹診俱有力者，高血壓及更年期障礙的不眠症患者面陽實證者，或急性腸炎、痢疾、中毒性消化不良，或濕熱者疽、疔瘡、腫痛等症狀。

方中黃連瀉心火、兼瀉中焦之火；黃芩瀉上焦之火；黃柏瀉下焦之火；梔子

通瀉三焦之火，導熱下行，使熱邪從小便出。四藥合用，苦寒直折，使火邪去而熱毒解，諸證自癒。

【功效】瀉火解毒。

【主治】大熱煩躁、口燥咽乾、錯語、不眠，或熱病吐血、衄血、熱甚發斑、身熱下痢、濕熱黃疸、癰疽疔毒、小便黃赤、三焦火熱證、大熱乾嘔、錯語不眠，或外科癰腫疔毒、舌紅苔黃、脈數有力。

【臨床應用】膿毒血症、膿皰瘡、肺炎、膽囊炎、急性胃腸炎、細菌性下痢、尿路感染症、日本腦炎、神經症、高血壓症、口內炎、腎盂腎炎、B 型肝炎、蠶豆症、乳腺炎、過繁性紫癜、伴隨熱證發生的各種出血或發疹、腦膜炎、敗血症、闌尾炎、癰、瘡、疔、癤、諸出血皮膚炎、濕疹、酒齇鼻、諸熱性疾病。

【使用注意】本方大苦大寒，易於化燥傷陰，故熱毒熾盛而陰液未傷者為宜，若出現津傷陰虧、舌質光絳，則不宜使用。

【運用】

- 內外熱甚、譫語、脈弦數者：加小柴胡湯。
- 各種出血：加地榆、蒲黃。
- 丹毒：加金銀花、黃耆。
- 夏日強肝、解酒、預防肝病：加五苓散、小柴胡湯。
- 過敏性皮膚病：加連翹、荊芥、甘草。
- 疹已出作瀉者：加茯苓、木通。
- 熱毒熾盛諸出血證：加生地黃、牡丹皮、側柏葉。
- 疔瘡腫毒甚者：加金銀花、連翹、蒲公英。
- 瘀熱發黃者：加茵陳蒿、大黃。
- 大便乾燥：加大黃、芒硝。
- 惡寒，有表證者：加石膏、淡豆豉、麻黃。
- 發熱、口渴喜飲：加石膏、知母。
- 泌尿系感染：加車前子、豬苓、六一散或合豬苓湯。

【比較】本方瀉火解毒，清熱化濕之功效與三黃瀉心湯相同，但本方以下焦濕為目標，後者以胃腸積熱兼便秘為主。

瀉心湯：由黃連、黃芩、大黃三味組成，主治邪火內熾、迫血妄行、吐血衄血、濕熱黃疸、積熱上沖、目赤腫痛、口舌生瘡、疔瘡腫毒，見有心胸煩熱、大便乾結者。

清咽利膈湯

【別名】清心利膈湯。

【組成】淡竹葉 4、防風 3、薄荷 3、桔梗 3、黃芩 3、黃連 3、荊芥 3、連翹 1.5、玄參 1.5、大黃 1.5、梔子 1.5、芒硝 1.5、牛蒡子 1.5、甘草 1.5、金銀花 2。

【說明】本方為解毒、清熱、瀉下三法結合之方。適用於外感風邪內有蘊熱，表裡皆實之證。本方是以銀翹散合調胃承氣湯加黃連解毒湯去黃柏加防風、玄參而成，故能治風熱表證兼見上下二焦之鬱熱證。方中荊芥、防風、薄荷疏風解表；金銀花、連翹、牛蒡子、桔梗、竹葉清熱瀉火解毒；黃連清胃中之火；黃芩清肺解毒；梔子瀉心火以除煩；大黃、芒硝瀉熱通便，導熱下行；玄參清熱利咽生津；甘草調和諸藥。

【功效】祛風清熱、消腫利咽、瀉下通便。

【主治】風熱邪毒壅塞肺胃所引起的發熱惡寒、頭痛、咽喉腫痛、吞咽不利、煩躁、口渴飲冷、溲赤、大便秘結、舌紅苔黃膩。

【臨床應用】急性扁桃腺炎、急性咽喉炎、口腔潰瘍、腸病毒、疱疹性咽峽炎。

【運用】

- 咽喉腫痛甚者：加板藍根、射干。
- 痰涎口渴：加天花、竹茹。
- 煩躁飲冷：加石膏、知母。

三黃瀉心湯

【別名】瀉心湯、三黃湯。

【組成】大黃 12、黃連 6、黃芩 6。

【說明】本方為治一切實火、消炎、清熱、降血壓之要劑。以罹患實證有充血、逆上、顏面潮紅、心情焦躁不安、肩頭凝痛、胃部痞塞、便秘、脈搏有力者為使用對象。凡有以上症狀二、三種者都可使用。又中醫外科亦有用作消炎足痛劑。

方中黃連瀉心清胃，燥濕解毒，輔以黃芩瀉肺，燥濕解毒；大黃瀉火通腑解毒，引火下行，諸藥合用，共奏清熱解毒，燥濕泄熱之功效。

【功效】瀉火解毒、燥濕瀉熱。

【主治】心胃火熾、迫血妄行，以致吐衄、便秘，或三焦積熱、目赤口瘡，或外科癰腫屬於熱毒熾盛者。

【臨床應用】急性腦膜炎、痢疾、肺炎、急性扁桃腺炎、流行性腦炎、胸膜炎、膀胱炎、尿道炎、盆腔炎、口腔潰瘍、高血壓、各種出血性疾病、神經衰弱、癲癇。

【使用注意】

• 虛人無熱者忌用。

• 出血日久，貧血顯著，脈微弱者，不可使用。

【運用】

• 諸出血證：加當歸、生地黃。

• 口渴煩躁：加知母、石膏。

• 噁心嘔吐者：加竹茹、旋覆花。

• 易怒心煩：加牡丹皮、梔子。

• 目赤：加夏枯草、菊花。

• 發熱惡寒：加板藍根、金銀花。

• 熱盛：加蒲公英、紫花地丁。

• 口瘡：加黃柏、生地黃。

- 汗出心悸者：加黨參、麥門冬、五味子。
- 二日醉小便赤、口渴者：加五苓散。
- 急性濕疹、發赤、腫脹、便秘：加黃連解毒湯。
- 脘腹劇烈疼痛：加枳殼、木香、川楝子

【比較】本方與酸棗仁湯皆有鎮靜、利尿、降血壓的作用。但本方以治療實證充血、逆上、便秘者為主。後者以治虛證煩躁、不眠、易疲勞等為主。

三黃石膏湯

【組成】黃連 2.5、黃芩 2.5、黃柏 2.5、梔子 2.5、淡豆豉 2.5、麻黃 2.5、石膏 5、生薑 3、細茶 2、大棗 2。

【說明】本方能發表清裡、瀉熱解毒，為治溫病壯熱實證之方。能清熱消炎，適用於治六脈洪數、面赤、鼻乾、舌燥、口渴、煩躁不眠、譫語、發黃、發疹、發斑、鼻衄、無汗或汗下而病仍不解者等症狀。

本方適用於表證日久不解、邪鬱營衛，雖未內傳腸胃而成腑實之證，但已成三焦俱熱，毒火熾盛之證。故用石膏辛甘大寒，清熱除煩，配合麻黃，淡豆豉發汗解表，使在表之邪從外而解，黃芩、黃柏、黃連、梔子四藥具有瀉火解毒之功，與石膏相配，使三焦之火熱從裡而泄。且麻黃、梔子、豆豉得石膏三黃，則發表而不助裡熱；三黃、石膏、梔子得麻黃、豆豉，則清熱而不失治表。故此方為治表裡同病，三焦火熱之良劑。

【功效】發表清裡、瀉熱解毒。

【主治】傷寒裡熱已熾、表證未解、壯熱無汗、體重拘急、鼻乾口渴、煩躁不眠、神昏譫語，或吐衄發斑、脈滑數。

【臨床應用】急性熱病、出血性痲疹、斑疹、鼻衄、諸熱病之炎症出血者。

【使用注意】無實熱者忌用本方。

【運用】

- 高熱煩躁、神昏譫語：合牛黃清心丸。
- 發斑痲疹：加升麻、薄荷，或合銀翹散。

- 傷寒溫毒：加金銀花、連翹。
- 急性肝炎：加茵陳蒿、龍膽。
- 斑疹毒露：加銀翹散。
- 暑熱燥渴：加甘露飲。

【比較】本方以治療六脈洪數，身目俱黃的陽證斑毒為主。十四味建中湯（十全大湯加附子、麥門冬、半夏、肉蓯蓉）以治陰證發斑、淡紅隱隱、散見肌表為主。

白頭翁湯

【組成】白頭翁 3、黃連 4.5、黃柏 4.5、秦皮 4.5。

【說明】本方能清熱解毒、涼血止痢。可治急性細菌性痢疾之劑。所謂熱痢，是指下痢膿血、裡急後重、肛門有灼熱感、口渴、大便中滲有膿血及腹痛，兼有身熱等症狀為主。本方有止瀉、收斂、止血、鎮痛、解毒、清熱等作用。

方中白頭翁能清血分之熱，涼血解毒為治熱毒赤痢之要藥為君；黃連、黃柏清熱解毒、燥濕治痢為臣；秦皮清熱燥濕兼有收澀之效為佐也。

【功效】清熱解毒、涼血止痢。

【主治】熱毒血痢證，腹痛、裡急後重、肛門灼熱、瀉下膿血、赤多白少、渴欲飲水、舌紅苔黃、脈弦數。

【臨床應用】細菌性痢疾、阿米巴痢疾、潰瘍性結腸炎、幼兒腹瀉、泌尿系感染、急性結膜炎。

【運用】

- 血虛久痢傷陰者：加阿膠、甘草。
- 腹痛甚裡急後重者：加白芍、甘草、木香、枳殼、檳榔。
- 惡寒發熱：加葛根、荊芥、金銀花、連翹。
- 赤痢較甚者：加赤芍、牡丹皮、地榆。
- 痔出血疼痛實證：加麻杏甘石湯。

- 虛證：加芎歸膠艾湯。

- 下痢裡急後重：加半夏瀉心湯。

- 眼睛紅腫疼痛流淚不止：加黃連解毒湯。

【比較】本方可涼血解毒，用於治濕熱鬱於血分所致的下痢膿血為主。葛根黃芩黃連湯能解肌除煩熱，用於治表邪未解裡熱已成之熱瀉熱痢為主。

瀉黃散

【組成】藿香 0.5、梔子 0.7、石膏 0.4、甘草 1.5、防風 3。

【說明】本方能清熱、瀉火，解肌熱。適用於治療脾胃之伏熱、口燥、唇乾、口瘡口臭、煩渴引飲、身黃肌熱等證。

方中石膏、梔子清瀉脾胃積熱；藿香理氣醒脾，祛除胃內異常醱酵引起之口臭；防風疏散伏火；甘草和中瀉火，調和諸藥。脾胃色黃，因能瀉脾胃之伏熱，因而得方名。

【功效】瀉脾胃伏熱。

【主治】脾胃伏火、熱在肌肉、口燥唇乾、口瘡、口臭、煩熱易飢或身黃肌熱。

【臨床應用】口臭、口瘡、口內炎、急慢性胃炎、咽喉炎。

【使用注意】脾胃虛寒者忌用。

【運用】

- 身黃肌熱：加茵陳蒿、黃芩。

- 煩渴引飲：加知母、桔梗。

- 口臭舌瘡：加黃連、升麻、丁香。

- 小便短赤：加滑石。

- 血熱者：加生地黃、赤芍。

- 胃脘脹：合半夏瀉心湯。

- 舌下腫痛：加栝樓、具母。

- 口舌赤裂疼痛：加黃連、黃柏。

• 肌熱：加葛根。

【比較】本方能瀉脾胃之伏熱。可用於治口臭口瘡者，而瀉白散能瀉肺清熱，可用於治平喘止咳。

當歸龍薈丸

【組成】當歸 3、黃連 3、黃芩 3、黃柏 3、梔子 3、大黃 1.5、龍膽 3、蘆薈 1.5、木香 1、青黛 1.5、麝香 0.2。

【說明】本方為治肝熱之主方。所謂肝熱，是指血液及神經過度充實與興奮之病態及發炎象徵而言。能瀉肝膽實火、鎮靜定驚悸，係以黃連解毒湯為基礎變化而成。適用於治因肝膽的實火引起之眩暈、驚悸、抽搐、譫語發狂、耳鳴、耳聾，及腸胃受病消化不良、大便閉結、脅胸作痛導致之胸膜炎，或小便短赤等症狀。

方中當歸和血補陰為君；龍膽、青黛、黃芩、黃連、黃柏、梔子、大黃可視為黃連解毒湯之加味，清熱解毒、通便、通瀉三焦之火熱；蘆薈通便退熱，並降低血壓及充血；麝香平腦鎮痙；木香疏肝解鬱、行氣通竅、共奏瀉火鎮痙之重劑。

【功效】清瀉肝火、安神定驚。

【主治】肝經實火證，頭暈目眩、耳聾耳鳴、神志不寧、驚悸搐搦、躁擾狂越、咽膈不利、大便秘結、小便澀滯，或胸脅作痛、陰囊腫脹。

【臨床應用】急性肝炎、急性膽囊炎、膽石症、急性風濕熱、胃炎、咽喉炎、中耳炎、膀胱炎、尿道炎、盆腔炎、陰道炎、陰囊濕疹、耳鳴、睪丸炎、胸脅膜炎、肋膜炎、黃疸熱、神志不寧、大便秘結。

【使用注意】脾胃虛寒者忌用。

【運用】

• 煩躁口渴：加麥門冬、五味子。

• 小便不利：加木通、生地黃。

• 大便秘結：加枳實、厚朴。

- 急性肝炎：加白茅根、茵陳蒿。

【比較】本方與龍膽瀉肝湯，用於瀉肝膽實火之功用相同，其差別是本方用於通大便為主。龍膽瀉肝湯用治利小便為主。

荊芥連翹湯

【組成】荊芥 2、連翹 2、當歸 2、白芍 2、川芎 2、黃芩 2、梔子 2、防風 2、枳殼 2、甘草 1.5、白芷 2、桔梗 2、柴胡 2。

【說明】本方能散滯解毒、祛熱宣風。適用於改善青年期腺病性的體質，皮膚略帶有暗褐色者。能治療慢性中耳炎、扁桃腺炎、上顎洞化膿。

方中荊芥辛溫，散風解表、善入血分，能解血中風熱；連翹苦而微寒，輕清而浮，能透達表裡、清熱解毒、散火消腫、寒溫合用共為君藥，共創疏風清熱，消腫散結之功；防風、白芷、川芎性辛而溫，助荊芥疏風解表，上行頭目；柴胡、黃芩入肝膽經，和解清熱；梔子苦寒，清熱瀉火，助連翹清熱消腫；當歸、白芍養血活血和絡；桔梗苦辛平，既升且降，引藥上行；連翹排膿消腫；甘草調和諸藥。

【功效】疏風清熱、消腫止痛。

【主治】肝腎經風熱、兩耳腫痛，或膽熱移腦、致患鼻淵、舌偏紅、苔薄黃、脈數或浮數者。

【臨床應用】中耳炎、腮腺炎、鼻炎、鼻竇炎、扁桃腺炎、肥厚性鼻炎。

【運用】

- 風寒盛鼻塞甚：加細辛、藁本、辛夷、蒼耳子。

- 前額頭痛：加葛根、知母。

- 膽熱盛口苦甚：加龍膽。

- 脾腎濕熱：加蒼朮、黃柏。

- 鼻瘜肉：加辛夷、蒼耳子。

- 風熱腫痛：加金銀花、黃連。

- 不聞香臭：合辛夷散。

【比較】本方用治上焦之眼、耳、鼻等之化膿性疾患者及改善腺病性體質。十味敗毒湯用治化膿性初期，患部赤腫痛，分泌物不多者。

普濟消毒飲

【組成】黃芩 5、黃連 5、陳皮 2、甘草 2、玄參 2、柴胡 2、桔梗 2、牛蒡子 1、薄荷 1、連翹 1、板藍根 1、馬勃 1、殭蠶 0.7、升麻 0.7。

【說明】本方原治大頭瘟（今之丹毒）沿用至今，凡屬上焦風熱疫毒者均可酌情使用。能解熱清毒，疏風散腫，消炎止痛，為大頭瘟（多屬頭面部丹毒）之主方。其證為風熱疫毒上攻，以致頭面紅腫焮痛、惡寒發熱、口渴煩躁、咽喉不利、舌燥苔黃、脈浮有力。或用於腮腺炎、無名腫毒、急性腮腺炎、癰瘡腫毒、急性中耳炎、牙齦腫痛、無名腫毒。

方中黃芩、黃連瀉心肺之熱；薄荷、連翹、牛蒡子、殭蠶疏散上焦頭面風熱；馬勃、板藍根清熱解毒；玄參、桔梗、甘草清熱利咽；升麻、柴胡疏散風熱，並引諸藥上行；陳皮理氣疏壅，以散邪熱鬱結。清疏並用、升降兼投，共成清熱解毒，疏風散邪之功。

【功效】清熱解毒、疏風散邪。

【主治】大頭瘟、惡寒發熱、頭面紅腫疼痛、咽喉不利、舌燥口渴、舌紅苔黃、脈浮數有力。

【臨床應用】丹毒、急性扁桃腺炎、腮腺炎、上呼吸道感染、腸病毒、急性中耳炎、鼻炎、帶狀疱疹。

【使用注意】本方藥物多苦寒辛散、陰虛者慎用。

【運用】

- 高熱不退：重用黃連、黃芩、板藍根再加石膏、黃柏。
- 咳嗽痰多：加栝樓、杏仁、款冬花。
- 口乾舌燥：加蘆根、天花粉。
- 便秘者：加大黃、芒硝。
- 熱毒盛者：加金銀花、蒲公英、大青葉。

【比較】本方可清熱解毒，適用於治瘟疫熱毒壅積於頭面之腫痛。黃連解毒湯適用於治一切火熱證，尤其在熱重毒盛而不需用下劑時最適合使用。

滋陰降火湯

【組成】生地黃 1.5、當歸 2.5、白芍 2.5、白朮 2、天門冬 2、熟地黃 2、陳皮 1.5、知母 1、黃柏 1、炙甘草 1、生薑 3、大棗 2、麥門冬 2。

【說明】本方能滋津液、滋陰血、降肝火、降命門，乃腎水虛乏，肝血不足，而致肝腎虛火妄動，故其發熱為消耗熱。證見發熱、咳嗽（以晚間較甚，痰黏難出）吐痰、喘息、盜汗、口乾、皮膚淺黑、大便堅硬、脈細等。

本方適用於陰虧血虛，相火旺盛之證。方中生地黃、熟地黃、滋陰壯水、補腎臟之陰；二冬養陰清肺潤燥，並能補肺腎二臟之陰；當歸、白芍養血和血；知母、黃柏、降上炎之虛火。上述諸藥甘潤滋膩之品居多，有礙脾胃運化之弊，故配伍白朮、甘草、薑、棗健脾和中以防滋膩礙胃。

【功效】滋陰降火。

【主治】虛勞陰虧血虛，相火旺盛、發熱、心悸、咳嗽、倦怠、口乾失眠、咽燥、消瘦、大便乾燥、舌質紅、脈沉數。

【臨床應用】肺結核、腎結核、動脈硬化、高血壓、糖尿病、腎盂腎炎、支氣管炎等病、屬陰虛火旺者、增殖性肺結核、乾性胸膜炎、夢遺。

【使用注意】

* 忌食辛辣動火之品。
* 皮膚蒼白、發汗、咳嗽時多痰或吐、胃腸虛弱者慎用。

【運用】

* 大補虛勞：加六味地黃丸。
* 盜汗：加酸棗仁、黃耆。
* 咳嗽甚：加桑白皮、栝樓仁、五味子。
* 痰多：加半夏、貝母、栝樓仁。
* 潮熱：加沙參、地骨皮。

- 咳嗽夾血：加黃連。
- 嘔血：加梔子、黃連、乾薑、蒲黃。
- 唾血：加桔梗、玄參、側柏葉。

【比較】本方與清肺湯皆可治療吐血。先吐血後吐痰者使用本。先吐痰後吐血者使清肺湯。

當歸六黃湯

【組成】當歸3.5、生地黃3.5、熟地黃3.5、黃連3.5、黃芩3.5、黃柏3.5、黃耆7。

【說明】本方適用於陰虛火旺，發熱之證。能滋陰清熱、固表止汗，乃治陰虛盜汗發熱的方劑。適用於治陰虛有火、盜汗發熱、面赤、口乾、心煩、舌紅、大便難、小便赤、脈細數等症狀。

方中熟地黃、生地黃、當歸滋陰養血、育陰制火；黃芩、黃連、黃柏清熱瀉火除煩；汗多傷衛，腠理不固，故倍用黃耆，益氣實衛固表；合當歸、熟地黃以益氣養血、氣血充，則腠理密而汗不易泄；合三黃以扶正泄火，火不內擾，則陰液內守而汗可止。

【功效】滋陰清熱、固表止汗。

【主治】陰虛火擾之發熱、面赤心煩、口唇乾燥、便難溲赤、舌紅脈數。

【臨床應用】結核病、骨髓炎、白血病、宮頸炎、帶下、病後陰虛、盜汗、瀉火滋陰、補氣血、止盜汗。

【使用注意】脾胃虛弱、納減便溏者，慎用。

【運用】

- 白帶色黃：加車前子、茯苓、山藥。
- 骨蒸潮熱：加知母、龜板、鱉甲。
- 血虛：加白芍、丹參。
- 汗多：加龍骨、牡蠣、五味子、生脈飲。

【比較】本方用治心火傷陰之盜汗，故以滋陰清熱為主。柏子仁用治陰虛盜

汗，睡即汗出，故以養陰益氣為主。

龍膽瀉肝湯

【組成】龍膽 4、柴胡 4、澤瀉 4、車前子 2、黃芩 2、木通 2、生地黃 2、當歸 2、梔子 2、甘草 2。

【說明】本方能瀉肝清膽、清熱利濕，適用肝膽實火引起脇痛、口苦、目赤、耳聾，或肝經濕熱下注之小便淋濁、陰腫、陰癢、帶下黃稠，或高血壓屬於肝經實火，以及急性腎盂炎、膀胱炎、尿道炎、濕疹屬於濕熱下注者，凡有脈弦或洪有力便黃赤；舌紅舌炎見降色芒刺，或舌紅苔黃；目赤或目有熱感；小便黃赤，甚則澀痛。屬於肝膽二經，見有上述症狀者，均可採用本方。

本方清肝利濕之力甚強，凡屬肝膽實火上炎或濕熱下注所致之證，津液未傷，體力充足者，均可用此方苦寒直折。方中龍膽大苦大寒，上瀉肝膽實火，下清下焦濕熱，除濕瀉火兩擅其長；黃芩、梔子苦寒瀉火，助龍膽瀉肝膽經濕熱；並用澤瀉、木通、車前子清利濕熱，使肝膽濕熱從小便出；生地黃、當歸滋養肝血，並防苦寒藥耗傷陰血；柴胡疏暢肝膽之氣，並作為引經藥；甘草調和諸藥。諸藥合用，瀉中有補、疏中有養，使邪去而不傷正。

【功效】清肝瀉火、疏肝解鬱、清熱利濕。

【主治】肝膽火旺、頭痛、眼睛充血、口苦、耳鳴、胸部脹痛、焦躁易怒、失眠、排尿痛、頻尿、尿濃、陰部濕疹、陰部腫脹、黃色帶下、肝經濕熱下注證。小便淋濁、陰癢陰腫、婦女帶下、舌紅、苔黃、脈數。

【臨床應用】急性黃疸型肝炎、急性膽囊炎、急性腎盂炎、急性膀胱炎、尿道炎、外陰炎、睪丸炎腹股溝淋巴結炎、盆腔炎、結膜炎虹膜睫狀體炎外耳道癤腫、鼻炎、高血壓等屬肝膽實火、濕熱者、帶狀疱疹、乳腺炎、急性腎盂炎、泌尿系感染、急性結膜炎、角膜炎、中耳炎、鼻竇炎、陰道炎。

【使用注意】本方屬苦寒之劑、中病則止，若體虛胃弱、大便溏薄、小便清長、脈細無力、舌苔淡白者，慎勿使用。

【運用】

- 頭痛眩暈：加菊花、天麻。
- 咯血衄血：加牡丹皮、側柏葉。
- 帶下黃臭：加黃柏、薏苡仁。
- 大便秘結：加大黃、芒硝。
- 肝腫黃疸：加茵陳蒿、茯苓、川七。
- 急性青光眼：加玄參、羌活。
- 目赤腫痛：加川芎、菊花。
- 泌尿系感染：加萹蓄、瞿麥、白茅根、連翹。
- 急性結膜炎：加菊花、蒲公英、蒺藜。
- 急性肝炎、膽道炎：加茵陳蒿湯。

【比較】本方與當歸龍薈丸、皆能瀉肝實火，本方主要用治利小便，後者用治通大便為主。

玉女煎

【組成】石膏 10、熟地黃 10、麥門冬 5、知母 4、懷牛膝 4。

【說明】本方功能為瀉胃火、補腎陰。用於治腎陰不足、胃熱熾盛，證見煩熱、口渴、頭痛、牙齦腫痛、口舌生瘡、吐血衄血、舌乾紅、苔白或黃、口腔炎、牙周炎等症狀。

方中石膏清胃火之有餘為君；熟地黃滋腎水之不足為臣；二藥合用既清火又壯水。知母苦寒質潤、能助石膏以清胃火，而無苦燥傷津之慮；麥門冬養陰清肺，助熟地黃以滋腎陰兼顧其本為佐；牛膝引熱下行，以降上炎之火、而止上溢之血為使也。諸藥合用，清補並行、標本兼顧、使胃熱得清、腎水得補，則諸證悉癒矣！

【功效】清胃滋陰。

【主治】治胃熱陰虛證、頭痛牙痛、煩熱口渴、齒鬆牙衄、舌紅苔黃而乾、脈細數。

【臨床應用】口腔潰瘍、糖尿病、舌炎、牙齦腫痛、三叉神經痛、牙周病、吐血、衄血、胃火熾盛、口渴、口舌生瘡。

【使用注意】大便溏泄者慎用。

【運用】

- 牙齦腫痛：加甘露飲。

- 口瘡咽痛：加清胃散。

- 煩熱口渴：加白虎湯或竹葉石膏湯。

- 老人陰虛便秘：加麻子仁丸。

- 熱甚者：加梔子、地骨皮。

- 多汗多渴：加五味子。

- 小便不利：加澤瀉、茯苓。

- 渴甚：加石斛、麥門冬。

- 牙齒疼痛：加黃連、甘草。

【比較】本方能清胃滋陰，以治胃火旺盛、腎陰不足、煩熱口渴、頭痛、牙痛、失血為主。清胃散能清胃涼血，以治胃熱牙痛或牙宣出血為主。

柴胡清肝湯

【組成】柴胡 3、生地黃 3、白芍 3、牛蒡子 3、當歸 4、連翹 2、川芎 2、黃芩 2、梔子 2、栝樓仁 2、黃連 2、黃柏 2、甘草 2、桔梗 2、薄荷 2。

【說明】本方係溫清飲，加入散風熱之品而成，故此方具有和血、疏肝清肝之功，並可治實熱。尤治肝、膽經之火熱證。能瀉熱清肝，為改善小兒腺病性體質之要方。可治肝、膽、三焦之風熱（因這三經絡都經過咽喉頸部、耳前、耳後、耳中等處）。適合於瘦型或筋肉型、膚色淺黑、兩腹直筋有緊張感。本方具有鎮痛、消炎、解毒、降血壓、改善體質等作用。

方中重用柴胡，取其疏肝之功，並領諸藥入肝經；用四物湯養血以柔肝，其中熟地黃易生地黃、取其清熱之功較強也。另用黃連解毒湯清熱解毒，治一切火熱之證；薄荷，連翹、牛蒡子、桔梗疏風清熱、解毒、利咽；栝樓仁清

熱化痰，潤腸通便。諸藥合用，共成清肝解毒，散風除熱之功。

【功效】疏肝清熱。

【主治】肝膽經及三焦之實熱證。證見胸脇不舒、寒熱往來、口苦咽乾、咽痛或耳鳴、耳痛、皮膚搔癢，或婦人帶下陰癢、舌紅、苔黃膩、脈弦數或浮數。

【臨床應用】急慢性肝炎、皮膚炎、青春痘、腮腺炎、慢性扁桃腺炎、甲狀腺炎、神經官能症、頸淋巴結腫大、耳後淋巴腺炎、肋膜炎、陰道炎、尿道炎、中耳炎。小兒腺病體質改善、咽喉炎、黃疸、口內炎、唇舌糜爛。

【運用】

- 肝邪風熱：加羌活、荊芥。
- 化膿性扁桃腺炎：加板藍根、射干、玄參。
- 惡寒發熱：加桑葉、菊花。
- 帶下陰癢：加敗醬草、苦參、蛇床子。
- 甲狀腺炎：加夏枯草。

【比較】本方能改善小兒腺病體質，以治療其咽喉、頸部、耳部之疾病為主。荊芥連翹湯，適用於青年期之腺病性體質之改善為主。

秦艽鱉甲散

【組成】柴胡 5、秦艽 2.5、鱉甲 5、地骨皮 5、知母 2.5、當歸 2.5、青蒿 1.5、烏梅 2。

【說明】本方適用於外感風邪、失治傳裡、變生內熱、耗損氣血，致骨蒸勞熱之證。能清熱解肌、理肺健胃，是治療肺結核的要方。適用於治咳嗽、喀痰、高熱等，胸部雖有病痛，但不激烈，而微熱持續，頗難痊癒之所謂增殖型結核患者，但咳嗽幾乎全無、身體疲倦、面頰紅潮，並有盜汗、日漸肌瘦體弱等症狀。

方中秦艽祛風清熱，鱉甲滋陰清熱，共為君藥；柴胡、地骨皮祛風退熱，合用為臣。知母滋陰清熱；當歸養血和血均為佐藥；青蒿清熱除蒸；烏梅酸澀斂陰止汗。

【功效】滋陰養血、清熱除蒸。

【主治】骨蒸潮熱證、肌肉消瘦、唇紅頰赤、口乾咽燥、舌紅少苔、脈細數。

【臨床應用】肺炎、肺結核、胸膜炎、肋膜炎、不明原因發熱。

【使用注意】陰虛血少、四肢抽搐者，本方不宜使用。

【運用】

- 咳重：加白芨、川貝母、蜜桑白、蜜紫苑。

- 自汗多汗：加生地黃、黃耆。

- 口乾：加麥門冬、石斛。

- 低熱不退：加重青蒿、地骨皮份量。

【比較】本方具有滋陰養血，清熱除蒸作用，是陰虛骨蒸之良方。當歸六黃湯有滋陰瀉火之作用，善治盜汗，用於中氣未傷者更適合。

竹葉石膏湯

【組成】竹葉 2、石膏 16、半夏 4、人參 3、甘草 2、粳米 6、麥門冬 6。

【說明】本方是由白虎湯衍化而來的。白虎湯證為正盛邪實，本方證為大熱已衰、餘熱未清，而氣津兩傷。能清熱生津，益氣和胃。故以體力衰弱，津液缺乏，皮膚枯燥，並有口渴、舌乾者為主治目標。適用於醫治肺炎、麻疹、流行性感冒回復期，但餘熱稽留尚未去，有口渴而不多飲、咳嗽、多汗、盜汗等症狀者。

方中竹葉、石膏清熱除煩以祛熱邪為君；人參、麥門冬益氣生津以補正虛為臣；半夏和逆止嘔，其性雖溫但與清熱生津之藥配伍，則溫燥之性去而降逆之用存，且能轉輸津液、恢復脾運，並行人參、麥門冬之滯而調和胃氣為佐；甘草、粳米調養胃氣為使也。諸藥合用，既能清未盡之餘熱，又可補已耗之氣陰，邪正兼顧，為一清補之劑。

【功效】清熱生津、益氣和胃。

【主治】熱病之後、餘熱未清、氣津兩傷、煩渴乾嘔、身熱多汗、口臭、口內炎、飢餓感、疲勞感、氣喘。口乾唇燥喉乾嗆咳、心胸煩悶，或虛煩不得眠、舌紅少苔、脈虛數。暑熱證、氣津兩傷。身熱多汗、虛羸少氣、煩渴喜

飲、舌紅，脈虛數。

【臨床應用】感冒、流行性腦脊髓膜炎、肺炎、敗血症、口內炎、齒周炎、胃炎、糖尿病、支氣管炎、肺結核、麻疹、猩紅熱、百日咳、中暑、流感、小兒夏季熱、肺氣腫、肺壞疽、氣管支喘息、肺氣腫、口渴、尿崩症。

【運用】

- 胃陰不足較甚者：加天花粉、石斛。

- 氣分熱猶盛：加知母、黃連。

- 口渴甚：加天花粉、生地黃、石斛。

- 熱甚：加重石膏或加金銀花、連翹、黃芩。

- 汗多：加白朮。

- 氣虛明顯者：加黃耆。

- 血虛明顯者：加當歸、熟地黃。

- 肺炎喘咳：加麻黃、杏仁、黃芩、魚腥草。

- 痰多：加貝母、陳皮。

【比較】本方有清熱養胃、生津、止渴之功用。白虎湯以治大熱、大汗、煩渴、脈洪大為主。

溫清飲

【別名】解毒四物湯。

【組成】當歸 3.5、川芎 3.5、白芍 3.5、熟地黃 3.5、黃芩 3.5、黃柏 3.5、梔子 3.5、黃連 3.5。

【說明】本方係由黃連解毒湯合四物湯所組成。由有造血滋潤、溫經功能之四物湯配以清熱解毒，能去瘀血之黃連解毒湯所組成。能養血溫經、泄熱解，所以可應用於血蘊熱毒、氣血不調、子宮出血、月經過多、帶下過久、臍腹刺痛、崩漏不止、面色痿黃、口舌生瘡日久不癒、皮膚枯燥、瘙癢劇甚、血熱陰虧。又能平息肝氣，將自律神經引起失調之興奮、心氣不安、神經症等，有效促使其鎮靜。

方中黃連、黃芩、黃柏、梔子即黃連解毒湯，清熱解毒，能通瀉三焦火毒、導邪熱從小便而出，而清化濕熱蘊結之毒。當歸、川芎、白芍、熟地黃即四物湯，能養血和營，活血調經暢通氣血。以四物湯溫養和營，黃連解毒湯清熱燥濕，溫清合用，故名。

【功效】清熱化濕、養血和營。

【主治】婦人濕熱下迫胞宮或如豆汁、血色相雜、其氣腐臭、面色痿黃、臍腹刺痛、寒熱往來、崩漏不止。

【臨床應用】卵巢炎、子宮內膜炎、宮頸炎、盆腔炎、功能性子宮出血、月經不調等屬濕熱下迫胞宮者可化裁應用。亦可應用於皮膚疾病，如濕疹乾癬、蕁麻疹屬血虛熱鬱者、月經過多、帶下、急慢性子宮發炎、潰瘍、皮膚枯燥、瘙癢、高血壓、神經症、貧血。

【使用注意】脾胃虛寒者慎用。

【運用】

- 月經疼痛：加香附、陳皮。
- 高血壓、上逆、顏面潮紅、不眠、不安者：加鉤藤、黃耆、魚腥草。
- 腹脹者：加陳皮。
- 氣虛者：加人參、白朮、木香。
- 心悸者：加茯苓。
- 虛寒者：加乾薑。
- 崩漏不止：加阿膠、艾葉。
- 帶下陰癢：加金銀花、連翹、車前子、蛇床子。

瀉白散

【別名】瀉肺散。

【組成】桑白皮 10、地骨皮 10、甘草 1、粳米 8。

【說明】本方適用於肺有伏火鬱熱之喘咳證。能瀉肝火、清虛熱、平喘、止咳。適用於治肺熱引起的咳嗽、氣喘、發熱以午後為甚、煩渴引飲、骨蒸自

汗、唇紅頰赤、面腫身熱、舌紅、脈虛數等症狀為目標。

方中桑白皮，清瀉肺熱、止咳平喘；地骨皮瀉肺中之伏火，兼退虛熱；甘草、粳米養胃和中、調和諸藥。四藥相配，清肺調中，標本兼治，清熱而不傷陰，瀉肺而不傷正，尤對小兒稚陰之體，患肺熱喘咳者尤為合適。

【功效】瀉肺清熱、止咳平喘。

【主治】肺熱喘咳證，咳嗽氣喘、皮膚蒸熱午後尤甚、舌紅苔黃、脈細數。

【臨床應用】小兒肺炎、支氣管炎、百日咳、胸膜炎、肺結核、氣喘、感冒、咳嗽、骨蒸自汗。

【使用注意】外感風寒咳喘、虛寒性咳喘，均不宜使用。

【運用】

* 肺熱較重：加知母、黃芩、魚腥草或合麻杏石甘湯。
* 燥熱咳嗽：加貝母、栝樓、沙參、杏仁。
* 發熱惡寒：加柴胡、白芍。
* 煩躁口渴：加麥門冬、五味子。
* 咳嗽喘息：加桔梗、杏仁、蘇子。
* 氣虛較甚：加人參、黃耆。
* 陰虛潮熱：加青蒿、鱉甲、銀柴胡。
* 口渴咽痛：加麥門冬、石斛、玄參。
* 哮喘有痰：加二陳湯。
* 痰壅氣逆：加葶藶子、白前。
* 小兒肺炎：加麻杏甘石湯、黃芩、魚腥草。

【比較】本方可瀉肺清熱，以平喘止咳為主。瀉黃有以治瀉脾之伏熱、口瘡口臭為主。

涼膈散

【組成】大黃 4、芒硝 4、甘草 4、連翹 8、梔子 2、黃芩 2、薄荷 2、淡竹葉 2。

【說明】本方乃調胃承氣湯加入薄荷、連翹、梔子、黃芩、淡竹葉而組成的，又可清上，亦可通下。方中重用連翹清熱解毒；黃芩清肺瀉熱；梔子瀉心火兼以除煩；薄荷涼散風熱；淡竹葉清熱除煩；大黃、芒硝瀉熱通便；甘草緩和大黃、芒硝之急下。

【功效】涼膈除熱、瀉火通便。

【主治】上中二焦邪熱熾盛。煩躁口渴、口舌生瘡、咽痛、胸膈煩熱、便秘、溲赤、舌紅苔黃、脈滑數。

【臨床應用】急性扁桃腺炎、大葉性肺炎、急性咽炎、口腔潰瘍、膽管炎、感染性肝炎、腸病毒。

【使用注意】本方雖有瀉下通便之功，但使用辨證在膈煩熱而不注重有否便秘。

【運用】

- 便秘甚者：加枳實、厚朴。
- 咽痛甚者：加牛蒡子、金銀花。
- 鼻塞：加辛夷、蒼耳子。
- 目赤痛：加決明子、菊花。
- 衄血、吐血：加當歸、芍藥、生地黃。
- 心煩口渴：加天花粉。
- 小便淋瀝：加滑石、茯苓。

清心蓮子飲

【組成】石蓮子 4.5、茯苓 4.5、黃耆 4.5、人參 4.5、麥門冬 3、地骨皮 3、黃芩 3、炙甘草 3、車前子 3。

【說明】本方適用於心火妄動、氣陰不足、心腎不交、濕熱下注之證。能益氣陰、清心火、止淋濁，適用治精神過勞或思慮憂愁過度而損肺脾。或因酒色過度傷腎，致生腎機能衰退，尿意頻數或尿濁不清或遺精、遺尿與殘尿感等。或婦人帶下，色如米泔汁而多者。以及兼有神經症糖尿病患者，而體力

衰弱，食欲不振，全身倦怠等證者。

方中石蓮子清心火而通交心腎；黃芩清心肺之熱；地骨皮清虛熱；茯苓、車前子分利濕濁；麥門冬清心養陰；人參、黃耆、甘草以益氣扶正。諸藥合用，使心火清寧、氣陰恢復、心腎交通，濕熱分清，而諸證漸癒。

【功效】清心火、益氣陰、利濕濁。

【主治】遺精、淋濁、血崩帶下、遇勞則發，臥睡不安、四肢倦怠、五心煩熱、口乾舌燥、舌偏紅、脈細數。

【臨床應用】慢性泌尿系感染、慢性前列腺炎、宮頸炎、陰道炎、慢性膀胱炎、糖尿病、小便赤濁、帶下、遺精。急慢性淋疾、腎結核、性神經衰弱、口內炎。

【使用注意】大便燥結者慎用。

【運用】

- 口內炎：加甘露飲。
- 赤、白帶下偏於實證者：加龍膽瀉肝湯。
- 腎虛引起小便白濁：加六味地黃丸。
- 發熱：加柴胡、薄荷。
- 濕熱盛：加黃柏、蒼朮、萆薢。
- 腎陰虧虛：加生地黃、山茱萸、枸杞子。
- 上盛下虛：加知母、黃柏。

【比較】濁帶分赤白兩種，赤濁帶小便黃色者，以使用本方為主。白濁帶屬寒，小便混濁如豆漿色，以使用萆薢分清飲為主。

甘露消毒丹

【組成】滑石 6、黃芩 4、茵陳蒿 4.4、藿香 1.6、連翹 1.6、石菖蒲 2.4、白荳蔻 1.6、薄荷 1.6、木通 2、射干 1.6、川貝母 2。

【說明】本方能利濕化濁、清熱解毒，乃治濕熱時疫之主方。用於治濕溫初起，邪在氣分，濕熱並重。證見身熱困倦、肌肉痠痛、胸悶腹脹、無汗或出

汗後熱不退、精神疲倦、小便黃赤、大便秘結，或瀉而不暢、有熱臭氣、舌苔黃膩等症狀為主。

方中滑石清熱利濕兼解暑；茵陳蒿、木通清熱利濕，引濕熱從小便出：黃芩清熱燥濕；連翹清熱解毒；貝母、射干清咽散結；菖蒲、白荳蔻、藿香、薄荷芳香化濁、行氣悅脾。諸藥相配，既清利滲泄化濁，使濕熱毒邪得以化解。

【功效】 清熱解毒、化濁利濕。

【主治】 濕溫、暑溫、瘟疫初起、邪在氣分、濕熱並重者。證見發熱倦怠。胸悶腹脹、無汗而煩，或有汗而熱不退、身黃、口渴或咽瘍頤腫、尿赤便秘，或瀉而不暢、有熱臭氣、舌苔淡白或厚膩、脈濡。

【臨床應用】 傷寒、病毒性肝炎、膽囊炎、膽石症、急性胃腸炎、尿毒症、糖尿病、口腔炎、鵝口瘡、尿道感染等。夏令暑濕季節，凡見濕溫、暑溫、時疫之屬於濕熱並重、邪留氣分者皆可使用、流行性感冒、膽道感染、腸傷寒、咽痛、腮腫。

【使用注意】

- 凡濕熱兼有陰虛津虧之證慎用。
- 忌生冷、辛辣、油膩飲食。

【運用】

- 上焦熱：加麥門冬、桔梗、桑白皮。
- 口渴不欲飲者：加藿香、佩蘭。
- 舌苔白膩者：加佩蘭、薏苡仁、蒼朮、白朮。
- 舌苔黃膩者：加黃連、蒼朮。
- 小便赤熱者：加竹葉、車前子。
- 裡急後重、肛門灼熱者：加檳榔、木香。
- 病毒性肝炎：加貫眾、金錢草。

【比較】 本方以治清熱利濕，解毒止痛為主。八正散用於治濕熱下注，可瀉火利水為主。

黃連上清丸

【組成】黃連 3、黃柏 3、黃芩 3、梔子 3、薑黃 2.2、連翹 2.2、大黃 4.4、菊花 1.5、當歸尾 1.5、薄荷 0.8、玄參 0.8、天花粉 0.8、桔梗 0.8、葛根 0.8、川芎 0.8。

【說明】本方能清熱解毒、瀉火祛風，清上焦火。可用於治眼痛、咽痛、口舌生瘡、心膈煩熱、肺火上升、風熱生毒、大便秘結、熱氣過盛，以致顏面或頭部生化膿性之腫物及其他發炎症狀。

本方通用於風火上攻、三焦實熱證。乃以黃連解毒湯為基礎，再加入疏散風熱及滋陰潤燥之品所組成的。方中黃連解毒湯通瀉三焦實熱證，加大黃瀉火通便，使熱自大便出；薄荷、菊花、葛根、川芎清宣上焦風熱、明目、止頭痛；天花粉、薑黃、當歸尾活血通經，消癰腫疔毒；玄參、連翹、桔梗滋陰清熱利咽，諸藥合而為丸，清熱解毒、疏風散火、活血消癰，使熱毒得解則諸證漸癒。

【功效】清熱解毒、疏風散火。

【主治】上焦積熱證、眼痛咽痛、口舌生瘡、心膈煩熱、面部痤瘡、舌邊尖紅、苔黃、脈數。

【臨床應用】急性扁桃腺炎、口腔潰瘍、急性中耳炎、齒齦炎、結膜炎、前庭神經元炎、急性咽喉炎、青春痘、粉刺、面皰、濕疹、眼充血、酒齄鼻。

【使用注意】
- 老年體弱、大便溏薄者慎用。
- 孕婦禁用。

【運用】
- 咽喉腫痛：加金銀花、牛蒡子、射干。
- 大便燥結：加芒硝、枳實。
- 煩躁：加石膏。

【比較】本方能瀉上焦熱，有瀉火祛風，清熱解毒之作用。三黃瀉心湯，可胃腸積熱並可治充血性疾病。

祛寒劑

　　由祛寒藥為主組成的方劑，稱為「祛寒劑」，可驅除臟腑間之寒痼冷，其應用的藥物多係溫熱性藥物。

　　寒有表寒、裡寒之分，表寒以解表劑治療，裡寒則以祛寒劑治療。祛寒劑係為陽氣衰微，陰寒內盛之證而設。陽氣直接關係生命的存亡，故須刻意保護及調整。裡寒證之成因，係元陽不足，在內生寒或外寒直接入於裡，或誤用藥物損傷陽氣所致。由於裡寒證有因元陽不足、寒從內生或由外直入等不同，又可分為溫中祛寒及溫腎回陽等。

- 溫中祛寒：如吳茱萸湯、理中湯。
- 溫腎回陽：如四逆湯。

使用祛寒劑的注意事項

- 熱伏於裡，熱深厥深時，常形成真熱假寒之證，應詳予辨證，不得誤用溫熱之劑。
- 祛寒劑之用量，尤須因人而施，如平常火旺者或失血傷陰之體，即有寒證須用溫劑時亦宜少量，治好即止，以免影響本來體質，反致生變。

大建中湯

【組成】花椒 4、人參 8、乾薑 16、飴糖 1。

【說明】本方能溫中補虛、降逆止痛。適用於治虛寒的發作性腸蠕動亢進、肋間神經痙攣疼痛、嘔吐、手足易冷、腹痛、脈搏遲弱等症狀為目標。

方中花椒（蜀椒）、乾薑皆屬溫熱性藥物，性極辛熱，能溫裡散寒行氣散滯，並對弛緩之組織，鼓充活力；飴糖有滋養緩和作用，且有止痛功能；人參能促進胃腸消化，吸收，補氣恢復體力。

【功效】祛寒補虛、降逆止痛。

【主治】中陽衰弱、陰寒內盛、脘腹劇痛、手不可近。腹滿嘔吐、納呆，或腹中瀝瀝有聲、舌淡、苔白滑者。虛寒性腹痛、得溫則痛減者。

【臨床應用】腸蠕動不良、腸狹窄症、腸弛緩症、局限性腹膜炎、蛔蟲引起腹痛、虛寒性蟲垂炎、腸疝痛、胃下垂、胃擴張、腎臟結石、膽石症等。

【使用注意】非虛寒腹痛或急性炎症忌用。

【運用】

- 腹中寒痛：加理中湯。
- 嘔吐腹痛：加半夏瀉心湯。
- 嘔吐痰水：加半夏、茯苓。
- 心胸寒痛：加附子、細辛。

【比較】本方與小建中湯皆適用於腹痛，但本方以治腸蠕動亢進疼痛、脈沉弱為主。後者以治療腹皮急，無蠕動，屬於緩證者為主。

理中湯

【組成】人參 4、甘草 4、乾薑 3、白朮 4。

【說明】本方是治療中焦虛寒的代表方。能溫中扶脾，適用於虛寒證體質、胃腸虛弱、氣色不佳、容易疲勞、手足易冷、不眠、脈搏緩慢無力。凡是消化機能不佳，營養吸收不良、新陳代謝沉衰者，皆可使用。

方中乾薑辛熱，溫脾胃而祛寒邪；人參大補元氣，健脾助運；白朮健脾燥濕；炙甘草補氣和中，調和諸藥。上藥合用，溫中以祛裡寒、補氣而健脾胃，使升降得復則運化復常，故諸證自癒。

【功效】溫中祛寒、益氣健脾。

【主治】中焦虛寒證，自利不渴、腹痛嘔吐、舌淡苔白或灰黑而滑、脈沉而細。胸痺，或病後吐涎沫、陽虛失血、小兒慢驚等屬中焦陽虛、寒邪內侵者。

【臨床應用】慢性菌痢、慢性腸炎、慢性胃炎、胃及十二指腸潰瘍、胃下垂、蛔蟲引起之腹痛、慢性肝炎、功能性子宮出血、血小板減少性紫癜、妊娠惡阻、消化不良、肋間神經痛、萎縮腎、唾液分泌過多症、胃弱、下痢、胃擴張。

【使用注意】

- 本方性溫，對熱證及陰虛者不適宜。

- 忌生冷、水果等食物。
- 本方是以中焦虛寒為主，若脈數有熱、舌苔乾黃者忌用。

【運用】

- 傷暑濕作瀉：加黃連、茯苓。
- 泄瀉：加陳皮、茯苓。
- 自痢腹痛：加木香。
- 寒濕型白帶：加牡蠣、薏苡仁、茯苓、澤瀉。
- 慢性腹瀉：加黃連。
- 有脹氣：加平胃散。
- 嘔多：加生薑或吳茱萸。
- 下痢甚：加重白朮份量。
- 寒甚腹痛：加附子、肉桂。
- 心下悸：加茯苓。
- 兼肝經鬱熱，嘔吐酸水：加黃連。
- 兼表證：加桂枝、名桂枝人參湯。
- 胃寒呃逆：加丁香。
- 兼氣滯：加青皮、陳皮。
- 兼水腫：合五苓散。
- 陽虛失血：加阿膠、三七、側柏炭。

【比較】本方以治脾胃虛寒者之腹痛泄瀉、手足冰冷、易疲勞、不欲飲水者為主。五苓散以治熱多欲飲者，口渴、再飲再吐、頭痛、發熱、腹痛、小便不利為主。

吳茱萸湯

【組成】吳茱萸 7.5、人參 4.5、大棗 6、生薑 9。

【說明】本方為溫中降逆之方，可治陽明、少陰、厥陰三經之病，其共同主證為嘔吐、肝脾虛寒嘔逆者，均可適當運用之。能溫中補虛、降逆止嘔。適

用於治心下有痞塞感、舌質不紅、苔白滑、脈沉遲無熱者。對於急慢性胃腸炎、胃內停飲、神經性頭痛、易嘔吐，或乾嘔或吐涎沫、手足不溫等虛寒證，皆可適用。

方中吳茱萸味辛苦，性燥熱，可溫胃散寒開鬱化滯，兼有下氣降逆之功為君；人參大補元氣並能養胃益陰以補其中焦之虛為臣；生薑溫胃散寒；大棗健脾和中既可調和營衛，又可助吳茱萸、人參溫胃補虛共為佐使。諸藥合用，共奏溫中補虛，消陰扶陽之效，使逆氣平、嘔吐止，諸證悉癒。

【功效】 溫中補虛、降逆止嘔。

【主治】 胃中虛寒、食谷欲吐、胸膈滿悶，或胃脘痛、吞酸嘈雜、厥陰頭痛、手足厥冷。乾嘔、吐涎沫。少陰吐利、煩躁甚。

【臨床應用】 慢性胃炎、胃及十二指腸潰瘍、神經性頭痛、梅尼爾氏症症候群和其他症候、屬中焦虛寒引起的嘔吐和頭痛者、偏頭痛、妊娠惡阻、急性吐瀉、胃弛緩、胃酸過多、肝炎、打嗝、乾嘔。

【使用注意】

- 本方藥性溫燥，如鬱熱胃疼、熱性吞酸、嘔吐應禁用。
- 凡胃鬱熱嘔吐、吞酸者禁用。

【運用】

- 如嘔吐甚者：加陳皮、半夏、砂仁。
- 吞酸甚者：加桑螵蛸。
- 妊娠嘔吐：加砂仁、半夏。
- 寒疝腰痛，牽引睪丸者：加附子。
- 寒甚或寒疝痛：加附子、乾薑、丁香。
- 頭痛甚：加川芎、當歸、蔓荊子。
- 腹痛：合芍藥甘草湯。
- 眩暈頭痛嘔吐：合五苓散。

【比較】 本方溫和胃，降逆止嘔，適用於胃中虛寒，脘腹吞酸者。小中湯有溫中補虛，緩急止痛之作用，適用於治中焦虛寒，虛勞裡急，腹脘時時作痛者。

小建中湯

【組成】桂枝 4.5、白芍 9、生薑 4.5、甘草 3、大棗 4.5、飴糖 1。

【說明】所謂「建中」即強化（建）體內（中）各種體內活動機能之謂，而用於脾胃虛（消化力低下）與中寒而榮衛不和（血行不良及代謝衰沉）者。大、小建中湯，皆以裡之虛寒為目標，惟大建中湯證比本方之主治證尤為甚者。

本方即桂枝湯倍加芍藥，再加飴糖而成。能溫中散寒、緩急止痛。適用於虛寒證之體質，脾胃虛弱，兼有疼痛或急迫等情狀。此外可於改善虛弱小兒之體質，症狀方面為全身疲勞、精力虛乏、心悸亢進、手足煩熱、口乾、夜尿。臨床表現胃脘疼痛時必兼四肢冰冷，且喜多按，得食則痛減，飲食喜熱畏冷、舌苔白，脈緩弱或沉緊等症狀。或下腹疼痛，經數月不癒者有效。因本證雖為中虛，但表尚未和，不可大補，故用桂枝湯倍芍藥，以養正驅邪，而佐以滋養強壯兼有緩和作用的飴糖，為之溫中補虛，並收和裡緩急之效。

【功效】溫中補虛、和裡緩急。

【主治】虛勞裡急、腹中時痛、溫按則痛減，或心中動悸、虛煩不寧、面色無華，或四肢痠楚、手足煩熱、咽乾口燥。

【臨床應用】小兒臍部痛、慢性胃炎、慢性肝炎、胃及十二指腸潰瘍、神經衰弱、痙攣性便秘、虛弱兒童體質改善、夜啼、夜尿、胃下垂、三叉神經痛、偏頭痛、痛經、更年期之病態、眩暈、黃疸、腳氣、膽石症、心悸亢進、低血壓、陰痿、遺精。

【使用注意】本方興奮刺激藥多於滋養藥，凡急性病及實熱證，或急性腸胃炎之嘔吐腹痛、脈洪大數、舌苔黃燥或厚膩者，皆不適用。

【運用】

• 腹痛甚者：加五靈脂。

• 氣虛自汗：加黃耆、人參。

• 血虛：加當歸、川芎。

• 肺虛煩躁：加麥門冬、五味子。

• 心痛：加延胡索。

- 虛熱：加柴胡、地骨皮。
- 咽喉腫痛：加板藍根、桔梗。
- 幼兒氣喘：加杏仁、厚朴。
- 婦人虛損：合四物湯。
- 男人虛損：合四君子湯。
- 胃內停水：加半夏、茯苓。
- 失血：加地黃、阿膠。

【比較】本方乃採自桂枝湯加味變化而成，而桂枝湯以解表和營衛，治汗出惡風，營衛不和，表虛為主。本方以建中和裡，以治中焦虛寒、虛勞裡急、腹痛為主。

- 黃耆建中湯：小建中湯加黃耆，主治虛勞裡急、諸不足、有明顯地自汗、氣喘、食欲不振、容易疲勞等。
- 當歸建中湯：即本方加當歸，主治產後虛羸不足、小腹拘急、痛引腹背、不能飲食。
- 大建中湯：花椒（蜀椒）、乾薑、人參、飴糖，功效溫中補虛、降逆止痛，主治中陽衰弱、陰寒內盛之胸腹劇痛、嘔吐，以及蛔蟲腹痛、疝氣腹痛等，本方與小建中湯均能溫中止痛，適於中焦虛寒之腹痛，但大建中湯溫補之力較強，適於陰寒較甚者。

當歸四逆湯

【組成】當歸 4.5、桂枝 4.5、白芍 4.5、細辛 4.5、甘草 3、木通 3、大棗 6。

【說明】此方為養血通脈之常用方，適用於血虛陽氣不足而感受寒邪諸證。本方是桂枝湯去生薑、倍大棗，加入當歸、細辛、木通而成的。能溫經散寒、養血通脈。適用於身體虛寒以致氣血運行受到阻礙、手足寒冷或青紫受寒後更甚，或凍瘡初起未潰者、脈細弱或沉伏等症狀。

方中當歸苦辛而溫，活血養血，與芍藥合用，善補血虛和營；桂枝辛甘而溫，溫經散寒，與細辛合用，善除內外之寒邪；甘草、大棗之甘平，益氣健

脾，既助歸芍補血，又可助桂枝、細辛通陽；木通通暢經脈，使陰血充、寒邪除、陽氣振、經脈通、手足自溫、諸症漸除。

【功效】溫經散寒、養血通脈。

【主治】血虛受寒、脈行不利之手足厥冷，脈細慾絕、舌淡苔白、脈沉細。寒邪侵入經絡，致腰腿、股足疼痛麻木者。

【臨床應用】血栓性靜脈炎、凍傷瘡、神經痛、慢性關節炎、慢性關節風濕、腰痛、胃及十二指腸潰瘍、月經困難症、血栓閉塞性脈管炎、神經血管性頭痛、肩周炎、關節痛、坐骨神經痛、慢性蕁麻疹、雷諾氏病、心絞痛、心肌梗塞、凍傷、手掌角皮症、脫疽。

【使用注意】

- 本方只宜血虛寒凝之寒厥，其他厥逆不宜使用。
- 陽氣鬱所致之熱厥、不宜使用本方。

【運用】

- 月經不調，少腹冷痛：加艾葉、香附。
- 寒疝、睪丸掣痛：加烏藥、小茴香。
- 巔頂頭痛，嘔吐涎沫：加吳茱萸、生薑。
- 肌膚麻木不仁：加黃耆。
- 胸痹痛：加蒲黃、三七、丹參。
- 腰腿痹痛：加川牛膝、杜仲。
- 血行障礙：加川芎、紅花、桃仁。
- 痛甚：加威靈仙、乳香、沒藥。
- 嘔吐腹瀉：加吳茱萸、生薑。

【比較】本方能溫經散寒，可醫治厥陰虛寒、手足厥冷、脈細欲絕之症狀。厚朴溫中湯能燥濕除滿，以治脾胃虛寒、胃寒脘脹為主。

四逆湯

【別名】回逆湯。

【組成】附子 10、乾薑 7.5、甘草 10。

【說明】本方以能回復四肢厥逆而得名。能溫散裡寒及治療陽氣虛衰、陰寒內盛的四肢厥逆，並且有興奮心臟及胃腸的功能。用治急慢性胃腸炎、心臟機能衰弱、神疲倦怠、冷汗自出、下痢清穀、口淡不渴、舌淡苔白、脈沉微或遲弱及誤汗或大汗淋漓之亡陽證，或真寒假熱，但手足厥冷等證。

方中附子大熱之性，有興奮神經，鼓舞細胞，增進體溫，強化全身一切機能之作用；乾薑亦屬熱藥，溫中祛寒，逐陰回陽與附子相配，相得益彰。甘草則內補中虛，外和營衛，並具有緩急、鎮痛、止利之作用。藥雖僅三味，卻能發揮逐寒救逆之偉功。若將本方之乾薑之量加倍名曰「通脈四逆湯」，用於本方之證更甚者。

【功效】溫經逐寒、回陽救逆。

【主治】陽氣虛衰、陰寒內盛所致、四肢厥逆、惡寒踡臥、神疲欲寐、下痢清穀、腹中冷痛、口淡不渴、舌淡苔白、脈沉微。因誤汗或大汗淋漓所致亡陽危證，尤宜急用本方。

【臨床應用】急性腸胃炎、急性病大汗後、心肌梗塞、休克、急性心衰、腸熱、霍亂、下痢、自家中毒、陰疽、脫汗、陰證浮腫、心臟衰弱、急慢性腸炎、感冒、手足厥冷。

【使用注意】

• 服四逆湯嘔吐者，可改用冷服。

• 四肢厥逆有塞熱之分，本方所治屬寒邪厥逆。陰虛及真熱假寒者忌用。

【運用】

• 脾腎虛寒泄瀉：加黃連。

• 出血過多：加人參。

• 咽痛：加桔梗。

• 嘔吐：加生薑。

• 寒性腹痛：加桂枝、白芍。

• 風濕關節痛：加桂枝、白朮。

• 慢性心衰症：加人參。

- 虛寒性水腫或白帶：加黨參、茯苓、澤瀉。
- 心悸亢進浮腫者：加人參、茯苓。
- 面赤煩躁屬寒者：加人參、蔥白。
- 四肢厥冷甚者：加細辛、桂枝。

【比較】本方以治四肢厥冷、嘔吐、下痢清穀，身腹疼痛為主。吳茱萸湯以治手足厥冷、嘔吐涎沫，並伴有頭痛為主，下痢為輔。

黃耆建中湯

【組成】黃耆 2.5、桂枝 4.5、甘草 3、大棗 4.5、白芍 9、生薑 4.5、飴糖 1。

【說明】本方是小建中湯加黃耆而成，故補中氣以緩急之功效更優於小建中湯。能補氣建中、緩急止痛。適用於治虛勞裡急，諸不足之證，可以廣泛治療身體衰弱之症狀，尤其是消化系統疾患，如潰瘍、慢性胃炎、脘腹疼痛、腹筋痙攣、喜溫喜按、氣色不佳、疲勞、舌淡、脈弱等證。

方中黃耆甘溫益氣升陽，增強益氣健中之力，使陽生陰長諸虛不足得益，裡急得除；桂枝、芍藥溫養脾陽；生薑、大棗鼓舞脾陽以資氣血生化之源，與芍藥、炙甘草同用則緩急止痛、益氣和陰、固表止汗。共奏溫中補虛、緩急止痛、和陰陽、調營衛之功效。

【功效】溫中補氣、和裡緩急。

【主治】虛勞裡急、諸損不足。脘腹冷痛、喜溫喜按、面黃體瘦、飲食減少、少氣懶言、舌淡苔薄白。

【臨床應用】慢性胃炎、胃下垂、胃及十二指腸潰瘍、白血病、再生障礙性貧血、肺結核、心律失常、慢性肝炎、慢性腎炎、痛經、大病後衰弱調理、骨疽、盜汗、虛弱兒童、慢性口耳炎、痔瘻、癱疽。

【運用】

- 神經衰弱：加龍骨、牡蠣。
- 營養不良性水腫：加白朮、茯苓、澤瀉。
- 血虛者：加當歸、丹參、赤芍。

- 寒甚者：加高良薑、附子。
- 食後腹脹便溏：加黨參、白朮。
- 胃及十二指腸潰瘍：炮薑炭易生薑、合烏貝散加川七。
- 經痛、經閉：加川芎、香附。
- 脘腹脹滿：加厚朴、砂仁、木香。

【比較】本方以治脾胃虛寒腹痛、益氣固表為主。小建中湯以治脾胃虛弱、虛勞裡急、腹痛為主。

附子理中湯

【組成】附子 5、人參 5、白朮 5、炙甘草 5、乾薑 5。

【說明】本方為理中丸加附子而成，比理中丸更具溫中祛寒之功。方中乾薑辛熱，溫中扶陽祛寒；人參甘溫補中而壯脾胃益氣，兩藥相配，標本兼顧為主；白朮燥濕健脾；炙甘草甘溫，配伍乾薑、辛甘化陽，鼓舞脾陽；附子辛熱回陽氣，散陰寒。

【功效】溫陽祛寒、益氣健脾。

【主治】脾胃虛寒、飲食不化、脘腹冷痛、嘔吐泄瀉、四肢不溫、苔白、脈沉遲，及一切沉寒痼疾。

【臨床應用】急慢性胃腸炎、子宮功能性出血、上消化道出血、紫癜、肺心病、慢性支氣管炎、肺氣腫、慢性肝炎、早期肝硬化、小兒肺炎、過敏性結腸炎、霍亂吐瀉、妊娠惡阻、消化不良症、胃弛緩、胃下垂。

【使用注意】服用本方，當忌生冷食物，宜溫服。

【運用】

- 吐血、便血：加三七、白芨。
- 虛寒甚：加肉桂。
- 心下動悸：加茯苓。
- 嘔多：加生薑、吳茱萸。
- 痰飲食積：合胃苓湯。

* 霍亂泄痢：加黃連、枳實。

瀉下劑

　　由瀉下藥為主組成的方劑，稱為「瀉下劑」，具有通便、瀉熱、逐水的作用，治療便結、實熱、積滯以及水飲等證。瀉下劑的性質有寒有熱，作用有峻有緩，故一般分寒下、溫下、潤下和逐水四類。又某些正虛邪實的情況下，不能專事攻下，又必須攻補兼施。

* 寒下（攻下）：如大、小承氣湯。
* 潤下：如麻子仁丸。

服用瀉下劑的注意事項

* 若表證未解，裡實已成，須辨別表證與裡證的輕重主次，採用先解表後攻裡，或表裡雙解的治療方法。
* 對於年老體弱、病後津傷、新產血虧及氣血虛損者，雖有裡實之證，也不可純用攻下，應根據虛實緩急，或先予攻下，兼顧其虛，或攻補兼施，虛實兼顧。
* 懷孕婦女使用瀉下劑，應加以注意。
* 瀉下劑均易耗損胃氣，藥量及療程應加以控制，得效即止。
* 使用瀉下劑後，對於油膩及不易消化的食物，不宜早進，應該忌口，以防傷胃氣。

小承氣湯

【組成】大黃 14、枳實 7、厚朴 7。

【說明】本方乃大承氣湯去芒硝，攻下力較輕，以免傷及下焦真陰，主治痞、滿、實之陽明熱結輕證。治陽明裡實證，類似大承氣湯證但證較輕，仍有腹滿、便秘、潮熱、譫語等證，而脈沉實或滑而有力者。用於治口乾、舌燥、焦裂或高熱、胡言亂語而大便不下者等證。

方中大黃瀉熱通便，蕩滌胃腸；厚朴，枳實行氣散結，消痞除滿，泄其糟粕填塞之壅，並助大黃推蕩積滯，加速熱結排泄。

【功效】輕下熱結。

【主治】陽明腑實證，大便秘結、譫語潮熱、胸腹痞滿、苔老黃、脈滑而疾

者。痢疾初期、下痢腹痛、裡急後重、亦可用之。

【臨床應用】急性熱病、腸梗塞、膽囊炎、肝炎、便秘、高血壓、肥胖症、食物中毒、癲癇、精神分裂症、宿食、赤痢、閉尿、口內炎、不明原因之發熱。

【使用注意】津液虧虛之便秘或氣虛蠕動無力之便難者忌用。

【運用】

- 中風邪氣作實二便不通：加羌活。
- 熱甚痞滿：加黃連、黃芩。
- 飲食積痛：加蒼朮、陳皮。
- 血虛發熱：加當歸、生地黃。
- 表熱燥渴：合黃連解毒湯、加石膏。
- 血虛煩熱：合四物湯、加地骨皮。

【比較】本方與大承氣湯皆可用於治下腹熱實。本方以治腹滿、大便硬者，後者以治腹堅滿，有燥屎、高熱者為主。

大承氣湯

【組成】大黃 8、枳實 3、芒硝 6、厚朴 16。

【說明】本方為寒下常用方劑，是陽明腑證的代表方。可用於治大實大滿之證。其患腹部充實，膨病堅硬，身體沉重，汗出而不惡寒，脈浮有，並有便秘，潮紅、口舌乾燥、胡言亂語等證為病徵。

方中枳實消痞破結；厚朴除滿行氣；芒硝潤燥軟堅、大黃攻實滌下；硝黃合用共奏瀉熱蕩積，推陳致新功效；枳實、厚朴共用，有調暢腸胃效能。四味合用，使塞者能通，閉者能暢，穢氣能除。

【功效】峻下熱結。

【主治】陽明腑實證，脘腹痞滿、腹痛拒按、按之硬、大便不通頻轉屎氣，甚或潮熱譫語、手足濈然汗出、舌苔黃厚、乾燥起刺，或焦黑燥裂、脈沉實。熱結旁流、下利清水、穢臭異常、臍腹疼痛、按之有塊口乾舌燥、脈滑數。

裡熱實證之熱厥，痙病或發狂等屬裡實熱證者。

【臨床應用】 腸梗阻、急性胰腺炎、急性膽囊炎、急性傳染性肝炎、闌尾炎、中風、休克、膽道感染、破傷風、高血壓、便秘、食物中毒、麻疹、蕁麻疹、小兒急驚風、癲癇、精神分裂症、肥胖症、眼疾、產褥熱、赤痢、疫痢、急性肺炎、傷寒、流行性感冒、腦炎、常習性便秘、痔疾。

【使用注意】

- 非陽明裡實熱證慎用。
- 本方藥力過猛，大便如已暢通，餘藥不可再服用，過服恐導致結胸等證。

【運用】

- 痔瘡、大便燥結肛痛：加黃芩、乳香。
- 燥結時間較長有津傷者：加天花粉、火麻仁。
- 燥熱而渴：加石膏、知母。
- 氣滯血瘀：加赤芍、桃仁。
- 氣脹痞滿：加萊菔子、木香。
- 高熱驚厥：加石菖蒲、鉤藤。
- 大汗出：加牡蠣。
- 黃疸：加茵陳蒿、黃柏、黃芩、栀子。

【比較】 三承氣湯皆屬於下劑，大承氣湯之使用以有痞、滿、燥、實四證俱全為主。小承氣湯之使用以有痞滿而不燥實者為主。調胃承氣湯之使用以燥實而無痞滿者為主。

麻子仁丸

【組成】 火麻仁 2、白芍 0.7、枳實 0.7、厚朴 0.7、大黃 1.3、杏仁 0.7。

【說明】 麻子仁丸治脾約證，乃胃有燥熱，脾津不足也，故治應以潤腸泄熱，行氣通便。能潤腸通便、清熱導滯，具有緩和瀉下的作用。用治腸胃有伏熱，缺乏水分，大便堅而糞粒小，有如羊屎，或痔瘡便秘，屎意頻數，患者多為年老虛弱體質者。因津液枯竭、皮膚乾燥等。

方中火麻仁質潤多脂，潤腸通便；大黃瀉火通滯下便；杏仁降氣潤腸；芍藥養陰和裡；枳實、厚朴行氣破結以加強降泄通便之力，蜂蜜和藥為丸，以潤燥滑腸。

【功效】潤腸泄熱、行氣通便。

【主治】腸胃燥熱、津液不足、大便乾結、小便頻數。便秘證，大便硬、小便頻、大便結硬或數日不行或便出不暢，飲食小便如常。

【臨床應用】發汗過多等續發的腸燥便秘、老人便秘、習慣性便秘、腸梗阻、產後便秘、痔核。

【使用注意】

- 本品雖為緩下之劑，但方中藥物多為破氣瀉下之品，故孕婦忌用，體虛年老不宜常服。
- 血少陰虧的便秘應慎用。
- 老人便秘服用本方不癒者，乃脾虛不能為胃行其津液也，宜改以塞因塞用之法治之。

【運用】

- 血枯便秘：加當歸、桃仁。
- 腸風臟毒下血：加槐花、側柏葉、荊芥。
- 便秘甚：加芒硝。
- 燥熱傷津：加栝樓仁、柏子仁。
- 痔瘡便秘：加黃連、升麻、桃仁、當歸。
- 如腸燥較甚：加柏子仁、栝樓仁。
- 如熱結較甚：加重大黃，或加芒硝。
- 痔瘡出血：加地榆、槐花。
- 心悸動者：加炙甘草湯。
- 常習性便秘：加秦艽、鬱李仁。

【比較】本方用治腸胃有伏熱，大便堅硬，水分缺乏，津液枯竭，年老虛弱體質者之便秘。潤腸丸用治風熱腸燥，血虛火盛，腸中津液不足，大便乾硬者。

和解劑

　　由和解藥為主組成的方劑，稱為「和解劑」，利用藥物之疏通及調和作用，以解除病邪，其主要作用為和解少陽，可治往來寒熱；調和肝脾，可治土木不和；調和腸胃，可治在中焦（消化器官）的寒熱相搏。

　　由病情的輕重，和解劑可分為和解表裡、調和肝脾及調和胃腸等。

- 和解表裡：如小柴胡湯。
- 調和肝脾：如逍遙散。
- 調和胃腸：如半夏瀉心湯。

服用和解劑的注意事項

- 凡熱性病邪仍在表，未侵入少陽或雖已入裡，如有燥渴、熱熾則不得使用。
- 凡勞倦內傷、飲食失調、氣虛、血虛等之寒熱證者，該使用本劑以外之方劑為妥。

小柴胡湯

【組成】柴胡 8、半夏 5、黃芩 3、大棗 2、人參 3、甘草 3、生薑 3。

【說明】可和解表裡，乃少陽證之主劑。適用於治體質中等，胸脇苦滿（即前胸部腹側有悶重感，心下部堅硬，按壓肋骨弓下部會疼痛，肝臟下部有抵抗與壓痛感）、食欲不振、心下煩悶、嘔吐、口苦、咽乾、小便不利，或渴或不渴，或咳、目眩、腹痛、舌生白苔、寒熱往來等症狀。

方中用柴胡升陽達表，使半表之邪外達；黃芩養陰退熱，使半裡之邪內徹；人參、半夏以和中補氣，使邪不得復傳入裡；甘草佐柴芩，調和內外；薑棗佐參、夏通達榮衛，皆為相須相濟之妙。

【功效】和解少陽、疏肝解鬱、和胃止嘔。

【主治】往來寒熱、胸部苦滿、食欲不振、心煩喜嘔、口苦咽乾、目眩。

【臨床應用】感冒、肝炎、膽汁反流性胃炎、肺結核、胸膜炎、膽囊炎、慢性氣管炎、支氣管哮喘、淋巴腺炎、中耳炎、耳下腺炎、急慢性胃炎、胰腺炎、支氣管炎、腎盂炎、腮腺炎、心肌炎、肺炎、頸部淋巴腺炎、扁桃腺

炎、產褥熱、盆腔炎、睪丸炎、胃及十二指腸潰瘍、神經性不食症、小兒虛熱、麻疹、肺氣腫等。

【使用注意】

- 忌生冷辛辣食物。
- 肝火偏盛、陽虛吐衄、上盛下虛、肝陽偏亢者不宜使用。
- 凡邪在肌表未入少陽或已入裡，陽明赤盛者，不宜使。
- 凡勞倦內傷、飲食失調、氣虛血弱而證見寒熱者，也非本方所宜。

【運用】

- 外感表證甚：加荊芥、防風、葛根。
- 流感風熱：加金銀花、連翹、板藍根。
- 急性支氣管炎：加桔梗、枳殼、杏仁、百部。
- 慢性支氣管炎：加茯苓、陳皮、紫苑、款冬花。
- 肝膽發炎：加枳實、茵陳蒿、白芍、金錢草。
- 泌尿系感染：加萹蓄、車前子、海金沙。
- 中耳炎：加龍膽、梔子。
- 小兒消化不良：加白朮、陳皮、茯苓、焦山楂。
- 濕痰：加厚朴、蒼朮。
- 濕熱黃疸：加茵陳蒿、梔子、板藍根。
- 熱痰：加栝樓、貝母。
- 虛煩：加竹葉、粳米。
- 發黃：加茵陳蒿。
- 頭痛：加川芎。

【比較】用於有虛證的傾向，充實感不大，胸脇苦滿，不大便而嘔、舌生白苔而滑者。大柴胡湯用於治療實證，便秘、心下部急結、舌苔黃而澔者。

逍遙散

【組成】柴胡 4、白芍 4、炙甘草 2、當歸 4、茯苓 4、白朮 4、煨薑 4、薄

荷 2。

【說明】本方是由四逆散和當歸芍藥散合方衍化而成。可舒肝解鬱、養血健脾，故能解鬱、調經、清熱和脾胃，乃調和肝脾的常用要方。可適用於血虛肝燥所引起之心窩、手足、掌心時常覺得煩熱、肢體疼痛、頭重、目眩、口苦、咽乾、食欲減退、發熱盜汗、月經不調、臍腹脹滿、不眠、脈弦而虛等證。

方中柴胡疏肝解鬱；當歸、白芍養血柔肝，與柴胡合用，疏養並用，使肝氣條達，肝血得養，氣血調和；白朮、茯苓益氣健脾，以防肝木剋犯脾土；再加薄荷少許，以助柴胡疏肝解鬱之力，再用乾薑和中益胃；甘草調和諸藥。諸藥合用，使肝氣得疏、肝血得養、脾虛得補，則諸證自解。

【功效】疏肝解鬱、健脾養血。

【主治】肝鬱血虛證、兩脇作痛、寒熱往來、頭痛目眩、口燥咽乾、神疲食少、月經不調、乳房作痛、舌淡紅、脈弦而虛。

【臨床應用】精神分裂症、神經官能症、憂鬱症、子宮內膜異位、子宮肌瘤、經前緊張症、更年期症候群、慢性肝炎、膽石症、胃及十二指腸潰瘍、乳腺炎、慢性甲狀腺炎、月經不調、不孕症、帶下、濕疹、手掌角皮症、結核初期輕症、婦人神經痛、處女寡婦氣鬱病、白帶、不眠症、精神不舒。

【運用】

- 月經不調：加丹參、益母草。
- 肝氣鬱結：加香附、鬱金。
- 結核性淋巴腺炎：加小柴胡湯。
- 虛暈：加黃耆、牡丹皮、梔子。
- 胸悶：加枳殼、桔梗。
- 視物不清：加菊花、草決明、枸杞子。
- 脾虛泄瀉：加黨參、山藥、蓮子。
- 膽石症：加金錢草、鬱金、雞內金。
- 甲狀腺腫：加海藻、昆布。
- 子宮肌瘤：合桂枝茯苓丸。

- 更年期症候群：合六味地黃丸。
- 經痛：加延胡索、香附、赤芍、丹參、益母草。
- 發熱心煩：加牡丹皮、梔子。
- 胸脇疼痛：加荊三稜、莪朮。
- 肝脾腫大：加鱉甲、牡蠣。

【比較】本方可疏肝解鬱，和營理脾，以治療寒熱脇痛、月經不調為主。四逆散可和解表裡，疏肝理脾，以治熱厥腹痛下利後重為主。

四逆散

【組成】柴胡 6、枳實 6、白芍 6、甘草 6。

【說明】本方能透解鬱熱、調和肝脾，為熱厥之劑。乃大柴胡湯的變方，用治比大柴胡湯較為虛證，比小柴胡湯稍為實證，介於二方間的病症為主。所謂熱厥，即因熱邪傳裡，鬱阻陽氣不能外達，導致四肢厥冷。本方能疏暢其鬱結，故多用於治神經性官能疾患之四肢冰冷者及消化系統腹痛、泄痢嚴重等證。

方中柴胡疏肝解鬱，透達鬱熱為君；枳實泄熱散結，與柴胡同用，一升一降，共奏升清降濁之功為臣；白芍柔肝斂陰為佐；炙甘草補脾和中益氣為使，芍、草相配以調和肝脾，緩急止痛。臨床應用甚為廣泛，為治療肝脾氣滯的基本方藥。

【功效】透解鬱熱、疏肝理脾。

【主治】熱厥證、雖手足厥冷但身熱或脘腹疼痛，或泄痢嚴重，或小便不利、脈弦。

【臨床應用】慢性肝炎、胰腺炎、膽囊炎、慢性胃炎、膽石症、肋間神經痛、結腸炎、胃腸神經症、盆腔炎、月經不調、胃腸道潰瘍、高血壓。手足厥冷、胸脇脘腹疼痛、肺炎、胃酸過多症、肋膜炎。

【使用注意】脾腎陽衰或陰邪厥逆者，禁用本方。

【運用】

- 悸：加桂枝。

- 小便不利：加茯苓。

- 腹痛：加附子。

- 氣鬱：加香附、陳皮、鬱金。

- 泄痢便膿：加當歸、白頭翁。

- 肝胃不和，氣滯血瘀：加香附、川芎。

- 血壓偏高：加代赭石、牡蠣、黃芩。

- 小便短少：加木通、生地黃。

- 肝膽疾病：加茵陳蒿、鬱金、丹參。或合茵陳五苓散。

- 大便秘結：加大黃、芒硝。

- 嘔吐：加黃連、生薑、白荳蔻。

- 脾虛納呆：加黨參、白朮。

【比較】本方與四逆湯同治四肢厥冷，但本方所治之熱厥，以熱邪傳裡，陽氣不能外達所致者為主。四逆湯以治陰寒內盛。真陽衰微，陽氣不能敷布之厥逆為主。

柴陷湯

【組成】半夏 9、栝樓仁 6、柴胡 6、黃連 3、黃芩 3、人參 2、甘草 1.5、生薑 3、大棗 2。

【說明】本方係小柴胡湯與小陷胸湯之合方，故名，適用於二方證候並見者。能疏肝利膽、清泄濕熱。用於治寒熱往來、嘔噁胸膈脹悶，按之即痛、苦口、舌苔黃、呼吸急促、痰涎黃稠、微帶黑色者。

【功效】和解少陽、清熱化痰、寬胸散結。

【主治】傷寒少陽證，往來寒熱、胸脇苦滿、納呆、口苦、咽乾、目眩、舌苔薄白、脈弦。婦人傷寒、熱入血室，以及瘧疾、黃疸與內傷雜病而見少陽證者。痰熱互結、胸脘痞悶、按之則痛或咳痰黃稠、舌苔黃膩、脈滑數。

【臨床應用】感冒、流感、腮腺炎、扁桃腺炎、瘧疾、肺結核、傷寒、胸膜炎、肺炎、傳染性單核細胞增多症、支氣管哮喘、支氣管炎、心肌炎、心絞痛、胃炎、膽囊炎、肝炎、胰腺炎、腎盂炎、腎病症候群、膀胱炎、糖尿病、闌尾炎、產後發熱感染、急性結膜炎、角膜炎、視神經炎、中耳炎、肋間神經痛。

【運用】

* 盜汗易疲勞：加麥門冬、黃耆。

* 咳嗽、喉嚨刺痛：加竹茹、桔梗。

* 發熱或病毒感染：加金銀花、板藍根。

* 腮腺炎或扁桃腺炎：加蒲公英、夏枯草、殭蠶。

* 眩暈：加澤瀉、茯苓、白朮。

* 口苦咽乾：加梔子、夏枯草。

* 痰黃稠、苔黃膩：加竹茹、天竺黃。

* 便秘：加大黃、芒硝。

【比較】本方所治療之症狀與小柴胡湯相同，但本方用以治咳嗽厲害，痰不易切斷，深呼吸時胸痛，胸脇苦滿，不大便而嘔者為主。

黃連湯

【組成】黃連 4.5、乾薑 4.5、桂枝 4.5、人參 3、甘草 4.5、半夏 6、大棗 3。

【說明】本方適用於胸中有熱、胃中有寒、陰陽不調、升降失司、上下不和之證。能平調寒熱、和胃降逆，以調和腸胃功能為主。凡因寒熱失調、升降失常、寒熱夾雜、胸中煩熱、痞悶不舒、腹中痛欲嘔者皆可用之。近有謂用治胃及十二指腸潰瘍，有上述症狀者，亦有一定的療效。

方中黃連苦寒，上清胸膈之熱；乾薑、桂枝辛溫，下散胃中之寒，二者合用，辛開苦降，寒熱並用，上下並治，以復中焦升降之職；更以半夏和胃降逆；人參、甘草、大棗益氣和胃。諸藥合用，能使寒散熱消、中焦得和、陰陽升降復常，則諸證自癒。

【功效】調理寒熱、和胃降逆。

【主治】傷寒、胸中有熱、胃中有邪氣、腹中痛、欲嘔吐、胸中煩悶，或腸鳴泄瀉、舌苔白膩、脈弦。

【臨床應用】急慢性胃腸炎、慢性胃炎、慢性痢疾、慢性膽囊炎、慢性肝炎、早期肝硬化、功能性消化不良、霍亂吐瀉腹痛、口內炎等屬寒熱夾雜、升降失常、上熱下寒之證。

【運用】

• 胃脹者：加平胃散。

• 寒熱往來，胸脇苦滿：加柴胡、黃芩、生薑。

• 寒輕熱重：加黃芩。

• 乾嘔胸熱甚：加生薑、黃連、竹茹。

• 胃氣虛弱：加甘草。

• 便秘：加大黃。

• 水瀉下痢：加茯苓。

• 胃寒腹痛：加枳實、白朮。

• 嘔吐瀉痢：加白芍、木香。

【比較】本方以治療胸中有熱，胃中有寒，寒熱夾雜之腹中痛者為主。而半夏瀉心湯以治心下痞滿，嘔吐，不欲飲食者為主。

芍藥甘草湯

【組成】白芍 12、甘草 12。

【說明】本方雖僅兩味所組成，臨床應用甚為廣泛，凡屬拘急引起之疼痛，不拘痛處，皆可酌予使用。能平肝解痙、調和氣血，具有鎮痙、鎮痛之功。治腳弱無力，行步艱難，或發汗過多，邪氣內迫，致生急迫激烈的肌肉抽緊和疼痛，腰腳攣急等證。但並不限於四肢肌肉，其他如腹部、腰、背等處的肌肉，以及胃、腸、支氣管、膽囊、輸尿管等平肌之痙攣、疼痛、經久不癒者，均可使用。

方中白芍酸苦微寒，益陰養血；炙甘草甘溫、溫中緩急。二藥合用，酸甘化陰，陰液得復。筋脈得養，則腳攣急自伸；肝陰足，自不犯脾土，則拘急自癒矣！

【功效】益陰柔肝、解痙止痛、調和氣血。

【主治】胃氣不和、腹中攣痛，或發汗不當致腳攣急不能伸曲等證候。肝陰不足、剋犯脾土、腹拘急而痛。陰液不足、筋脈失養、手足攣急。

【臨床應用】胃腸道疼痛、三叉神經痛、尿路結石疼痛發作、坐骨神經痛、肩膀痠痛症、落枕症、腓腸肌痙攣等解痙、止痛、腓腸肌痙攣、胃腸痙攣、腎絞痛、肝炎、泌尿系結石引起之疼痛、經痛、腸疝痛、膽石症、腎石疝痛、下肢無力症、腳弱、腰痛、閃腰、筋肉風濕。

【運用】

- 熱利腹痛後：重加黃芩。
- 脾濕水瀉身重困弱：加白朮、茯苓。
- 惡寒者：加附子，名芍藥甘草附子湯。
- 風寒犯胃：加乾薑、附子、吳茱萸。
- 胃陰不足：加麥門冬、玉竹、石斛。
- 肝氣犯胃：合柴胡疏肝湯。
- 筋骨痛甚：合疏經活血湯。
- 泌尿系結石疼痛：合豬苓湯。

【比較】本方用於治療胃炎、以急迫而激烈肌肉抽緊和疼痛者為主。安中散以治體質較差，吐酸水、嘈雜、心下部輕痛或鈍痛，肚臍附近有動悸者為主。

芍藥甘草湯加附子，功效解痙止痛、散寒，主治陽虛或實寒引起的痙攣性疼痛，而有明顯的發冷、寒證者。

大柴胡湯

【組成】柴胡 8、黃芩 3、白芍 3、半夏 5、枳實 2、大黃 2、大棗 2、生薑 5。

【說明】本方是由小柴胡湯去人參、甘草、加大黃、枳實、芍藥而成，可謂

小柴胡湯與小承氣湯兩方加減而成；是和解與瀉下並用的方劑。適用於醫治往來寒熱，胸脅苦滿，默默不欲食的柴胡證，但症狀較為激烈、實證，而其身體較為強壯、脈象沉而遲，在自覺上常有胸脅部之緊張感、痞塞感，或疼痛、常便秘，或下痢、嘔吐、喘息、精神不安、易怒等。

方中重用柴胡為君，與黃芩合用，以袪少陽之邪；輕用大黃並配枳實，以瀉陽明熱結共為臣藥；芍藥緩急止痛與大黃相配可治腹中實痛，與枳實為伍，可治氣血不和之腹痛煩滿不得臥；半夏和胃降逆止嘔，配以生薑，治嘔逆不止俱為佐藥；大棗與生薑同用，能和營衛，調和諸藥為使也。

【功效】和解少陽、內瀉熱結。

【主治】少陽、陽明合病，證見往來寒熱、胸膈苦滿、上腹脹痛、嘔吐、便秘或下痢。

【臨床應用】流行性感冒、急性肝炎、膽囊炎、急性胰炎、腎盂炎、肋膜炎、大腸炎等呈少陽、陽明合病者。

【使用注意】非實證者慎用。

【運用】

- 心下實痛，連於左胸，難以轉側，大便實者：加栝樓。
- 發黃者：加茵陳蒿、黃柏。
- 高血壓：加鉤藤、黃耆。
- 頭痛、胸脅苦滿、便秘：加鉤藤、大黃。
- 痛重：加川楝子。
- 腹脹：加厚朴、陳皮、木香。
- 陽明躁熱：加石膏、知母。
- 少陽胸熱：加黃連。
- 熱毒偏重：加金銀花、蒲公英。
- 濕熱黃疸：加茵陳蒿、梔子。
- 腹脹痛：加厚朴、木香、鬱金、延胡索。
- 急性中耳炎：加龍膽草。

- 病毒性疾病：加板藍根、菊花。

【比較】本方治療實甚，心下滿痛，自覺胸脇有緊張，痞塞疼痛、便秘、精神不安者為主。大承氣湯以治腹滿痛，堅硬充實，也就是痞、滿、實四證俱全，以腸胃燥實、腹痛便秘、脈實苔垢膩者為主。

半夏瀉心湯

【組成】半夏 7.5、黃芩 7.5、乾薑 4.5、人參 4.5、甘草 4.5、大棗 3、黃連 1.5。

【說明】本方係小柴胡湯去柴胡、生薑、加黃連、乾薑而成。原主治小柴胡湯證因誤下傷中，以致病邪內陷，侵犯中焦致使脾胃升降失常，氣機痞塞，寒熱夾雜，形成痞證。

方中黃連、黃芩苦寒瀉熱和陽；乾薑、半夏開痞散結、降逆止嘔、溫胃和中，並散濕以和陰；人參、甘草、大棗補益中氣，以復脾胃升降之職，以助消痞之力。諸藥合用溫清並用，以調和陰陽、辛苦並進，以順其升降、補瀉兼施，以扶正祛邪，共成瀉心消痞之功。

【功效】和胃降逆、開結消痞。

【主治】脾胃不和、心下痞滿、乾嘔或嘔吐、腸鳴下痢、不思飲食。

【臨床應用】嘔吐、慢性胃炎、潰瘍痛、急性胃腸炎、上消化道出血、消化不良、口腔黏膜潰瘍。

【使用注意】陰虛嘔逆者忌用。

【運用】

- 心煩痞悶：加枳實、桔梗。

- 瀉痢腹痛：加木香、白芍。

- 嘔吐呃逆：加陳皮、茯苓。

【比較】以下與本方合為俗稱「五瀉心湯」。

- 生薑瀉心湯：本方減乾薑用量，加生薑，主治水熱互結、心下痞鞭、乾噫食臭、腸中雷鳴、下痢者。

- 甘草瀉心湯：本方加重甘草用量，主治胃氣虛弱、腹中雷鳴下痢、心下痞鞕而滿、乾嘔心煩不得臥者。
- 黃連瀉心湯：本方去黃芩，加桂枝，主治胸中有熱、胃中有塞、胸中煩悶、欲嘔吐、腹中痛，或腸鳴泄瀉。
- 附子瀉心湯：大黃、附子、黃連、黃芩，治痞兼惡寒汗出者。

柴胡疏肝湯

【組成】柴胡 9、白芍 4.5、陳皮 4.5、枳殼 4.5、川芎 4.5、香附 9、炙甘草 3。

【說明】本方為四逆散加陳皮、香附、川芎，而將枳實易枳殼而成的。除具有疏肝健脾之功外，更有行氣活血之效。方中柴胡疏肝解鬱；枳殼、陳皮、香附行氣散結；芍藥柔肝養血斂陰；川芎乃血中之氣藥，既可活血又可行氣；炙甘草益氣補脾，調和諸藥，諸藥合用，共奏疏肝理氣、健脾養血、活血止痛之功效。

【功效】疏肝理氣、和血止痛。

【主治】肝鬱氣滯血瘀引起的胸脇疼痛、寒熱往來或噯氣、泛酸或乳房脹痛、舌偏暗、苔薄、脈弦澀。

【臨床應用】慢性肝炎、膽結石、慢性胃炎、乳腺增生、胃及十二指腸潰、肋間神經痛、胃神經官能症、痛經、停經後症候群。

【運用】

- 血虛者：加當歸、生地黃、熟地黃。
- 血瘀甚者：加丹參。
- 肝鬱化火：加牡丹皮、梔子。
- 心火偏旺：加黃連。
- 行經乳房脹痛：加王不留行。
- 膽結石者：加鬱金、雞內金、山楂、大黃。

加味逍遙散

【組成】當歸 4、茯苓 4、梔子 2.5、薄荷 2、白芍 4、柴胡 4、甘草 2、白朮 4、牡丹皮 2.5、煨薑 4。

【說明】本方乃逍遙散加牡丹皮、梔子而成加味丹梔逍遙散。治身體虛弱者的肝功能障礙及婦女生理所容易發生的各種神經症疾患，或更年期障礙等症狀。

方中柴胡疏肝解鬱；當歸、白芍補血和營、養血柔肝；牡丹皮、梔子清熱涼血；薄荷芳香開竅；茯苓、白朮健脾益氣；甘草和中緩急、調和諸藥；煨薑強化血行。

【功效】疏肝解鬱、清熱養血。

【主治】肝鬱血虛、化火生熱、煩躁易怒，或自汗、頭痛目澀，或頰赤口乾，或月經不調、少腹作痛或小腹脹墜、小便澀、舌偏紅、苔薄黃、脈弦數。

【臨床應用】肝炎、盆腔炎、更年期症侯群、肺結核、眼疾、月經不調、痤瘡、甲狀腺炎、白帶、濕疹、尿道炎、乳腺炎、肝硬化、慢性肝炎、更年期障礙、自律神經失調症、失眠、慢性子宮內膜炎、處女及寡婦氣鬱病、便秘、手掌角化症，以及由於流產或妊娠中絕後及輸卵管結紮後，引起諸神經症。

【運用】

- 頑固性蕁疹、頭重感、月經不正常、胸脇苦滿：加四物湯加荊芥、地骨皮。
- 月經困難症之痛經：加元胡、香附。
- 血虛勞熱：加川芎、地黃。
- 氣虛體倦：加人參、黃耆。
- 肝鬱甚、脇痛：加香附、鬱金。
- 經痛：加延胡索、木香、益母草。
- 血瘀：加丹參、赤芍、紅花。
- 熱盛：加生地黃、地骨皮。

- 脾虛便溏：加黨參、山藥、薏苡仁。
- 陰虛：合六味地黃丸。
- 皮膚病：加地骨皮、荊芥。
- 小便澀痛：加車前子。

【比較】本方與當歸芍藥散均可用於婦女神經衰弱症的月經異常，而當歸芍藥散以治療貧血的傾向者為主。

祛濕劑

　　能除去濕邪，醫治濕病的方劑可稱為「祛濕劑」。濕係陰邪而重濁，似膠似油，易與風邪、暑邪、熱邪結合致病的邪氣。濕如在上焦時須化濕，在中焦應燥濕，在下焦則非利濕不可。脾可運化水濕，惟易反為濕所犯，故醫治濕邪時，脾亦需同時予以醫治。濕邪之治療法，依濕邪在於表，或在於裡，有化熱、化寒之區別。由濕邪所表現的不同證候，祛濕劑可分為芳香化濕、利水滲濕、清熱去濕、溫化水濕及宣散濕邪等。

- 芳香化濕：如藿香正氣散。
- 利水滲濕：如五苓散。
- 清熱去濕：如茵陳蒿湯。
- 溫化水濕：如苓桂朮甘湯。
- 宣散濕邪：如羌活勝濕湯。

> **服用祛濕劑的注意事項**
> - 治療濕病時應注意，病患有無陰虛津虧，如病後脾弱浮腫、妊婦腳腫時，當然非祛濕利水不可，惟應伍配健脾之藥物以養正氣。

獨活寄生湯

【組成】獨活 3、防風 2、桑寄生 2、秦艽 2、杜仲 2、熟地黃 2、白芍 2、當歸 2、川牛膝 2、川芎 2、茯苓 2、黨參 2、細辛 2、肉桂 2、甘草 2。

【說明】本方適用於因風、寒、濕三氣，痹著日久，致肝腎不足，氣血兩虛之證。能益肝腎、補氣血、祛風濕、止痹痛。可治風寒濕痹、肝腎兩虧、氣血不足、腰膝冷痛、肢節屈伸不利、麻木不仁、無法行動、喜溫畏寒、身體疲勞、脈沉細等症狀。

方中獨活散風除濕；防風、秦艽祛風勝濕；桂心溫散寒邪，通利血脈；細辛發散陰經風寒，搜剔筋骨風濕而止痛；寄生、杜仲、川牛膝補益肝腎、強壯筋骨；當歸、白芍、地黃、川芎乃四物湯，養血活血；人參、茯苓、甘草補氣健脾、扶助正氣。諸藥共用可使氣血得充、肝腎得補、風邪得祛，共奏標本兼治之效。

【功效】益肝腎、補氣血、祛風濕、止痹痛。

【主治】痹痛日久、肝腎兩虧、氣血不足、腰膝疼痛、肢節屈伸不利、痿軟氣弱、麻木不仁、畏寒喜溫、舌淡苔白，脈細弱、慢性關節炎、常因年高、肝腎衰微又感寒濕而腰膝冷痛、可兼見耳鳴、視物昏花等。

【臨床應用】慢性關節炎、肩胛周圍炎、慢性腰痛、坐骨神經痛、慢性關節風濕、運動障害、風濕性關節炎、類風濕性關節炎、腰肌勞損、椎間板異位、神經痛。

【使用注意】

- 服藥後忌食生冷油膩之品。
- 服藥後宜避風寒。

【運用】

- 疼痛較劇：加地龍、紅花、馬錢子。
- 寒邪偏盛：加附子、乾薑。
- 濕邪偏盛：加防己、蒼朮。
- 腰痛似折：加川斷、狗脊、菟絲子。
- 瘀血加桃仁、川七、紅花。
- 疼痛劇烈：加乳香、沒藥。
- 止肢疼痛：加防風、桂枝。
- 下肢疼痛：加牛膝、秦艽。

【比較】本方能祛風濕、益氣血、補肝腎，適用於治氣血不足，及肝腎兩虧。羌活勝濕湯能祛風濕、止疼痛，適用於風濕在表者。

不換金正氣散

【別名】藿香平胃散。

【組成】蒼朮 4、陳皮 4、半夏 4、厚朴 4、藿香 4、炙甘草 4、生薑 3、大棗 2。

【說明】本方即平胃散加入半夏與藿香而成。平胃散為調和脾胃，治理各種消化系疾病之要方；加半夏以燥濕降逆，藿香以開胃和中，而使驅邪辟瘴，消積止吐之力更為顯著。

【功效】祛濕健脾、化痰行滯。

【主治】治四時外感傷寒、瘟疫時行、山嵐瘴氣、寒熱往來、霍亂吐瀉、下痢赤白，或出遠行、不服水土吐瀉。

【臨床應用】急性胃腸炎、飲水中毒、霍亂吐瀉、胃腸型感冒。

【運用】

● 嘔吐痰飲：加茯苓、枯梗。

● 霍亂泄瀉：加黃連、黃芩。

● 感冒風寒：加防風、蔥白。

● 嘔吐泄瀉：合黃連湯。

● 感嵐瘴氣：合藿香正氣散。

木防己湯

【組成】木防己 6、石膏 12、桂枝 4、人參 8。

【說明】本方乃清熱行水之名方，所治支飲喘滿，是由於水飲結於心下，鬱而化熱，又復延久正虛所致。能行水散結、鎮逆補虛。適用於治心下痞堅，呈現心臟機能不全，而引胸膈積水太多，出現呼吸促迫、喘息動悸、心痞腹痛、尿利減少、浮腫等症狀。

方中木防己利水，以治支飲之本為君；石膏清熱，以治蘊熱之標為輔；飲為陰邪，水飲內阻，膀胱氣化不宣，故以桂枝為佐，既可溫化心下水飲，又可助膀胱氣化，使水飲從小便出；病程日久，正氣已傷，故加人參益氣補虛。

【功效】行水散飲、清熱補虛。

【主治】膈間支飲、鬱久化熱，證見其人喘滿、心下痞悶、面色黧黑、舌淡暗、苔膩、脈沉緊。

【臨床應用】支氣管喘息、心臟性喘息、心臟瓣膜症、心不全、動脈硬化、慢性腎炎、妊娠腎、腹水、尿毒症、下肢浮腫、水腫、腳氣。

【運用】

- 氣虛：加重人參。
- 水邪結實者：加茯苓、豬苓、芒硝。
- 熱邪傷津者：加沙參、麥門冬、川貝、栝樓。
- 心臟性喘息：加桑白皮、蘇子、生薑。

【比較】本方以濁心下痞硬，水腫、喘咳為主。大柴胡湯以治胸滿、胸脇苦滿、實熱證為主。

薏苡仁湯

【組成】薏苡仁 20、當歸 3、白芍 3、蒼朮 2、麻黃 1.5、桂枝 1.5、甘草 1.5、生薑 3。

【說明】本方能治手足關節疼痛、麻痹不仁、難以屈伸者。適用於治四肢關節之疼痛、腫脹、熱感遲遲不退，將轉變為慢性證者。

經曰：「風、寒、濕三氣雜至，合而為痹。」本方係由麻黃加朮湯去杏仁，加入當歸、白芍所組成的。方中薏苡仁甘淡微寒，健脾利水，祛濕除痹為君；麻黃、桂枝辛溫解表，祛風散寒止痛為臣；蒼朮辛溫燥濕，又助祛風散寒；當歸、白芍養血和血，緩急止痛，又含有治風先治血之意為佐；生薑辛溫散寒，祛風解表，健胃以增藥力；炙甘草調和諸藥為使，與白芍相配，酸甘化陰，可防麻桂之辛散，又增緩急止痛之功。共奏溫經散寒，祛濕止痛之功。

【功效】溫經散寒、祛濕止痛。

【主治】肢體關節腫脹疼痛、屈伸不利、兼見頭身困重，或腰以下腫痛，常用於漿液性關節炎。風寒濕痹、手足流注疼痛、麻木不仁、難以伸屈、關節煩疼。

【臨床應用】風濕性關節炎、類風濕性關節炎、肺水腫、肋膜炎、慢性腎炎、腳氣、多發性關節風濕、漿液性關節炎、筋肉風濕痛、結核性關節炎。

【使用注意】

* 熱痹者本方不適宜。
* 脾胃虛弱、正氣不足者慎用。

【運用】

* 煩熱疼痛：加黃柏、知母。
* 畏寒痛甚：加附子、地龍。
* 濕盛腫甚：加防己、桃仁、茯苓。
* 亞急性慢性風濕關節痛：與獨活寄生湯併用。
* 風濕重：加獨活、桑寄生。
* 尿酸重者：加龍膽、黃柏、狗脊。

【比較】本方以治四肢關節及肌肉疼痛，腫脹局部有熱感者為主。越婢加朮湯以治全身浮腫，尤其是腳部尤甚，無表證，尿量少、口渴、頭痛者為主。

五皮飲

【組成】桑白皮 6、陳皮 6、生薑皮 6、大腹皮 6、茯苓皮 6。

【說明】本方能健脾化濕、理氣消腫。適用於治脾虛受濕、氣滯水停所致之水腫。可廣泛應用於腎臟炎或心臟性浮腫、氣喘逆、小便不利、水腫脹滿、四肢腹部皮膚水腫症狀。本方消腫之力雖很輕，但平穩可靠。

方中茯苓皮健脾滲濕；陳皮理氣醒脾化濕、濕去則不致聚而成水；桑白皮瀉肺行水；大腹皮行水寬脹；生薑皮宣胃陽以散水，水去則不致溢而為腫。五皮合用，具有輸脾利水之功。

【功效】行氣化濕、利水消腫。

【主治】全身水腫、胸腹脹悶、小便短少及妊娠水腫。夏天濕盛、其人足跗浮腫。

【臨床應用】水腫、氣喘、腎炎、心臟性水腫、妊娠水腫、肝硬化腹水、腳氣。

【使用注意】心臟性水腫不宜用。

【運用】

- 尿蛋白：配五苓散。
- 腰以上較腫甚者：加紫蘇、荊芥、防風、秦艽。
- 腰以下較腫甚者：加赤小豆、茯苓、澤瀉、防己、車前子。
- 便秘：加大黃、枳實。
- 腹中脹滿：加厚朴、青皮、萊菔子。
- 體虛者：加黨參、白朮、黃耆。
- 陰性水腫：加附子、乾薑、肉桂。
- 陽性水腫：加黃柏、車前子、澤瀉。
- 水腫甚者：合五苓散。

【比較】本方用治脾虛濕稀所致水腫。防己黃耆湯能益氣利水退腫，故適用於治風水浮腫。心臟性水腫木防己湯較本方適合。

五淋散

【組成】茯苓6、當歸4.8、赤芍4、梔子4、甘草4.8、燈心草2。

【說明】本方能清熱和血。用於治腎氣不足、膀胱有熱、水道不通、淋瀝不出，或尿如豆汁、頻欲小解、臍腹急痛、發作有時、勞倦即發等症狀。

方中茯苓利水滲濕；梔子清熱利濕涼血解毒；赤芍清熱涼血。三藥合用清熱解毒、利水滲濕、涼血止血並祛濕熱。並用當歸養血和血；甘草補脾益氣，緩急止痛，清熱解毒。五藥合用，攻補兼施，祛邪消炎力雖不強，但兼顧氣血，故適用於泌尿系統之慢性炎症或結石之症。

【功效】清熱涼血、利水通淋。

【主治】膀胱濕熱蘊結。小便頻數、淋瀝澀痛、臍腹滿痛時作時休、勞倦即發或尿如豆汁，或尿下砂石，或冷淋如膏或熱淋便血。

【臨床應用】慢性尿道炎、膀胱炎、泌尿系結石、血尿、淋疾、腎臟結石、膀胱結石。

【使用注意】現代醫學所稱之淋疾，係淋病雙球菌所引起，若使用本方，必須加入抗菌消炎之藥物，否則無效。

【運用】

- 氣淋：加萆薢分清飲。
- 勞淋：加補中益氣湯。
- 急性炎症：合八正散。
- 火熱口渴：加滑石、石膏。
- 濕熱黃疸：加茵陳蒿、黃芩。
- 小便不利：加木通、防己。
- 瘀血：加桃仁、牡丹皮。
- 石淋：加海金沙、金錢草或合豬苓湯。
- 血淋：加大薊、旱蓮草、白茅根、川牛膝、鬱金、桃仁、麝香。
- 熱淋：加黃連。
- 氣虛或老人：加人參、黃耆、升麻。
- 膀胱結熱：合導赤散。

【比較】本方以治膀胱有熱、臍腹急痛、頻欲小解、反如豆汁，或如砂豆為主。八正散以治濕熱結於膀胱、小腹脹滿、小便不通或淋痛尿血為主。

導水茯苓湯

【組成】茯苓 4.8、麥門冬 4.8、澤瀉 4.8、白朮 4.8、桑白皮 1.6、紫蘇葉 1.6、檳榔 1.6、木瓜 1.6、大腹皮 1.2、陳皮 1.2、砂仁 1.2、木香 1.2、燈心草 1。

【說明】本方所治之水腫，係屬脾失健運、水濕內停，溢於肌膚所致。水氣內

盛，上凌於肺，故兼見喘息不得臥，治宜行氣化濕、利水消腫。能治遍身水腫喘滿，轉側不寧，尿出如割，乃順氣、利尿兼治喘滿之劑。適用於治全身浮腫之腎硬變及其他水腫併發喘息等證而屬於虛者。

方中茯苓、澤瀉為君，滲利水濕；臣以白朮健脾燥濕，以助水濕運化；檳榔、大腹皮行氣燥濕、利水消腫，襄助君藥以導水下行；氣化則水濕亦化，故配以紫蘇、陳皮、砂仁、木香理氣行滯，以助水濕運化；桑白皮瀉肺行水；木瓜祛除濕邪；燈心草淡滲利水；麥門冬滋養陰液，使諸藥利水而不傷陰液，共為佐使。諸藥合用，使氣行濕化、水道通利，則水腫可消。本方以茯苓為君，能導水下行而消腫，故得方名。

【功效】行氣化濕、利水消腫。

【主治】脾虛濕盛、頭面手足遍身水腫、喘滿倚息，不能轉側、不能平臥、飲食不下、小便短澀、排尿澀痛、其色如黑豆汁者。

【臨床應用】急慢性腎炎、腎病症候群、尿道炎，鬱血性心力衰竭、腹水、腳氣等因脾虛濕陷者、尿毒、心臟性喘息、浮腫。

【使用注意】宜少鹽飲食或食用低鈉鹽。

【運用】

• 虛腫：加地骨皮、茯苓。

• 小便難利：加木通、車前子、生地黃。

• 中氣下陷：合補中益氣湯。

• 腹脹尿少：加桂枝、茯苓。

• 心臟性喘息、臉浮腫：加木防己湯。

【比較】本方所指之水腫，乃在於手足頭面遍身皆腫，因內有濕，外有邪，故以外散內利為主。越婢湯用治風水浮腫，伴有汗出惡風，微熱等證者為主。

豬苓湯

【組成】豬苓 6、茯苓 6、澤瀉 6、阿膠 6、滑石 6。

【說明】本方原治傷寒之邪，傳入陽明或少陰，化而為熱與水相搏，以致水熱

互結、熱結下焦、小便不利或尿道澀痛之證，有滋陰利水之作用。主治淋疾膿血、尿道炎症。適用療治小便不利、排尿疼痛、下腹部脹滿、淋瀝、伴有口渴、發熱、咳嗽、嘔吐、不眠、心煩及脈浮等證。

方中豬苓、茯苓入腎、膀胱二經，豬苓甘淡微苦，苦能下降直達少陰，甘能滲利水濕；茯苓淡滲利濕，健脾以制水濕之源；澤瀉利水瀉熱；滑石甘寒而滑，清熱通淋；阿膠滋陰潤燥且能止血。諸藥合用，清熱養陰與利水併用，利水而不傷陰、滋陰而不斂邪，使水氣去，邪熱清，陰液復，諸證自除。

【功效】 利水滲濕、清熱養陰。

【主治】 水熱互結證，小便不利、發熱、渴欲飲水；或見心煩不得眠或兼有咳嗽、嘔噁、下痢。亦治淋疾、尿血、小便澀痛、點滴難出、小腹脹痛者。

【臨床應用】 泌尿系感染、泌尿系結石、急慢性腎盂炎、急慢性絲球體腎炎、疑似膀胱癌、急慢性腎炎、肝硬化腹水、血尿、不眠、膀胱炎、尿道炎、腎臟炎、腸炎、淋疾、浮腫。

【使用注意】 本方為滋陰清熱利水之劑，適用於陰虛有熱之小便不利證。若為實熱傷津，口渴小便不利者，不宜使用本方。

【運用】

- 血尿：加白茅根、炒地榆、合四物湯。
- 熱淋：加萹蓄、瞿麥，或合八正散。
- 尿短淋漓：加車前子。
- 腰痛：加桑寄生、懷牛膝。
- 泌尿系結石：加海金沙、合芍藥甘草湯。
- 小便赤澀：合導赤散。

【比較】 本方用治血尿及下腹部或膀胱部有顯著之熱感證例，並兼有輕微的口渴等。五苓散用治口渴甚，並伴有胃炎，胃部常有振水音、頭痛、目眩、噁心、嘔吐。

平胃散

【組成】厚朴 5、陳皮 5、甘草 3、蒼朮 8、生薑 3、大棗 2。

【說明】本方為治胃腸疾病的主劑，對於各種消化系統疾病、被廣泛使用。本方能燥濕健脾、行氣導滯，有助於健胃，用治宿食不消、腹痛吐瀉。對於胃腸疾患，消化機能衰退等證有興奮的作用。其適用治療對象為身體稍微衰弱、消化不良、食欲不振、腹部膨滿、食後發生腹鳴或下利、且心窩痞塞、面色痿黃、苔白膩而厚、肌體瘦弱者等。

方中蒼朮燥溫健脾而能去水毒為君；厚朴苦溫燥濕、行氣除滿，氣行則濕化為臣；陳皮理氣化滯，並助厚朴下氣降逆為佐；甘草甘緩和中、調和諸藥並緩諸藥之燥性為使也；加薑、棗以調理脾胃、化濕和中。

【功效】燥濕運脾、理氣和胃。

【主治】濕滯脾胃、上腹部膨滿感、食欲不振、口淡無味、嘔吐噁心、噯氣吞酸、下痢、肢體沉重、懶倦、脾胃濕阻證、脘腹脹滿、納差、舌苔白膩、脈緩。

【臨床應用】　消化不良、急慢性胃腸炎、胃腸神經官能症、胃及十二指腸潰瘍、腸胃氣脹、胃弛緩、胃下垂、胃擴張、胃腸虛弱易感冒者。

【使用注意】本方苦溫而燥，易耗傷陰血，故孕婦慎用。

【運用】

• 外感：加藿香、紫蘇。

• 虛弱者：加人參、白朮。

• 外感濕濁內停、胃寒腹痛嘔吐：加藿香、半夏。

• 消化不良、納呆：加山楂、麥芽、神麴。

• 小便赤澀：加茯苓、澤瀉。

• 赤痢：加黃連。

• 白痢：加吳茱萸。

• 便秘：加大黃、芒硝。

• 嘔噁痰飲（痰多）：加半夏、茯苓。

- 胸腹脹悶（痞悶）：加木香、枳殼。
- 脘腹疼痛：加延胡索、香附。
- 濕熱並重：加黃芩、黃連。
- 腿膝冷痛：加懷牛膝、杜仲

【比較】本方能燥濕健脾，用治濕盛困脾者。藿香正氣散，適用治痰外感風寒、內傷濕滯者。

- 香砂平胃散：本方加木香、砂仁，治證同本方，更增理氣除脹之力。
- 不換金正氣散：本方加藿香、半夏。主治瘴疫時氣、嘔吐泄瀉、腹脹等。
- 柴平湯：本方合小柴胡湯。功效燥濕健脾、和解少陽，主治濕症、脈濡、一身盡痛、手足沉重、寒多熱少。

五苓散

【組成】澤瀉 7.5、豬苓 4.5、茯苓 4.5、白朮 4.5、桂枝 3。

【說明】本方能溫陽化氣、健脾利水。以醫治體內水之代謝異常，胃內水分不能吸收而停滯，血中水分減少，而生口渴，飲水即吐，再飲再吐，小便不利，並有煩躁、頭痛、腹痛、發熱、脈浮數等證，但無熱的慢性證亦可使用。

方中澤瀉、豬苓滲濕利水；茯苓、白朮、健脾利濕；桂枝通陽化氣兼以解表。五藥合用，共奏化氣利水、通裡達表之功。

【功效】利水滲濕、溫陽化氣。

【主治】外有表邪、內停水濕、頭痛發熱、煩渴欲飲，或水入即吐、小便不利之膀胱蓄水證或脾失運化、膀胱氣化不行、水濕偏滲大腸、腸鳴泄瀉、小便短澀、舌苔白、脈浮、水濕內停證、水腫、泄瀉、霍亂吐瀉、痰飲臍下動悸、吐涎沫而頭眩，或短氣而咳。

【臨床應用】急性胃腸炎、嘔吐、浮腫、蕁麻疹、腎炎初期、陰囊水腫、腹水、感冒性吐瀉、胃腸炎、胃弛緩、胃下垂、水逆、消化不良、惡阻、暈船、唾液過多症、腎炎、心臟性水腫、尿毒、習慣性頭痛、偏頭痛、三叉神

經痛、日射病、淚囊炎、結膜炎、夜盲症、皮膚水疱、水痘、青光眼、梅尼爾氏症症候群。

【使用注意】

- 本方藥性偏於滲利，故脾氣虧損、腎氣虛弱者如服食過多，可出現頭暈、目眩、口淡、食慾減退反應，故不宜久服。
- 大汗大急下後，而引起的小便不利者不可使用。

【運用】

- 水疝：加川楝子。
- 發熱泄瀉口渴、瘧疾熱多寒少、口燥心煩：加小柴胡湯。
- 肝炎、黃疸：加茵陳蒿、黃芩。
- 中暑、中毒、酒醉、暈車船：加黃連解毒湯。
- 尿道炎：加知母、黃柏。
- 助元氣生津液：加人參。
- 中焦積熱：加石膏、滑石。
- 寒濕：加蒼朮。
- 濕熱發黃：加茵陳蒿。
- 寒疝：加小茴香、荔枝核。
- 陰囊水腫：加車前子、木通。
- 暑濕泄瀉：加藿香、佩蘭。
- 濕熱泄瀉：加銀花、茵陳蒿。
- 氣滯腹脹：加厚朴、陳皮。
- 水腫甚者：合五皮飲。
- 急性胃腸炎：合平胃散。
- 暑熱煩渴：合白虎湯。
- 水腫較甚：可酌加桑白皮、陳皮、大腹皮。

【比較】腰以下腫者，水在下，當利小便，宜使用五苓散、豬苓湯。腰以上腫者，水在外，當發其汗，宜使用越婢湯、大小青龍湯。

- 四苓散：白朮、茯苓、豬苓、澤瀉。主治各種水濕內停之證、內傷飲食有濕、小便赤少、大便溏泄。
- 茵陳五苓散：即茵陳蒿加五苓散。主治濕熱黃疸、濕重於熱、小便不利者。
- 胃苓湯：即五苓散加平胃散。主治夏秋之間脾胃傷冷、水穀不分、泄瀉不止，以及水腫腹脹、小便不利。

蠲痹湯

【組成】羌活 4、薑黃 4、當歸 4、赤芍 4、黃耆 4、防風 4、甘草 1.5、生薑 3、大棗 2。

【說明】本方能益氣活血、祛風除濕，為治療痹證偏於上肢肩臂的常用劑。方中黃耆、甘草能補氣固表；羌活之祛風除濕，通痹止痛；防風之除諸風，理周身骨節疼痛；薑黃之通痹祛風、療臂痛；赤芍之除血痹、散風邪、行血中之滯；當歸能補血、活血；更配以薑、棗之調和健胃，共成營衛兼顧，祛風除濕之功，所以對於營衛兩虛、風濕痹痛、腰膝沉重、關節拘急疼痛、肩項臂痛、手足麻木、舉動艱難、舌苔薄白、脈虛緩屬於風濕痹痛者，效果顯著。

【功效】益氣活血、祛風除濕。

【主治】風濕痹痛、身體煩疼、項背拘急、腰腿沉重、手足痹痛、舉動艱難、皮膚麻木不仁、筋脈無力。

【臨床應用】肩周圍關節炎（五十肩）、風濕性關節炎、坐骨神經痛、頸背神經痛、口眼喎斜、肌膚不仁、半身不遂、類風濕關節炎、面神經癱瘓。

【運用】

- 下肢或腰腿痹痛：加杜仲、懷牛膝、續斷。
- 濕邪偏重：加蒼朮、防己、薏苡仁。
- 寒邪重痛劇者：加附子。
- 濕痛甚：加蒼朮、薏苡仁。

- 寒痛：加麻黃、細辛。
- 虛痛：加人參、黃耆。

【比較】本方與獨活寄生湯均是風寒濕痺症的常用劑，具扶正祛邪、補散兼施之功能。本方重營衛兩虛，痺痛偏於肩臂上肢者。獨活寄生湯主治氣血、肝腎俱虛，痺痛偏於腰膝下肢者較宜。

藿香正氣散

【組成】大腹皮 3、白芷 3、紫蘇葉 3、茯苓 3、半夏、白朮 2、陳皮 2、厚朴 2、桔梗 2、藿香 3、甘草 1、生薑 3、大棗 1。

【說明】本方是以二陳湯為基礎，再加入疏解外邪及調理脾胃之品而組成的，適用於外感風寒、內傷飲食濕滯之證常用方劑，對於四季感冒，尤其夏季感寒傷濕、脾胃失和者最為適宜。

能解表和中、理氣化濕，治療夏秋季感冒和急慢性胃腸炎為主。對於宿食與停水、頭痛、微熱、心下鬱積、嘔吐、下痢、心腹疼痛、無汗、脈象和腹部都有力者，均可適用。如果無此症狀，夏天常用亦可調整腸胃。方中藿香辛散風寒、芳香化濕和中止嘔；白芷、紫蘇葉辛溫發散祛風止痛；白朮、茯苓健脾化濕和中止瀉；半夏、陳皮燥濕和胃，降逆止嘔；厚朴、大腹皮行氣化濕，寬中除滿；桔梗宣肺化痰利咽；甘草調和脾胃、緩和藥性。諸藥合用、散風寒、化濕濁、暢氣機、和脾胃則諸證悉除。

【功效】解表化濕、理氣和中。

【主治】外感風寒、內傷濕滯、霍亂吐瀉、發熱惡寒、頭痛、胸膈滿悶、脘腹疼痛、急性腸胃炎、腸胃型感冒見頭痛脘腹滿悶、腸鳴腹泄、瀉下物清稀、甚則如水樣、噁心嘔吐、舌苔白膩、脈浮滑。

【臨床應用】胃腸性感冒、流行性感冒、急性胃腸炎、慢性結腸炎、食物中毒、流行性耳下腺炎、中暑、嘔吐、急慢性腎炎、霍亂吐瀉、不服水土、小兒食傷、夏日感冒、夏季下痢、婦人產前產後神經性腹痛、小兒食滯之咳嗽、眼疾、齒痛、咽痛。

【使用注意】

● 本方藥多辛香溫燥，陰虧血虛者慎用。

● 口渴、舌苔黃燥者，不宜使用。

【運用】

● 表邪偏重：加香薷。

● 裡濕偏盛：加薏苡仁、澤瀉、厚朴、蒼朮。

● 食滯納呆：加山楂、神麴、萊菔子。

● 無汗惡風：加防風、荊芥、麻黃。

● 咽痛：加金銀花、連翹。

● 腹痛：加白芍。

● 腹痛瀉痢：加蒼朮、黃連。

● 寒甚：加附子、乾薑。

● 口渴下痢，小便不利：合五苓散。

● 水土不服嘔吐感冒：加葛根湯。

● 食物中毒：加黃連解毒湯。

● 中暑：加清暑益氣湯。

● 裡急後重：加枳殼。

● 頭眩：加小柴胡湯。

【比較】本方用治夏天外感風寒、內傷濕滯所引起之嘔吐、下痢、頭痛、發熱等證為主。清暑益氣湯用治易疲勞、無力、有熱感、小便黃赤、口渴等證為主。

雞鳴散

【組成】檳榔 8、桔梗 2.5、木瓜 5、紫蘇葉 1.5、生薑 2.5、吳茱萸 1.5、陳皮 5。

【說明】本方為治濕性腳氣病的第一方，適用於實證腳氣。方中吳茱萸溫中下氣除濕；檳榔行氣除濕；木瓜下氣袪濕舒筋通絡；生薑、紫蘇葉辛溫散寒去

濕；橘皮行氣燥濕；桔梗宣通肺氣，使肺氣恢復布輸，則濕散腫自消。

【功效】宣散濕邪、下氣降濁。

【主治】腳氣腫痛或麻痺冷痛、發熱惡寒、胸悶嘔噁者、風濕流注、腳痛不可任地、筋脈浮腫者。

【臨床應用】腳氣病、慢性腎炎、下肢水腫。

【運用】

- 風濕盛者：加桂枝、防風。
- 寒濕盛者：加桂枝、附子。

羌活勝濕湯

【組成】羌活 7、獨活 7、藁本 3.5、防風 3.5、炙甘草 3.5、川芎 3.5、蔓荊子 2。

【說明】能祛風濕、止疼痛。適用於治寒濕邪在表，頭痛頭重、腰背重痛、一身盡疼、不能轉側、怕冷微熱、苔白脈浮或風濕性關節炎初起，或傷於雨濕、感冒風寒等諸症狀。

方中以羌活、獨活為君，羌活善祛上部風濕，獨活善祛下部風濕，二藥合用能散周身風濕，舒利關節通痺痛；以防風、藁本為臣，能祛風濕而止頭痛；佐以川芎，活血祛風止痛；配以蔓荊子，長以升散在上之風濕而止頭痛；使以甘草調和諸藥。共奏發汗祛濕止痛之功。

【功效】祛風勝濕。

【主治】外感風濕表證、頭痛頭重、腰背痠痛，或一身盡痛、難以轉側、苔白、脈浮。

【臨床應用】感冒、頭痛、頸項背神經痛、風濕性關節炎、坐骨神經痛、五十肩、發熱性風濕病、流行性感冒、偏頭痛及虛寒性高血壓所致頭痛。

【使用注意】本方多風藥，性屬辛溫升散，因氣虛血弱所引起之頭項痛、關節痠痛者，不宜使用。

【運用】

- 風寒外感（感冒）：加荊芥、生薑。
- 風濕痹痛：加防己、秦艽、附子、烏頭。
- 高血壓偏頭痛：加柴胡、黃芩。
- 頭痛項強：加葛根、赤芍。
- 關節腫痛，局部灼熱：加蒼朮、黃柏、薏苡仁、懷牛膝。
- 氣滯背痛：加陳皮、木香。
- 血虛背痛：加當歸、白芍。

【比較】本方能祛風寒濕邪，止疼痛，適用於治風濕在表者。獨活寄生湯能祛風濕益氣血，補肝腎，用於治氣血不足、肝腎兩虧。

越婢加朮湯

【組成】麻黃 6、石膏 8、白朮 4、生薑 3、甘草 2、大棗 3。

【說明】本方能宣肺行水、解表消腫。為治裡水浮於表，引起全身面目皆黃浮腫、自汗、小便不利，尤其腳較厲害，並有無力感、口渴、脈沉，或出現肉極（肉色發生變化，或肉的一部隆起）等，或用於慢性膀胱炎、腎炎、水腫、濕疹。

方中麻黃祛風濕之邪、開肌腠，使水腫自汗解；石膏清內鬱之熱；白朮健脾燥濕，而利肌肉之濕；甘草益氣健脾；生薑、大棗調和營衛。六藥合用，表裡兼治，祛表之風邪、清裡之鬱熱、利肌表濕邪，則病漸解。

【功效】解表清熱、消腫除濕。

【主治】裡水者一身面目腫、其脈沉、小便不利。肉極熱則身體津脫、腠理開、汗大泄、屬風氣、下焦腳弱。

【臨床應用】風濕熱、急性腎炎、濕疹、水腫、關節炎、角膜炎、黃疸病、腳氣病、腎臟炎、關節風濕。

【運用】

- 慢性關節炎：加茯苓、薏苡仁、附子。

- 喘：加杏仁。

- 皮膚發黃：加茵陳蒿、梔子。

- 水腫甚：加防己、豬苓、茯苓。

- 煩熱欲飲：加知母、黃柏。

- 咳而氣逆：加半夏。

- 惡風：加附子。

【比較】本方以治全身浮腫，尤其腳部更較屬害，無表證，尿量少、口渴、頭痛者為主。薏苡仁湯以治四肢關節及肌肉疼痛，腫脹局部有熱感者為主。

八正散

【組成】車前子 3、瞿麥 3、萹蓄 3、滑石 3、梔子 3、甘草 3、木通 3、大黃 3、燈心草 2。

【說明】本方為治濕熱淋證的重要方劑。適用於濕熱蘊結膀胱、水道不利，引起少腹急痛、小便短赤、尿道澀痛、淋瀝不暢、甚或癃閉不通等證。能清熱瀉火、利水通淋。適用於治急性尿道炎、膀胱炎、腎盂炎及尿路結石、伴有感染等證，患者有口渴、咽乾、喜喝冷水、舌紅苔黃、脈滑數等病徵。

方中瞿麥、萹蓄專入膀胱，善於清利濕熱為主藥；配以木通、車前子、滑石、燈心草清熱利水之品，則利水通淋作用更強；佐以清熱瀉火之大黃、梔子，更增其通淋止痛之效。

【功效】清熱瀉火、利水通淋。

【主治】濕熱下注、熱淋、血淋、小便濁赤、溺時澀痛、淋漓不暢、甚或癃閉不通、不腹急滿、口燥咽乾。

【臨床應用】膀胱炎、尿道炎、急性前列腺炎、泌尿系結石、急性腎炎、急性腎盂炎。

【使用注意】若淋證日久，體質虛弱以及孕婦等均不宜用。

【運用】

- 熱毒重：加蒲公英、金銀花、連翹。

- 解熱消炎抑菌：加黃芩、柴胡。

- 浮腫不易消退者：加茯苓皮、澤瀉。

- 血尿：加小薊、生地黃、旱蓮草、白茅根。

- 泌尿系結石：加金錢草、海金沙、砂仁或合豬苓湯。

- 淋痛：加延胡索、枳殼。

- 心煩口渴：加麥門冬、五味子。

- 小便熱痛：加黃連、生地黃。

- 少腹脹急：加烏藥、川楝子。

- 腎炎或腎性高血壓：加桑寄生、杜仲、白芍。

- 尿道或泌尿系感染：加蒲公英或合豬苓湯。

【比較】本方用於治濕熱結於膀胱、小腹脹滿、小便不通或淋痛尿血等症狀。五淋散用於治膀胱有熱、臍腹急痛、頻欲小解、尿如豆汁。

防己黃耆湯

【組成】防己 6、黃耆 6、白朮 4.5、甘草 3、生薑 1.5、大棗 1.5。

【說明】本方係治風濕、風水，因表氣不固、外受風邪、水濕鬱於肌表所致。能補氣健脾、利水消腫、祛風止痛。適用於治氣虛水腫、下肢水腫、小便不利、容易疲勞、膝關節痛、汗出怕風、脈浮等症狀。

方中防己祛風行水；黃耆益氣固表，且能行水消腫，二藥合用利水而不傷正為君；白朮補氣健脾祛濕，更助黃耆固表為臣；甘草培土和中，調和諸藥；生薑、大棗調和營衛。諸藥合用，使表氣得固、風邪得除、脾氣健運、水道通利，則諸證自解。

【功效】益氣祛風、健脾利水。

【主治】風水或風濕，證見汗出惡風、身重、小便不利、舌淡苔白、脈浮、面浮肢腫。

【臨床應用】急性腎炎、風濕性心臟病、急性發作水腫、風濕性關節炎、神經痛等屬氣虛風濕者、肥胖症、慢性腎炎、腎病症候群、肝硬化症、肋膜腔積

水、肺水腫、陰囊水腫、全身浮腫、多汗症、蕁麻疹、狐臭、月經不調、脂肪心、心臟性水腫、下肢浮腫。

【使用注意】

- 若水腫實證而兼有噁心、腹脹便溏等胃腸症狀者，則不適用。
- 本方適用於氣虛水腫之證，若水腫屬實者，不宜使用。

【運用】

- 濕盛腰腿重者：加茯苓、薏苡仁。
- 胸腹脹滿者：加陳皮、枳殼。
- 寒盛者：加細辛。
- 氣上衝：加桂枝。
- 熱腫：加黃芩。
- 肥胖、易疲勞：加八味地黃丸。
- 氣喘：加麻黃、射干。
- 腹滿：加陳皮、枳殼。
- 浮腫甚者：加茯苓、豬苓、蒼朮。
- 陽虛：加附子、乾薑。
- 腹痛：加白芍。
- 慢性風濕：加香附、秦艽、川芎、當歸。
- 慢性腎炎或心臟性水腫：可合五苓散。

【比較】本方能益氣利水、退腫，適用於治風水浮腫證。五皮飲用於治脾虛濕滯所致之水腫。

真武湯

【組成】茯苓 7.5、白芍 7.5、白朮 5、生薑 1.5、炮附子 3。

【說明】本方為治腎陽衰微、脾失健運之常用方。能溫腎散寒、健脾利水。適用於治新陳代謝機能沉衰、水氣滯留，而致小便不利。慢性腹瀉以及營養不良性水腫，或呈眩暈、心悸亢進、腹部軟弱、時常因積氣而脹滿、脈搏微沉

微或遲弱、倦怠無力、手足易冷、身體顫動而欲倒地等證。

方中附子溫腎助陽、化氣利水；白朮燥濕行水；茯苓淡滲利水，朮、苓同用有健脾之功；生薑溫散水氣，白芍養血和陰，以防水氣消而生燥熱。

【功效】溫陽利水。

【主治】脾腎陽虛、水氣內停、小便不利、四肢沉重疼痛、腹痛下痢，或肢體浮腫、苔白不渴、脈沉。太陽病，發汗、汗出不解、其人仍發熱、心下悸、頭眩。

【臨床應用】充血性心力衰竭、慢性腎炎、風濕病、胃潰瘍、慢性痢疾、全身肌肉震顫、蛋白性浮腫、甲狀腺機能低下症等陽虛水泛者。慢性支氣管炎、腸結核、梅尼爾氏症症候群、腎病症候群、肝硬化腹水、心力衰竭、不孕症、卵巢囊腫、胃下垂、胃及十二指腸潰瘍、肋膜炎、高血壓、心臟瓣膜症、慢性腸炎、消化不良、萎縮腎、蕁麻疹、胃腸虛弱症、肢體浮腫、疼痛。

【使用注意】若水腫屬實證而兼氣滯者，不宜使用本方。

【運用】

- 咳者：加五味子、細辛、乾薑。

- 皮膚潰爛流水或頑困濕疹：加麻黃、連翹。

- 氣虛頭眩：加人參。

- 下痢者：去白芍加乾薑。

- 嘔者：去附子，加重生薑。

- 寒盛：加細辛、乾薑。

- 水腫甚：加澤瀉、茯苓，或合五苓散。

- 伴瘀血：加丹參、赤芍、紅花。

- 風濕性關節炎：加桂枝、黨參。

- 四肢疼痛：加細辛、麻黃。

- 眩暈嘔吐：合半夏天麻白朮湯。

【比較】本方以治脾胃陽虛、水氣內停之水腫、小便不利、肢體浮腫、疼痛，

利水消腫為主。當歸四逆湯能溫經散寒,以治陽氣不足,感受外寒,而致手足厥寒,以養血通絡散寒為主。

茵陳五苓散

【組成】茵陳蒿 16、豬苓 1.5、茯苓 1.5、白朮 1.5、澤瀉 2.5、桂枝 1。

【說明】本方乃五苓散加入茵陳蒿而成的,以利水濕為主,退黃為次,適用於濕重於熱之黃疸病,為利水化濕,治濕熱黃疸之劑。適用於治五苓散證,伴有肝臟障礙或黃疸等症狀者。其症狀為口渴,尿量減少,腹脹滿、煩渴、發熱、脈沉等。

方中茵陳蒿清熱利濕,利膽退黃;白朮健脾燥濕;桂枝外解太陽表證,內助膀胱氣化;茯苓,豬苓、澤瀉健脾行氣、利水滲濕。

【功效】清利濕熱、消退黃疸。

【主治】濕熱黃疸、濕重於熱,證見皮膚發黃、形寒發熱,食欲減退、大便溏、小便色黃、短少不利、苔膩、脈緩。

【臨床應用】肝炎、膽囊炎、膽石症、肝硬化、腹水、膽汁鬱滯性黃疸、腎炎、黃疸、腎硬變、嘔吐。

【運用】

- 口渴煩躁:加梔子、蒼朮、牡丹皮。
- 急慢性肝膽炎:加梔子、大黃。
- 小便不利:加木通、車前子。
- 胸脇不暢:加柴胡、香附。
- 寒甚陰疸色晦暗者:加附子、乾薑。

【比較】本方用於治黃疸,輕度而稍微虛證及口渴和小便不利為主。小柴胡湯以治心下部、脇下堅滿、胸脇苦滿、嘔吐為主。

茵陳蒿湯

【組成】茵陳蒿 18、梔子 6、大黃 6。

【說明】本方適用於濕邪與瘀熱交結於裡，熱不得外越，濕不得下泄，濕與熱交蒸而成的黃疸。能清熱利濕、解毒退黃，是著名的治療急性傳染性黃疸型肝炎的有效方劑。以醫治上腹部膨滿，從心窩至胸中，苦悶不適、噁心。證見周身面目皆黃、黃色鮮明、小便短赤、腹微滿、大便秘結、口渴、舌紅、舌苔黃膩，脈滑實等症狀。

方中重用茵陳蒿，有疏利肝膽之作用，為清熱除濕退黃之主藥；梔子除煩熱，清三焦而通調水道；大黃除瘀熱，推陳致新，使濕熱壅遏之邪，導從大、小便而出，則全身黃疸自退。藥僅三味，缺一不可。

【功效】清熱利濕、消退黃疸。

【主治】濕熱黃疸、一身面目俱黃、黃色鮮明、腹微滿、口渴、小便不利、舌苔黃膩、脈沉實或滑數。

【臨床應用】急性傳染性肝病、中毒性肝病、膽石症、急性胰炎、蠶豆黃、高血脂症等呈現肝膽濕熱者、黃疸、腎炎、浮腫、腳氣、口內炎、蕁麻疹、皮膚瘙癢、膽囊炎、口內炎。

【使用注意】

- 孕婦禁用或慎用。
- 黃疸屬於濕重熱輕者，不宜使用本方。

【運用】

- 脅痛腹痛：加枳殼、川楝子、鬱金。
- 慢性肝炎體實者：加小柴胡湯。
- 脘腹脹滿者：加鬱金、枳實。
- 噁心嘔吐，食少納呆者：加竹茹、神麴。
- 大便秘結：加枳實、厚朴。
- 小便不利：加茯苓、豬苓、車前子。
- 內熱甚：加黃柏、黃連。
- 發熱惡寒、頭痛口苦：加柴胡、黃芩。
- 病毒性肝炎：加板藍根、金銀花、牡丹皮、菊花。

【比較】本方用於有無黃疸均可，但以治上腹部膨滿、心頭苦悶閉塞噁心、口渴、尿少便結為主。茵陳五苓散用於治肝臟障礙或黃疸、小便黃赤、煩渴發熱者。

苓桂朮甘湯

【組成】茯苓 10、桂枝 7.5、白朮 7.5、甘草 5。

【說明】本方所治之痰飲病，乃中陽不足、脾運失職、氣不化水、聚濕而成，故治宜溫化利水。方中茯苓健脾滲淡利濕；桂枝溫陽降逆，並助茯苓氣化以行水；白朮健脾燥濕，使中焦健運，則水濕自除；炙甘草健脾補中，調和諸藥。

【功效】溫化痰飲、健脾利濕。

【主治】痰飲、胸部脹滿、眩暈心悸、短氣而咳、小便不利、舌淡苔白膩、脈弦滑。

【臨床應用】眩暈、慢性氣管炎、支氣管哮喘、慢性腎炎所致之水腫、心力衰竭、神經性嘔吐、關節炎等疾病屬中陽不足痰飲者、梅尼爾氏症症候群、心悸、心臟瓣膜症、淚囊炎、高血壓、鼻炎、耳疾、肺氣腫。

【使用注意】本方藥性偏辛溫，若陰虛火旺而生痰者慎用。

【運用】

- 假性近視屬痰濕者：加澤瀉、車前子。
- 脾虛痰飲證，若痰多：加半夏、陳皮。
- 濕盛者：加豬苓、澤瀉、薏苡仁。
- 脾氣虛甚：加黨參、黃耆。
- 頭痛、目眩：加當歸、川芎。
- 水腫：加重茯苓再加豬苓、澤瀉。
- 心悸甚：加丹參。
- 咳喘：加麻黃、射干、葶藶子。
- 寒甚：加乾薑、附子。

- 白帶：加黨參、牡蠣。

- 心氣不足：加紅參、丹參、生地黃。

- 脾虛濕盛泄瀉：合平胃散。

【比較】腎著湯（金匱要略）本方去桂枝加乾薑，功效溫脾勝濕，主治寒濕傷脾之腎著病，證見身重，腰及腰以下冷痛，但飲食如常，口不作渴，小便自利者。

萆薢分清飲

【組成】萆薢 6、益智仁 6、石菖蒲 6、烏藥 6、茯苓 3、甘草 3。

【說明】本方適用於小便白濁如米泔係腎陽不足，濕濁下注所致。能溫腎化氣、去濁分清，是治療小便混濁的要方。用於治陽虛腎氣虛弱、小便頻數、混濁不清、如米泔水，或腎虛膀胱氣化失司、濕濁下注的膏麻。

方中萆薢利濕化濁為治白濁之要藥；益智仁溫腎陽，縮小便；茯苓健脾化濕；烏藥溫腎化氣；石菖蒲化濕通竅、分利小便；甘草清熱解毒，通淋止痛，並能協和諸藥。諸藥合用，能溫腎陽、利濕熱，諸證自癒。

【功效】補腎利濕、分清化濁。

【主治】腎氣虛弱膏淋、小便頻數、尿液混濁不清、遺尿、濕濁下注所致之膏淋、白濁。

【臨床應用】腎炎糜尿、慢性前列腺炎，風濕性關節炎、泌尿系感染、陽痿、慢性陰道炎、盆腔炎、帶下等屬腎虛寒濕者，及小便白濁寒濕在氣分者。

【使用注意】膀胱濕熱壅盛之自濁、膏淋，不宜使用。

【運用】

- 兼中氣不足：加黨參、白朮、黃耆。

- 寒濕帶下：加蒼朮、附子、肉桂、菟絲子、茯苓。

- 帶下如水注：合茵陳五苓散。

- 慢性前列腺炎：加六味地黃丸。

- 偏寒者：加桂附地黃丸。

【比較】本方能溫腎化氣，強化代謝機能，治陽虛腎氣虛弱的小便混濁為主。清心蓮子飲能清熱瀉火，除膀胱濕熱，治赤濁滯為主。

祛風劑

由祛風藥為主組成的方劑，稱為「祛風劑」，可疏散風邪。風有內風與外風之分，內風係人體之營分或血分，因虛弱或邪熱旺盛所生，務必從速平定其邪。外風則係六淫（風、寒、暑、濕、燥、火）之侵襲所致，非即疏散不可。風有外風及內風之分，祛風法僅適用於外風。

由外風所表現的不同證候，祛風劑可分為祛風去濕、祛風止痛及祛風鎮痙等。

- 祛風去濕：如獨活寄生湯。
- 祛風止痛：如川芎茶調散、止痙散。
- 祛風鎮痙：如止痙散。

服用祛風劑的注意事項

- 風病之治療，為疏散外風，用藥多為辛燥，故非伍配養血、活血之藥不可。
- 內風雖須平定邪風，但禁用發散之藥，而應多配涼潤之藥方可，即配製藥方是應考慮各方面以期周全。

川芎茶調散

【組成】薄荷 8、川芎 4、荊芥 4、羌活 2、白芷 2、甘草 2、防風 1.5、細辛 1、茶葉 2。

【說明】本方為疏風散邪、清熱止痛之良劑。適用於治外感風邪，頭風引起之偏正頭痛、項痛、惡寒發熱及頭暈目眩、舌苔薄白、脈浮滑者。

方中川芎為君善治少陽、厥陰經頭痛；羌活善治太陽經頭痛；白芷善治陽明經頭痛；細辛、薄荷、荊芥、防風辛能上行，疏散頭部風邪，薄荷配茶葉，涼寒、清利頭目、清上而降下，甘草調和諸藥。

【功效】疏風止痛。

【主治】外感風邪頭痛、偏正頭痛、惡寒發熱、目眩、鼻塞。

【臨床應用】感冒、偏頭痛、神經性頭痛、慢性鼻炎、鼻竇炎。

【使用注意】因氣虛、血虛或因肝陽引起之頭痛，非本方所宜。

【運用】

- 風熱頭痛：加菊花、桑葉、殭蠶。

- 風寒頭痛：加生薑、紫蘇葉。

- 頭暈目眩：加天麻、藁本。

- 慢性鼻疾：加辛夷、蒼耳子。

- 神經性頭痛：加蔓荊子、白蒺藜。

- 思慮頭暈：合逍遙散。

- 風寒頭眩：合玉屏風散。

【比較】本方與清空膏皆可適用於治偏正頭痛、巔頂痛，但本方以因外感風邪所引起者為主。清空膏則為風寒濕熱所引起之頭痛為主。

- 菊花茶調散：本方加菊花、殭蠶，主治風熱所致的正偏頭痛、頭目眩暈等。

- 蒼耳散：由辛夷、蒼耳子、白芷、薄荷四味藥組成。主治鼻瀟鼻澀、流濁涕不止、前額痛。

天麻鉤藤飲

【組成】石決明 4、夜交藤 4、桑寄生 3.2、鉤藤 2、茯苓 2、杜仲 2、益母草 2、川牛膝 1.6、梔子 1.2、黃芩 1.2、天麻 1.2。

【說明】本方為鉤藤散與天麻丸的基礎方加減衍化而成的。方中天麻、鉤藤具有平肝熄風之效為君；石決明味鹹性平，能平肝潛陽、除熱明目，與前藥合用加強平肝熄風之力為臣；梔子、黃芩清熱瀉火，使肝經之火不致偏亢；益母草活血利水；牛膝引血下行與杜仲、桑寄生相配，能補益肝腎；茯苓、夜交藤安神定志。

【功效】平肝熄風、清熱活血、補益肝腎。

【主治】肝陽偏亢、肝風上擾證、頭痛、眩暈、失眠、每因煩勞或惱怒而加劇、目赤乾澀、急躁易怒、口苦、舌紅、苔薄黃、脈弦。

【臨床應用】高血壓、面肌痙攣、頭暈、頭痛。

【運用】

- 肝火偏盛：加夏枯草、龍膽。

- 不眠：加龍骨、牡蠣。

- 血瘀：加丹參、赤芍。

- 肝腎陰虛者：可合六味地黃丸或杞菊地黃丸。

- 面赤便秘：加黃連、大黃。

清上蠲痛湯

【組成】黃芩 3、生薑 3、當歸 2、川芎 2、白芷 2、羌活 2、防風 2、蒼朮 2、麥門冬 2、獨活 2、菊花 1、蔓荊子 1、細辛 0.6、甘草 0.6。

【說明】方中川芎，行血中之氣，祛血中之風，上行頭目為風寒頭痛之要藥；羌活、獨活、防風、細辛、白芷，辛溫散寒、疏風止痛；菊花、蔓荊子，辛涼，疏風散熱止痛；當歸養血和血，活血止痛；蒼朮散寒化濕止痛；黃芩清熱止痛；配伍麥門冬、防風、細辛，溫過於傷陰，甘草調和諸藥，共奏疏風散寒，清熱止痛之功。

【功效】疏風散寒、清熱止痛。

【主治】一切頭痛，不問左右、偏正、新久。

【臨床應用】偏頭痛、高血壓、顱內疾病、三叉神經痛、頭痛、神經官能症。

【運用】

- 寒客厥陰：加吳茱萸、藁本。

- 寒客少陰：加麻黃、附子。

- 熱邪甚：加石膏、知母。

- 津傷：加石斛、天花粉、蘆根。

當歸拈痛湯

【組成】當歸 1.5、羌活 3.5、甘草 3.5、黃芩 3.5、茵陳蒿 3.5、人參 1.5、苦參 1.5、升麻 1.5、葛根 1.5、蒼朮 1.5、白朮 2、澤瀉 2、豬苓 2、防風 2、知母 2。

【說明】本方適用濕熱流注肢體關節而引起的痹痛、瘡瘍。能清熱鎮痛，肩背沉重，濕熱下注，足脛腫痛，身體紅腫熱痛、皮膚黑發光亮者，屬於濕熱，或用於淋疾、陰部濕疹。

方中黃芩、清熱燥濕；羌活祛風勝濕，宣痹止痛；當歸養血和血；共為君。苦參清熱燥濕；蒼朮運脾燥濕，合黃芩使濕從內消；茵陳蒿清熱利濕；澤瀉、豬苓滲濕利水，三藥使濕從小便出；五藥為臣。防風、升麻、葛根配羌活祛風勝濕，使濕從外散，並可宣痹止痛；人參益氣合當歸以調養氣血，使氣血和而疼痛止；白朮助人參益氣健脾，以固中土；知母清熱生津養陰，亦可制羌、防、二朮之燥，六藥均為佐，炙甘草合參、朮益氣健脾，並調和諸藥為使也。

【功效】清熱利濕、祛風止痛、益氣養血。

【主治】濕熱而致的周身肢節腫痛、肩背沉重、胸膈不利、足脛腫痛、關節腫痛，或皮膚黑而光亮、一切風濕熱毒、侵淫瘡瘍、膿水不絕或痛或癢、脈沉實緊數或動滑者。

【臨床應用】風熱及風濕性關節炎、痛風、皮膚結節性紅斑、慢性關節炎、腰肌勞損、坐骨神經痛、類風濕性關節炎、下肢皮膚病、腳氣腫痛、疥癬及外科諸瘡腫痛。

【使用注意】

- 服用期間禁食辛辣、油膩之物，禁酒。
- 非濕熱引起之痹痛慎用。

【運用】

- 紅腫熱痛：加黃連、石膏。
- 肢節疼痛：加桂枝、白芍。
- 皮膚癢痛：加金銀花、連翹。

- 諸瘡腫痛：合托裡消毒飲。
- 濕熱腫痛：合黃連解毒湯。
- 婦女經病：合四物湯。

【比較】本方用於治濕熱形氣虛之關節腫痛。桂枝芍藥知母湯於治形氣不足，濕熱下注，導致股節疼痛如欲脫，溫溫欲吐者為主。

三痹湯

【組成】獨活 1.5、防風 1.5、人參 1.5、黃耆 1.5、茯苓 1.5、甘草 1.5、當歸 1.5、川芎 1.5、白芍 1.5、生地黃 1.5、杜仲 1.5、川牛膝 1.5、續斷 1.5、桂心 1.5、細辛 1.5、秦艽 1.5、生薑 1.5、大棗 1.5。

【說明】本方能祛風寒濕痹、活血舒筋。具有益肝腎，氣補血，除風濕，止痹痛等功效。適用於治氣血凝滯、手足痙攣及風、寒、濕三痹等證。在諸風濕痹方中，大都以勝濕瀉熱之藥為多，而養血固本之藥則少見，惟有本方虛補兼顧，有補氣、健胃、補虛，對於痹證氣血虛弱者，更為適用。

本方為獨活寄生湯去桑寄生，加黃耆、續斷而成。方中獨活、細辛祛風勝濕、逐痹止痛；歸、芎、芍、熟地黃補陰活血；杜仲、續斷、牛膝強腰膝、壯筋骨；黃耆、人參、茯苓、甘草益氣健脾；桂心祛寒止痛；秦艽、防風祛寒勝濕，是以氣血充足，則邪自除矣。

方名三痹湯，內經曰：風、寒、濕三氣雜至合而為痹，本方可通治三痹而得名。

【功效】祛風濕，止痹痛，益肝腎，補氣血。

【主治】肝腎氣血不足，血氣凝滯，手足拘攣，風、寒、濕三痹。

【臨床應用】慢性運動神經麻痹、腦溢血後遺症、半身或全身麻痹、手足麻木、坐骨神經痛、肌痛肌炎、風濕性關節炎、急性慢性風濕痙攣、遊走性關節風濕痛。

【運用】

- 偏風疼痛流走：加羌活、桂枝。

* 偏寒痛痹不移：加麻黃、附子。

* 偏濕疼痛腫重：加蒼朮、防己、白朮。

* 偏熱者：加桑枝。

* 偏瘀血痛如錐刺：加桃仁、紅花。

【比較】本方以治氣血凝滯，手足痙攣，風寒濕三痹為主。黃耆五物湯以治頑麻而無疼痛，身體麻木之血痹為主。

鉤藤散

【組成】鉤藤 2、天麻 2、茯苓 2、防風 2、人參 2、菊花 2、陳皮 2、半夏 2、甘草 1，石膏 4、麥門冬 2、生薑 3。

【說明】本方能清利頭目、平肝去鬱。適用於治中年以上的人，所患之神經異常、容易發怒、頭痛、眩暈、肩胛痠痛、心下痞塞、不眠、神經質、眼球結膜充血等症狀。

肝為剛臟，體陰而用陽，肝陰不足，肝陽偏亢，化風上擾，則作眩暈。方中鉤藤平肝清熱；菊花甘微寒微苦，輕清浮散，平肝熄風以助鉤藤平肝之力；防風辛溫而潤，助祛風之功；石膏辛寒，清熱降火，肝風常易夾痰、陳皮、半夏同用健脾燥濕化痰，以杜生痰之源；麥門冬養陰安神；茯神寧心安神；人參、茯苓補氣健脾化濕；生薑、甘草調和脾胃。共奏平肝清熱安神之功。

【功效】熄風鎮驚、平肝解鬱、清熱安神。

【主治】吐瀉日久、脾胃氣虛、小兒慢驚風、肝經熱厥、頭暈目眩、胸膈脹痛、胸悶氣鬱、煩熱躁渴，或卒然拘攣、眼目翻騰、身熱足冷或吐痢。

【臨床應用】自律神經失調症、高血壓、腦血管障害、耳鳴、不眠症、神經症、頭痛、眩暈、更年期障礙、動脈硬化、慢性腎炎、偏頭痛、神經官能症、梅尼爾氏症症候群、肩胛痠痛、更年期症候群。

【使用注意】禁菸酒、飲食宜清淡。

【運用】

* 高血壓、頭痛甚者：加蔓荊子、菊花。

- 肝陽亢盛（血壓偏高）：加天麻、川牛膝、石決明、黃芩、梔子。
- 痰濁較盛：加天麻、白朮、澤瀉。
- 頭痛甚：加川芎、葛根、藁本。

【比較】本方與七物降下湯皆可適用於治高血壓，但本方用治背部凝痛、神經質、逆上、眼睛時常充血、頭痛為主。後者用治貧血、腰痛、頭痛、肩凝痛，屬於體力比較虛弱，亦即平素舒張壓較高者。

桂枝芍藥知母湯

【組成】桂枝 4、白芍 3、白朮 5、知母 4、麻黃 2、甘草 2、防風 4、生薑 5、炮附子 2。

【說明】本方用於風濕流注於筋脈關節，氣血通行不暢，病久正虛邪實，用桂枝、麻黃、袪風散寒而通陽；附子溫經散寒止痛；白朮，防風去風除濕；知母、白芍養陰清熱；生薑、甘草和胃調中。

【功效】袪風除濕、溫經散寒、滋陰清熱。

【主治】諸肢節疼痛、身體羸弱、腳腫如脫、頭眩、短氣、溫溫欲吐者。

【臨床應用】風濕性關節炎、類風濕性關節炎、痛風性關節炎。

【運用】

- 病程久、腰痠肢冷：加鹿角、懷牛膝或合右歸丸。
- 筋肉萎軟潮熱：加龜板、熟地黃或合左歸丸。
- 疼痛甚、關節變形：加地龍。
- 關節紅腫熱痛：加薏苡仁、黃柏。

上中下通用痛風丸

【組成】黃柏 4、蒼朮 4、天南星 4、神麴 2、桃仁 2、龍膽 2、防己 2、白芷 2、羌活 1、威靈仙 1、桂枝 1、紅花 0.5。

【說明】本方能活血行瘀、袪風除濕、解熱鎮痛，為諸痛風之劑。用於治急慢性關節風濕或類風濕症。至於尿酸性關節痛，亦可加減使用。

方中桂枝、羌活、防己、威靈仙能解熱鎮痛；川芎、桃仁、紅花活血通經絡；白芷能祛顏面之風邪；龍膽、黃柏能消炎清熱；天南星除痰鎮痛；神麴消食和胃；蒼朮燥濕。諸藥合用能通行人身上中下各部，故名。

【功效】祛風勝濕、清熱利濕。

【主治】痛風證、周身骨節劇痛、關節不可屈伸、風濕流竄關節。

【臨床應用】痛風、急慢性關節炎、類風濕症、骨節痠痛、尿酸性關節痛。

【運用】

- 風寒濕痛：加防風、獨活。

- 血虛痹痛：加當歸、白芍。

- 氣虛痿痛：加黃耆、人參。

- 風寒疼痛：合麻黃湯。

- 濕痰疼痛：合二陳湯。

- 濕著腫痛：加薏苡仁、茯苓。

【比較】本方能解熱鎮痛、活血行瘀、祛風除濕，以治風濕熱痹為主。桂枝芍藥知母湯能通陽行痹、祛風勝濕。

蒼耳散

【組成】白芷 16、薄荷 1、辛夷 8、蒼耳子 4。

【說明】本方主治鼻淵，此症由久患傷風感冒經久不癒，牽引額頭疼痛。故本方有宣風去熱、通鼻竅的功能。適用於治慢性副鼻腔炎、慢性鼻炎或鼻流濁涕不止等症狀。

本方具有祛風清熱之功，對於風熱引起之鼻病有一定的療效。方中蒼耳子，宣通鼻竅、散風止痛；辛夷善除頭面風寒，而能開肺氣通鼻竅；薄荷清散風熱、清利頭目；白芷辛香能通鼻竅、祛風止痛。

【功效】疏風邪、通鼻竅、止頭痛。

【主治】風邪上攻所致之鼻淵，證見鼻流濁涕不止、前額頭痛、鼻塞、不聞香臭。感冒症狀較不明顯者。

【臨床應用】急慢性鼻炎、鼻竇炎、副鼻竇炎、感冒、鼻塞、過敏性鼻炎、副鼻腔炎。

【運用】

- 上焦風熱盛者：加菊花、金銀花、連翹、黃芩。
- 肺熱盛：加石膏、知母、魚腥草。
- 鼻涕多：加桔梗、貝母。
- 風寒甚：加細辛、藁本、防風、羌活。
- 肺熱：加桑白皮、地骨皮。
- 濁涕多者：加金銀花、甘草。

【比較】蒼耳散與辛夷散同能治鼻病，蒼耳散以治傷風感冒後，經久不癒，流鼻涕腥臭牽引額頭疼痛為主。辛夷散用治鼻塞屬傷寒型，止痛作用較強，但較溫燥。其不同點如下：

- 蒼耳散：流濁涕、鼻塞、前額頭痛，屬風熱所致，治宜疏風清熱。
- 辛夷散：噴嚏鼻流清涕、頭痛、鼻塞，屬風寒所致，治宜疏風散寒。

小續命湯

【組成】防風 3、麻黃 2、防己 2、人參 2、黃芩 2、桂枝 2、甘草 2、白芍 2、川芎 2、杏仁 2、炮附子 1、生薑 6。

【說明】本方能扶正祛風、溫經通陽。適用於治中風不醒人事、神氣潰亂、筋骨痙攣、顏面神經麻痹、舌神經麻痹、半身不遂或破傷風、風濕痹痛等症狀。

本方為六經中風之通用劑。適用於比大續命湯較為虛證者。方中麻黃、防風、川芎、杏仁開表泄閉、溫經通絡；桂枝、白芍、生薑、甘草調和營衛；人參、附子益氣助陽，配伍芍、芎以調和氣血，使正氣復而邪氣去；防己、黃芩苦寒以清裡熱；防己並能祛風。諸藥合用，共成祛風鎮痙之良方。

【功效】溫經通陽、扶正祛風。

【主治】正氣內虛，風寒初中經絡所致的半身不遂、口眼歪斜、語言失利、筋

脈拘急、頭痛項強、苔白、脈緊。亦治剛柔二痙。

【臨床應用】腦溢血、腦軟化症、高血壓、半身麻痺、顏面神經麻痺、神經痛、關節炎、偏頭痛、喘息、浮腫、腦炎、破傷風。

【使用注意】

- 高血壓、體實者，不宜使用本方。

- 若因肝風內動而起者，即不宜使用本方。

【運用】

- 身痛抽搐：加羌活。

- 大便不通：加枳實、大黃。

- 瘀血明顯：加丹參、赤芍。

- 關節疼痛、肢節攣痛麻木不仁：加羌活、獨活、地龍。

- 精神恍惚：加茯神、遠志。

- 言語蹇澀：加石菖蒲、竹瀝。

- 口乾舌燥：加石膏、知母。

- 嘔逆：加半夏、茯苓。

【比較】本方主治袪風鎮痛，調理氣血。烏藥順氣散主治順氣袪風、散結行滯。

消風散

【組成】當歸 1.5、地黃 1.5、石膏 1.5、防風 1.5、蒼朮 1.5、木通 1.5、牛蒡子 1.5、知母 1.5、胡麻仁 1.5、蟬蛻 1.5、苦參 1.5、荊芥 1.5、甘草 1.5。

【說明】能清血熱潤燥、除濕消腫。可適用於療各種內熱、分秘物多、發癢不止的頑固性的濕疹、形成結痂、皮膚發紅及口渴等症狀。

本方所治之證，係風毒之邪侵襲人體與濕熱相搏，內不得疏泄，外不得透達，鬱於肌膚腠理之間而發，故癢自風起，止癢必先疏風。

方中荊芥、防風、牛蒡子、蟬蛻開發腠理，透解在表之風邪；濕熱相搏而水液流溢，故以蒼朮之辛苦溫，散風袪濕；苦參苦寒清熱燥濕止癢；木通滲利

濕熱；風熱客於皮膚涉及血分，故以當歸和營活血；生地黃清熱涼血；胡麻仁養血潤燥；石膏、知母增強清熱瀉火之力；甘草解毒並調和諸藥。

【功效】疏風養血、清熱除濕。

【主治】風疹、濕疹、蕁麻疹、汗皰、過敏性皮炎、皮膚瘙癢症。證見皮膚疹出色紅，或遍身雲片斑點、瘙癢抓破後滲出水液、舌苔白或微黃、脈浮數有力。

【臨床應用】 濕疹、風疹、蕁麻疹、汗皰、皮膚瘙癢症、白癬症、皮膚炎、德國麻疹、過敏性皮炎、藥物性皮炎、神經性皮炎、水蟲、痱子、頑固性濕疹、慢性蕁麻疹，以及容易在夏季惡化的皮膚病。

【使用注意】

- 服用本方時，飲食宜清淡，不食辛辣、菸酒、濃茶、咖啡、魚腥，以免影響療效。

- 氣血虛弱者慎用。

- 本方內服，配合外治藥，療效更好。

【運用】

- 慢性濕疹：加味逍遙散。

- 蕁麻疹：加水丁香。

- 氣虛：加補中益氣湯。

- 血虛：加四物湯。

- 風毒盛者：加連翹、金銀花。

- 血熱盛：加赤芍、牡丹皮。

- 濕熱盛：加地膚子、車前子、梔子。

- 德國麻疹：加板藍根、金銀花、薏苡仁、魚腥草。

- 夏季痱子：合六一散。

【比較】本方與十味敗毒散皆適用於治頑固性濕疹。本方使用於有分泌物，發癢不止者為主。十味敗毒散以治化膿性各種皮膚疾，或紅腫、瘙癢等為主。

潤燥劑

　　由潤燥藥為主組成的方劑，稱為「潤燥劑」，用於治療外因或內因所引起的燥證，潤燥之藥多可滋潤肺及大腸。津液虧損係發汗劑及瀉下劑的過用、房事過度、美食、飲酒過多等，而生內熱所起。燥在外使皮膚乾燥，在內則煩渴，在上則咽焦、鼻乾，在下腸燥便秘、手腳悽弱無力、脈呈細、澀微。可用甘寒滋潤之劑治療。甘能生血，寒能勝熱，潤可去燥。

　　燥證有內燥與外燥之區別。外燥由於外感秋令之燥氣的原因所引起。秋令之氣候與溫涼各有所異，感邪後之證候亦不同，故外燥有涼燥與溫燥。內燥係內臟津液不足或受損之證，由發病部位言有上燥、中燥、下燥之區分。辛香而消耗津液或苦寒而易傷氣的藥物均不得治療燥病之用。

　　潤燥劑可分為輕宣潤燥及甘寒滋潤等。

- 輕宣潤燥：如杏蘇散。
- 甘寒滋潤：如養陰清肺湯。

甘露飲

【組成】熟地黃 2.5、生地黃 2.5、天門冬 2.5、麥門冬 2.5、枇杷葉 2.5、枳實 2.5、甘草 2.5、茵陳蒿 2.5、石斛 2.5、黃芩 2.5。

【說明】可清除脾胃濕熱、消炎淨化瘀血。以治療消化器系濕熱瘀血、口舌、齒跟、咽喉等糜爛、出膿血，及因濕熱相搏，致生黃疸、身面皆黃、肢體微腫、全身發熱、便秘、尿澀等症狀。

方中生、熟地黃養肝腎之陰，補先天之本；天門冬、麥門冬養肺胃之陰，使後天之陰得養；石斛養陰潤燥；枇杷葉清胃熱，止嘔逆；黃芩、茵陳蒿清熱利濕退黃；枳殼行氣健脾；甘草和中調和諸藥。

【功效】養陰潤燥、清熱解毒。

【主治】治胃中客熱、齒齦腫爛、時出膿血，或飢煩不欲飲食，及赤目腫痛不任涼藥、口舌生瘡、咽喉腫痛。脾胃受濕、瘀熱在裡，或醉飽房勞、濕熱相搏致生黃疸、身面皆黃、肢體微腫、胸悶氣短、大便不調、小便黃澀或時身

熱。

【臨床應用】口腔炎、口內潰瘍、扁桃腺炎、黃疸、咽喉炎、齒齦炎、結膜炎、舌炎、舌癌、口內炎、齒槽膿漏、齒痛、便秘、胃炎。

【使用注意】非陰虛者慎用。

【運用】

- 口糜爛：加黃連解毒湯。
- 胃炎：配半夏瀉心湯。
- 黃疸：加茵陳蒿湯。
- 齒齦腫痛：加升麻、葛根。
- 胃中濕熱甚：加石膏、梔子。
- 口腔潰瘍：加黃連、金銀花、連翹。

【比較】本方用於治因胃中濕熱所引起之口臭、喉瘡為主。導赤散以治心、小腸所引起的口糜舌瘡為主。

百合固金湯

【組成】生地黃 4、麥門冬 3、百合 2、白芍 2、當歸 2、貝母 2、甘草 2、熟地黃 6、玄參 1.6、桔梗 1.6。

【說明】本方為治肺腎陰虧、虛火上炎所致咳嗽痰血的常用方。能養陰清熱、潤肺化痰。用於治肺腎陰虧、虛火上炎所致的咽喉燥痛、乾咳痰中帶血、手足心煩熱、舌紅少苔、脈細數者等證。

方中百合、麥門冬養陰潤肺生津為君；生地黃、熟地黃、玄參滋陰清熱、利咽喉為臣；當歸、白芍養血益陰，桔梗、貝母清肺化痰止咳為佐；甘草協調諸藥為使也。

【功效】養陰潤肺、化痰止咳。

【主治】肺腎陰虧，虛以灼肺所致咽喉燥痛、咳嗽氣喘、痰中帶血、手足煩熱、舌紅少苔、脈細數。

【臨床應用】肺結核、慢性支氣管炎、支氣管擴張症、慢性咽喉炎等屬肺陰虛

者、肺癌、支氣管擴張咯血、肺炎後期、慢性肝炎、扁平疣。

【使用注意】

- 本方陰柔滋膩之品較多，有礙脾胃運化，故脾虛便溏、飲食減少者忌用。
- 咳痰帶血，若屬肝火爍肺或肺有實熱者，不宜使用本方。

【運用】

- 咽喉燥痛甚者：加胖大海、天花粉。
- 胸脇脹滿：加枳實、柴胡。
- 失聲咽痛：加天門冬、知母。
- 咳嗽氣喘：加杏仁、厚朴、枳殼。
- 肺結核：加白芨、百部、夏枯草。
- 痰多黃稠：加栝樓、竹茹。
- 咳痰帶血：加白茅根、仙鶴草。
- 咯血胸悶：合七厘散。
- 支氣管擴張咯血：加青黛。
- 盜汗者：加五味子、浮小麥、龍骨、牡蠣。
- 陰虛骨蒸勞熱較著者：加地骨皮、胡黃連。
- 氣虛者：加黨參、山藥。

【比較】本方能滋陰清熱，用治虛火上炎之咽喉燥痛，乾咳痰血，手足心煩熱者。滋陰降火湯用於治陰虛體質，發熱、咳嗽，咳嗽以申間為甚，咽乾痰黏而不易咯出者。

杏蘇飲

【組成】紫蘇葉 2、杏仁 2、前胡 2、桔梗 2、橘紅 0.7、貝母 2、桑白皮 2、甘草 1.3、黃芩 2、麥門冬 2、生薑 0.7。

【說明】本方適用於涼燥外襲、肺氣不宣之外感證。能輕宣涼燥、宣肺化痰，乃由參蘇飲加減變化而成，是溫宣潤肺之常用劑。

方中蘇葉、前胡能解表散邪，微發其汗；杏仁、桔梗宣肺祛邪、利氣止咳；

半夏、茯苓祛濕化痰；枳殼、陳皮理氣寬胸；生薑、大棗、甘草調營衛和諸藥。適用於外感涼燥，頭微痛、惡寒無汗、咳嗽痰稀、鼻塞、咽乾、苔白、脈弦等諸症。

方中杏仁苦溫而潤，能宣肺止咳化痰；紫蘇葉辛溫，微發其汗，使涼燥之邪從表解合為主藥；桔梗、枳殼一升一降，助杏仁宣肺止咳；前胡疏風降氣，助仁、蘇葉輕宣達表除痰，同為臣藥；半夏、陳皮、茯苓理氣健脾化痰為佐藥；生薑、大棗、甘草調和營衛，協調諸藥同為使也。

【功效】發散風寒、宣肺化痰。

【主治】濕燥傷肺、頭痛身熱、乾咳無痰、咽乾鼻燥、氣逆而喘。外感風寒證，證見發熱惡寒、頭痛無汗、咳嗽痰稀而白、鼻塞咽乾、苔白薄、脈浮或弦。

【臨床應用】感冒、頭痛、咳嗽、支氣管炎、流行性感冒、氣鬱、慢性鼻炎、氣逆痰多、胸悶、鼻塞。

【運用】

- 燥傷肺絡之咳血：加白茅根、旱蓮草、沙參。
- 咳痰黃稠者：加栝樓。
- 嘔吐：加藿香、竹茹。
- 惡寒甚者：加蔥白、淡豆豉。
- 頭痛甚者：加防風、川芎。
- 痰多者：加紫苑、貝母。
- 發熱：加柴胡、黃芩。
- 喘息：加蘇子、麻黃。
- 胸悶氣脹者：加香附、紫蘇葉。
- 鼻塞者：加辛夷、白芷。

【比較】本方用治涼燥犯肺、內有濕痰、惡寒、微熱、頭微痛者。清燥救肺湯用治燥熱傷肺，證見頭痛身熱、乾咳無痰、咽乾算燥、心煩、口渴、氣逆而喘者。

潤腸湯

【組成】當歸 2.5、熟地黃 2.5、生地黃 2.5、火麻仁 2.5、桃仁 2.5、杏仁 2.5、枳實 2.5、黃芩 2.5、厚朴 2.5、大黃 2.5、甘草 1.5。

【說明】本方係麻子仁丸去白芍加入當歸、生地黃、熟地黃、黃芩、桃仁、甘草而成的，適用於血虛腸燥之便秘證。方中麻子仁丸潤腸泄熱、行氣通便；當歸、熟地黃養血潤燥；生地黃、黃芩、清腸胃之積熱；桃仁潤下通便；甘草調和諸藥。上藥合用，以養血藥與潤下劑合用，使下而不致傷正。

【功效】養血潤燥、緩下通便。

【主治】血虛枯燥所致之大便秘結或大便難解，狀如羊屎，不思飲食。老幼體弱者習慣性便秘，或孕婦產婦大便不通者。

【臨床應用】產後便秘、老年習慣性便秘、便秘，凡婦人產後或老人血虛之便秘皆可選用。

【使用注意】忌辛熱食物。

【運用】

- 發熱：加柴胡。
- 腹痛：加木香。
- 血虛枯燥甚者：加桃仁、紅花、倍加當歸、熟地黃。
- 風燥便秘：加鬱李仁、皂角、羌活。
- 氣虛便秘：加人參、鬱李仁。
- 氣實便秘：加檳榔、木香。
- 痰火便秘：加栝樓、竹瀝。
- 津液枯竭：加人參、麥門冬。
- 經產血閉：加川芎、紅花。

麥門冬湯

【組成】麥門冬 10、半夏 5、人參 2、甘草 2、粳米 3、大棗 3。

【說明】本方能生津益胃、降逆下氣。適用於治氣上逆而發生痙性的咳嗽為其

特徵。咳嗽時面部發紅，連續不斷，屬於痙攣性及連發性。時有嘔逆、痰質膠黏不易喀，常會導致聲音嘶嗄、舌尖紅、脈虛數等證。

本方適用於肺胃陰虧，氣火上逆之證。方中重用麥門冬為君，清肺胃虛熱、滋肺胃之陰；臣以人參、甘草、大棗、粳米益氣養胃，使胃氣得充，則津液自能上輸於肺，使肺得其養，胃得其潤；再佐以半夏止咳、開通胃氣、降逆下氣，和大量麥門冬合用，可使麥門冬滋而不膩。諸藥合用，使津液復、虛火降、痰涎化、氣逆平，則諸證自癒。

【功效】益胃生津、清熱養肺、降逆下氣。

【主治】肺氣不足、咳逆上氣、喀痰不爽、咳吐涎沫、口乾咽燥、手足心熱、胃陰不足、氣逆嘔吐、口渴咽乾、舌紅少苔、脈虛數。

【臨床應用】慢性支氣管炎、慢性咽喉痛、肺結核、支氣管擴張症、慢性胃炎、萎縮性胃炎、失音、支氣管炎喘息、咽喉炎、喉頭結核、喉中異物感、百日咳、糖尿病。

【注意事項】本方所治肺痿之證，以肺熱證為宜，若屬虛寒者則不宜。

【運用】

• 咽喉乾燥而聲音嘶嗄者：加桔梗、紫苑、玄參。

• 咳嗽喀血加生地黃、黃連、阿膠。

• 糖尿病：加天門冬、天花粉、五味子。

• 百日咳：加桔梗、橘皮、竹茹。

• 肺胃陰虛甚者：加沙參、玉竹。

• 虛熱甚者：加銀柴胡、地骨皮。

• 胃及十二指腸潰瘍屬陰虛者：加阿膠、北沙參、當歸、白芍、麥芽。

• 胃脘部疼痛：加白芍、石斛。

• 咳嗽甚者：加百合、桔梗、貝母。

• 心煩燥渴：加石膏、知母。

【比較】本方治因肺胃津液不足，能養胃陰生津液，兼可和胃降逆。補肺阿膠湯用治養肺陰、清肺火，兼可止咳祛痰。

清燥救肺湯

【組成】 桑葉 7.5、石膏 6.5、甘草 2.5、胡麻仁 2.5、阿膠 2、麥門冬 3、杏仁 2、人參 2、枇杷葉 2。

【說明】 本方適用於溫燥傷肺、氣陰兩傷之證。能潤燥清熱、養肺益氣，又能養陰液。用治燥熱傷肺，證見頭痛身熱、乾咳無痰、咽乾鼻燥、心煩口渴、氣逆而喘、舌乾無苔、脈細數等。故適用於療支氣管炎、支氣管擴張、肺結核，或急性熱病後期出現邪熱未盡、氣陰兩傷等證。

方中桑葉輕宣肺燥，石膏清肺中之燥熱，二藥合用以清宣燥熱；阿膠、胡麻仁、麥門冬養陰生津潤肺；人參、甘草益氣生津；杏仁、枇杷葉宣肺止咳平喘。諸藥相配，使肺金之燥熱得以清宣，肺氣之上逆得以肅降，諸證自癒也。

【功效】 清燥潤肺。

【主治】 發熱頭痛、乾咳無痰、氣逆而喘、咽喉乾燥、鼻燥、心煩口渴胸滿脇痛、舌無苔而乾，脈虛大而數。

【臨床應用】 咽喉炎、支氣管炎、支氣管擴張症、肺結核、乾咳、鼻孔乾燥感、口渴、胸痛、肺炎、肺癌、咳嗽，蕁麻疹、喉頭炎、急慢性傳染病、流行性感冒等呼吸道之炎症、咳喘、咳血。

【使用注意】 本方麥門冬、阿膠等性較滋膩，脾胃虛弱者慎用。

【運用】

• 乾咳或痰中帶血者為燥傷肺絡：加側柏葉、白芨、生地黃。

• 肺燥大便乾結：加火麻仁、肉蓯蓉、桃仁。

• 痰多：加貝母、栝樓。

• 口乾甚：加沙參、天花粉。

• 咽痛：加玄參、金銀花。

• 咯血：加側柏葉、白茅根。

【比較】 本方用治燥熱傷肺，證見頭痛身熱、乾咳無痰、咽乾鼻燥、心煩口渴、氣逆而喘。杏蘇散用治涼燥犯肺，內有痰熱、惡寒、微熱、頭微痛、咳

嗽痰稀白，鼻塞、無汗者。麥門冬湯能益胃生津、降逆下氣，治宜胃虛有火之肺痿症者。

響聲破笛丸

【組成】薄荷 6、桔梗 3、甘草 3、連翹 4、兒茶 3、訶子 1.5、川芎 4、砂仁 1.5、大黃 1.5。

【說明】本方能清涼潤燥、消積除痰，為失聲、嘎聲的主要方劑。本方除對咽喉發炎引起失聲、沙啞外，對於因演說、歌唱、發聲過度引起之嘎聲亦有效。

方中連翹清熱解毒、輕清透熱，薄荷疏風散熱、清利咽喉，兩藥相伍以增清熱透表之功；桔梗既升且降，善於開提肺氣，與甘草同用，具清熱消炎、開音利咽之效；訶子酸苦，斂肺止咳、下氣降火，與前藥合用，一散一收，開闔相伍，相輔相成；砂仁辛散溫通，芳香開竅，以助開音；大黃苦寒瀉火解毒，引火下行；川芎疏風散寒止痛，共奏清肺開音之功效。

【功效】清肺開音。

【主治】三焦有熱、肺火上炎、喉痛聲啞、口燥咽乾、兼治陰虛勞熱、水火不得升降，及語言過多或叫呼耗散，致失音聲啞。

【臨床應用】急性咽喉炎、喉頭結核、聲帶結節、聲帶創傷、瘜肉、嘎聲、咽喉不快。

【使用注意】

• 飲食宜清淡，忌辛辣、肥膩。

• 少說話以利早日恢復。

【運用】

• 咽乾口燥：加麥門冬、天花粉，或甘露飲。

• 失聲咽痛：加金銀花、射干。

• 風熱傷陰：加玄參、天花粉。

• 內熱心煩：加石膏、知母。

● 咳嗽：加桑菊飲。

【比較】本方用於治因歌唱、演說引起之破聲，或咽喉不快或失聲者為主。麥門冬湯用治肺胃燥熱所引起之咽喉乾燥，有異物感，尤其咳時顏面紅潮，連續不斷者為主。

祛痰劑

　　由祛痰藥為主組成的方劑，稱為「祛痰劑」，可排除支氣管之分泌物（痰）或減少分泌物。痰係呼吸器官黏膜組織的分泌物，由津液轉變而來，包括白血球、壞死細胞等多種病理穢物，其量及內容依病或病期各有不同。

　　中醫對痰的觀點與學說如下：

● 六淫之病邪犯肺，多生痰。脾陽虛弱、水濕停聚亦可形成痰。古云「脾係生痰之源，肺係貯痰之器」等是。

● 痰之本態係水，故痰是水毒之一種。

● 依病所生的有：風痰、熱痰、寒痰、燥痰、濕痰等。而因痰所起的病則有：痰飲、痰火、痰包、痰核、痰瘡、頑痰、宿痰、伏痰等病。

● 痰之成因在於脾之機能障礙，故祛痰劑大部分屬於治脾之劑。

● 氣鬱易生痰，痰受阻氣亦鬱滯，故祛痰劑除含治脾劑外，尚配有理氣劑，以期氣機調暢，氣順痰即消。

　　祛痰劑依其適應病證可分為燥濕化痰、潤燥化痰、清熱化痰、祛寒化痰、治風化痰等。又基於五氣致病可分為濕痰、燥痰、熱痰、寒痰、風痰等。臨床時應先確定病因及病狀後，再施予治療。一般而言，病初多屬實熱證，故應予以瀉火清熱之療法，惟病至末期，原有實熱證，往往轉為虛弱證，故應改予興奮強壯之療法。

　　祛痰劑可分為化痰及消痰等。

● 化痰：如止嗽散、二陳湯。

● 消痰：如定喘湯。

二陳湯

【組成】半夏 8、茯苓 5、陳皮 8、甘草 2.5、生薑 2.5。

【說明】本方能燥濕化痰、和胃止嘔，為痰飲證之基礎方。適用治脾虛水濕引起之痰濕內停的咳嗽，證見痰多白色、胸膈脹滿、噁心、嘔吐、眩暈、失眠、心悸等。可廣泛使用於慢性支氣管炎、慢性胃炎、潰瘍病、神經性嘔吐、神經衰弱等證。

本方係治由於胃內停水而引起嘔吐、噁心的方劑，亦可用於痰飲引起的各種疾病。方中以半夏燥濕利痰為君；茯苓行水消痰為佐；陳皮順氣下痰為臣；甘草健脾和中為使；生薑化食開痰。方名二陳者為方中半夏、陳皮須用陳久者佳，越陳越佳，故名二陳湯。二陳湯加味方劑甚多，皆以本方為基礎方再加味。

【功效】燥濕化痰、理氣和中。

【主治】濕痰咳嗽、痰多色白、胸膈痞悶、噁心嘔吐、肢體困倦、頭暈心悸，治一切痰飲為病，或胃部不舒、因飲食生冷脾胃不和。

【臨床應用】慢性氣管炎、胃炎、眩暈食傷、宿醉、嘔吐、妊娠惡阻、胃下垂、酒醉、食傷、氣鬱、習慣性頭痛、腦溢血、神經機能病。

【使用注意】本方偏於溫燥，肺陰不足所致的燥痰，或痰中帶血者，忌用本方。

【運用】

- 祛痰行氣：加砂仁、枳殼。
- 頑痰膠固：加枳實。
- 煩渴：加竹茹、淡竹葉、麥門冬。
- 咳：加半夏。
- 小兒流涎：加益智仁、紅糖沖服。
- 風痰：加天南星、白附子。
- 寒痰：加乾薑、細辛。
- 熱痰：加黃芩、栝樓、天竺黃。

- 濕痰：加蒼朮、厚朴。
- 氣痰：加香附、枳殼。
- 食積痰：加山楂、神麴、香附、栝樓、枳實。
- 老人肺氣腫：加紫苑、款冬花、砂仁。
- 胃寒嘔吐：加木香、砂仁。
- 不眠：加竹茹、枳實，名之溫膽湯。

【比較】本方用於治脾虛水濕而引起之痰飲。清氣化痰丸用於治因火盛所引起的熱痰為主。

止嗽散

【組成】桔梗 5、荊芥 5、紫苑 5、百部 5、白前 5、甘草 2、陳皮 2.5。

【說明】本方能止嗽化痰、疏風解表，為外感咳嗽、喀痰不爽之劑。外感咳嗽、喀痰不爽是肺氣不宣，所以用辛溫芳香之荊芥袪風解表，用苦辛潤肺之桔梗袪痰止嗽，兼以紫苑、白前、陳皮、百部之下氣除痰、化痰止咳，更以甘草之調和諸藥，溫潤平和，不寒不熱，既能宣肺袪痰，又不發散過當。所以可應用於外感引起之咳嗽，四季感冒咳嗽，支氣管炎等諸證，不論新久，均可使用，效果甚捷。

【功效】止嗽化痰、疏表宣肺。

【主治】咳嗽、喉癢、痰白，或微有發熱惡寒、舌苔白薄。

【臨床應用】上呼吸道感染、支氣管炎、肺炎、流行性感冒、百日咳、肺結核咳嗽等。

【使用注意】
- 痰中帶血者慎用。
- 陰虛勞嗽者，不宜使用。

【運用】
- 久咳：加貝母、批杷葉、款冬花。
- 陰虛：加天門冬、麥門冬。

- 外感風寒表邪甚者：加防風、紫蘇葉。

- 咳嗽痰多者：加半夏、茯苓。

- 喀痰難出：加射干、牛蒡子。

- 濕熱咳嗽：加前胡、白荳蔻。

- 惡寒頭痛：加白芷、細辛。

- 裡熱口渴：加梔子、黃芩、天花粉。

- 風熱咳嗽、加桑葉、菊花、薄荷。

定喘湯

【組成】白果 6、麻黃 4、款冬花 4、桑白皮 4、半夏 4、杏仁 2、蘇子 2.5、黃芩 2、甘草 1.5。

【說明】本方適用於素體痰熱內蘊、又外感風寒之證。能宣肺清熱、化痰平喘。適用於治療外感風寒、痰熱內蘊，證見咳嗽、氣急、痰黃、氣促哮喘，喉中痰鳴等症狀。

方中麻黃宣肺平喘、疏風散寒，白果斂肺定喘，二味為君，二藥相配，散收並用，可加強定喘之效，又可防麻黃耗散肺氣；款冬花、蘇子、杏仁、半夏降逆化痰、止咳平喘共為臣藥；黃芩清熱化痰，桑白皮瀉肺平喘，二味為佐，以消內蘊之痰熱；甘草調和諸藥為使也。共奏外散風寒、內清痰熱之劑。

【功效】宣降肺氣、祛痰平喘。

【主治】風寒外束、痰熱內蘊之喘咳、呼吸促迫、喘鳴、咳嗽、痰稠色黃。哮喘證、喘咳氣急、痰稠色黃、胸膈脹悶或發熱惡寒、苔黃膩、脈滑數。

【臨床應用】急慢性支氣管炎、支氣管擴張症、慢性支氣管喘息、肺炎、感冒咳嗽、氣喘、肺氣腫。

【使用注意】

- 外感風寒，內有寒飲，表裡俱寒之喘證不宜使用。

- 新感風寒，無汗而喘，內無痰熱，氣虛脈弱者，不宜使用。

【運用】

- 胸悶甚者：加枳殼、厚朴。

- 肺熱重者：加魚腥草、石膏。

- 支氣管肺炎或大葉性肺炎：加石膏、萊菔子、魚腥草。

- 痰多難出：加膽南星、栝樓仁。

- 胸膈悶甚：加枳殼、竹茹。

- 氣喘甚：加厚朴、貝母、代赭石、旋覆花、射干。

- 心煩躁熱：加麥門冬、地骨皮。

- 熱重：加蒲公英、魚腥草。

- 鼻塞：加辛夷、蒼耳子。

- 風寒哮喘：合麻黃湯。

- 濕熱哮喘：合涼膈散。

- 痰多哮喘：合二陳湯。

【比較】哮喘一證有寒熱之分，熱證使用本方，寒證使用小青龍湯或蘇子降氣湯。

小陷胸湯

【組成】黃連 3、半夏 12、栝樓實 12。

【說明】本方為治痰熱結胸之證。傷寒表證未解，誤治後邪熱內陷，以致痰熱互結，或溫熱之邪氣煎熬津液而成痰。

方中栝樓實為君，清熱化痰，宣通胸膈之痹；黃連為臣，清熱降火，以除心下痞；佐以半夏降逆消痞，散心下之結，其與黃連搭配，一辛一苦，辛開苦降，與栝樓相合，則潤燥相得，寒溫合宜。

【功效】清熱滌痰、開結寬胸。

【主治】痰熱互結心下、胸脘痞悶、按之則痛，或咳痰黃稠、舌苔黃膩、脈滑數或浮滑者。

【臨床應用】肺炎、支氣管炎、胸膜炎、肋膜炎、胃炎、胃酸過多、膽石症、

肺氣腫、心絞痛、胰腺炎、胃神經症。

【使用注意】寒證慎用。

【運用】

- 寒熱往來：合小柴胡湯。

- 肺炎喘嗽：合麻杏甘石湯。

二朮湯

【組成】蒼朮 3、白朮 2.5、茯苓 2.5、羌活 2.5、天南星 2.5、威靈仙 2.5、半夏 4、黃芩 2.5、陳皮 2.5、香附 2.5、生薑 3、甘草 1。

【說明】本方主治目標為上焦濕痰引起之疼痛。故患者係較肥胖有水毒性體質，而筋肉鬆軟，平素胃腸不佳者。

方中陳皮、半夏、茯苓、甘草、生薑即二陳湯，能燥濕化痰，為理脾胃治濕痰之妙劑；羌活逐風勝濕，利關節而和諸痛；天南星破痰破結，並治風濕；白朮、蒼朮除濕、健脾胃；威靈仙可祛在表之風濕，且可通行經絡而止痹痛；黃芩清熱燥濕；香附和氣止痛。

【功效】濕燥化痰、疏經止痛。

【主治】濕痹、痰飲雙臂痛、手臂痛。

【臨床應用】肩關節周圍炎、五十肩、腰痛症、膝關節症、慢性關節炎、肩腕疼痛、上臂神經痛、四十腕。

【使用注意】

- 忌食生冷之品，宜避風寒。

- 陰虛者忌用。

【運用】

- 痛劇：加雞血藤、當歸、赤芍、紅花。

- 項痠：加葛根。

- 上部肢節疼痛：加桔梗。

- 手部肢節疼痛：加桂枝。

- 下部肢節疼痛：加川牛膝、木瓜。
- 肢體有腫者：加木防己。
- 積熱或患部有熱：加黃柏。
- 血虛有瘀：加當歸、赤芍。
- 氣虛：加黃耆、人參。

【比較】本方用於治濕痰所引起之五十肩、四十腕，上臂神經痛為主。葛根湯可用治項強硬緊張之凝痛，不論有無發熱，凡脈浮有力者，皆可適用。

紫苑湯

【組成】紫苑 4、阿膠 4、茯苓 2、知母 4、甘草 2、桔梗 2、貝母 4、人參 2、五味子 1.5。

【說明】本方能補肺清熱、止嗽化痰，為肺勞氣極、補陰潤燥、清熱止血，乃肺癆調理方。用治勞熱久嗽、肺癰咳血、慢性呼吸器系疾病之久嗽、痰中有血等症狀。

方中阿膠止咳血；知母清熱除蒸；紫苑治久咳、癆咳、咳血；桔梗、貝母除化痰止咳外，並有消炎排膿作用；五味子、甘草收斂肺氣，緩和脾胃；人參補肺益氣；茯苓健脾滲濕。

【功效】保肺養血、化痰清熱。

【主治】肺傷氣極、勞熱久咳、肺痿成癰、吐痰吐血。

【臨床應用】肺結核、肺膿瘍、勞熱久咳、支氣管炎、支氣管擴張。肺癰之咳血、肺虛痰血。

【運用】

- 肺痿成癰：加葶藶子、大棗。
- 吐痰咳血：加竹茹、生地黃。
- 乾咳、久嗽：加麥門冬、枳實。
- 氣虛咳喘：加陳皮、杏仁。
- 肺癰吐膿血：合三黃瀉心湯、排膿散。

【比較】本方治肺傷氣極，勞熱久嗽、吐痰咳血者為主。補肺阿膠湯以治肺虛有火，咳嗽氣喘、痰少而黏或痰中帶血者為主。

溫膽湯

【組成】半夏 5、茯苓 4、竹茹 5、陳皮 7.5、生薑 5、枳實 5、甘草 2.5。

【說明】本方溫涼並用，適用於膽胃失和、痰濁內擾、有熱化傾向者。能清膽除痰、和胃止嘔。具有祛痰鎮嘔、鎮咳定驚悸的作用。治療弛緩性體質者，因胃下垂或弛緩等所併發的虛證，失眠症，和神經症或病後虛煩、易疲勞。故本方有治胃病和失眠等雙重效果。

方中半夏燥濕化痰、和胃止嘔；陳皮理氣化痰；茯苓健脾利濕；枳實行氣化痰，使氣行痰化；竹茹清熱化痰，止嘔除煩；生薑健胃祛痰止嘔。綜合全方，共奏行氣化痰、理氣安神，調和膽胃之功。

【功效】行氣化痰、調和膽胃。

【主治】膽胃不和、痰濁內擾證，虛煩失眠、胸悶有痰，噁心嘔吐、呃逆，或驚悸不寧、口苦、苔膩、脈弦滑。

【臨床應用】精神分裂症、憂鬱症、神經官能症、癲癇、梅尼爾氏症症候群、冠心病、動脈硬化症、狹心症、高血壓、消化道潰瘍、胃炎、膽囊炎、膽石症、慢性支氣管炎、哮喘、甲狀腺機能亢進。胃下垂或胃弛緩症等所併發的虛證失眠症、驚悸症、心悸亢進症、氣鬱症以及胃腸障礙、神經衰弱。

【使用注意】對陰虛血少之眩暈、失眠、心悸等不適用。

【運用】

• 心虛：加人參、酸棗仁。

• 痰火偏盛：加栝樓、貝母。

• 眩暈：加菊花、黃芩。

• 失眠：加酸棗仁、牡蠣。

• 癲癇：加鬱金、石菖蒲。

• 內熱心煩：加梔子、淡豆豉、黃芩。

- 寒熱往來：加柴胡、黃芩。
- 思慮不眠：合逍遙散。
- 憂鬱不眠：加越鞠丸。
- 狹心症：加川芎、丹參、鬱金、薤白、桂枝。

【比較】本方能化痰和胃治心膽虛怯，驚悸失眠。半夏天麻白朮湯能化痰熄風，而治風痰眩暈、頭痛。

辛夷清肺飲

【組成】辛夷 2、枇杷葉 3、知母 3、百合 3、黃芩 3、梔子 3、麥門冬 3、石膏 3、升麻 1。

【說明】本方專治肺熱、鼻生瘜肉，初起如榴子，日後漸大，阻塞孔竅、氣不能宣通者。對於治療鼻塞、肥厚性鼻炎、蓄膿等證具有功效。

本方適用於肺胃鬱熱所致之鼻病。方中黃芩、梔子、石膏、知母皆能清肺胃之熱；辛夷、升麻、枇杷葉可宣肺疏氣、清通鼻竅；百合、麥門冬養陰清肺止咳。

【功效】解毒清熱、通竅、潤肺化痰、止咳。

【主治】鼻淵、鼻塞、膿涕、咳嗽、咽痛、慢性鼻炎、慢性副鼻腔炎，風熱鬱滯肺經致生鼻痔、鼻內瘜肉，初如榴子，漸大下垂，閉塞鼻孔，氣不宣通者。

【臨床應用】慢性副鼻腔炎、慢性鼻炎、肥厚性鼻炎、慢性咽喉炎、慢性氣管炎、鼻瘜肉、鼻竇炎、過敏性鼻炎、肺炎、支氣管炎、肺結核、支氣管擴張、鼻蓄膿、鼻閉塞。

【使用注意】非風熱鬱滯肺胃者慎用本方。

【運用】

- 鼻塞嚴重時：增加辛夷用量，並加蒼耳子。
- 鼻濃時：加石膏、金銀花、白芷、桔梗。
- 頭痛：加蔓荊子、藁本。

- 口渴，乾咳時：加沙參、天花粉、天門冬。
- 風熱煩躁：加黃連、生地黃。
- 鼻塞、鼻蓄膿症經久不癒者：加補中益氣湯。
- 外感風寒：加防風、羌活。
- 風熱煩躁：加黃連、生地黃。
- 痰涕夾血者：加側柏葉、牡丹皮。
- 噴嚏頻多：加地龍、蟬蛻。

【比較】本方用於治肺熱鼻生瘜肉、阻塞孔竅不通者。辛夷散以治鼻塞、涕出不已或生瘜肉、氣息不通者為主。

清肺湯

【組成】甘草 0.6、黃芩 3、桔梗 2、茯苓 2、陳皮 2、當歸 2、貝母 2、桑白皮 2、天門冬 1.5、梔子 1.5、杏仁 1.5、麥門冬 1.5、五味子 0.4、生薑 3、大棗 2、竹茹 2。

【說明】本方適用於痰熱蘊肺，陰液耗傷之咳嗽。方中黃芩、桑白皮、梔子之苦寒以清肺泄熱；桔梗、貝母、杏仁、竹茹以清肺化痰止咳；天門冬、麥門冬潤肺清熱、化痰止咳；陳皮、茯苓理氣健脾化痰，以杜生痰之源；當歸養血潤燥，並主咳逆上氣；五味子斂肺止咳，養陰生津；生薑、大棗、甘草益氣和中、顧胃氣，調和諸藥。又二冬與五味子、甘草共用有增強養陰生津之效。

【功效】清熱化痰、養陰止咳。

【主治】一切多痰咳嗽、喀痰色黃、喀吐不爽，甚則痰中帶血、口乾欲飲、舌紅、苔黃膩、脈細數。

【臨床應用】支氣管炎、支氣管擴張、支氣管哮喘、肺炎。

【使用注意】忌辛辣肥厚滋膩之品。

【運用】

- 喀痰難出：加栝樓、枳實、竹瀝。

- 咳嗽喘急：加蘇子、竹瀝。
- 面赤身熱：加白芍、生地黃、紫苑、阿膠。
- 久嗽汗多：加白朮、白芍、生地黃。
- 咳嗽身熱：加柴胡。
- 咳嗽痰多：加白朮、旋覆花（金沸草）。

半夏白朮天麻湯

【組成】半夏 4.5、白朮 3、茯苓 1.5、陳皮 4.5、蒼朮 1.5、麥芽 4.5、天麻 1.5、神麴 3、黃耆 1.5、人參 1.5、澤瀉 1.5、黃柏 0.5、乾薑 0.5。

【說明】痰厥之證係因脾胃內傷、虛風內作，引起風痰上逆之證。方中以半夏、天麻為主藥，因半夏能燥濕化痰、降逆止嘔，凡痰厥頭痛，非半夏不能除；天麻有定風草之名，凡虛風內作、頭旋目眩，非天麻不能定。痰多滯濁，故以神麴、麥芽以消之；痰多水濕，故以二朮、苓、澤利之；痰能阻氣，故以陳皮行之、乾薑溫之、黃柏清之；人參、黃耆則用以溫中補氣。

【功效】燥濕化痰、平肝熄風。

【主治】風痰上擾、眩暈頭痛、胸悶嘔噁、舌苔白膩、脈弦滑。

【臨床應用】痰阻眩暈、高血壓、梅尼爾氏症症候群、腦血管障礙、前庭神經炎、頭痛、偏頭痛、高血脂症、嘔吐、動脈硬化症、胃弛緩、胃下垂、低血壓、鼻蓄膿、鼻病。

【使用注意】陰虛肝陽上亢引起的眩暈，頭痛者忌用。

【運用】

- 頭痛甚者：加蔓荊子、白芍。
- 兼氣虛乏力者：加黃耆、黨參。
- 偏頭痛：加川芎、蔓荊子。
- 眩暈甚嘔吐頻作：加代赭石。
- 血壓偏高：加鉤藤、杜仲。
- 血虛頭痛：加當歸、川芎。

- 偏寒眩甚：合真武湯。

- 鼻炎：加辛夷、蒼耳子。

- 耳鳴、重聽：加鬱金、石菖蒲、蔓荊子。

金沸草散

【組成】荊芥 6、前胡 4.5、麻黃 4.5、旋覆花 4.5、甘草 1.5、半夏 1.5、茯苓 1.5、生薑 3、大棗 1。

【說明】本方具有發散風寒，降氣化痰止咳的作用，用於治肺經傷風、頭目昏痛、咳嗽多痰、鼻塞聲重等症狀。對於感冒頭痛、胸中痞悶、氣逆喘息等證有效。

方中旋覆花（金沸草）、前胡疏風解表，降氣除痰、止咳平喘；荊芥疏風散寒；細辛散寒解表、溫肺化飲；茯苓健脾利濕；半夏燥濕化痰、降逆止嘔；生薑解肌散寒；大棗益氣和中；甘草調和諸藥。諸藥合用具疏風散寒、宣肺降氣、化痰止咳，則諸證漸愈。

【功效】疏風散寒、降氣除痰。

【主治】外感風寒襲肺、咳嗽、痰涎不利或痰多如膠漆、頭目昏痛、鼻塞聲重。

【臨床應用】支氣管炎、咳嗽、支氣管喘息、感冒。

【使用注意】本方性較辛溫若風熱引起之咳嗽慎用。

【運用】

- 痰涎不利：加茯苓、陳皮。

- 咳嗽喘滿：加杏仁、厚朴。

- 心下痞滿（煩悶脹滿）：加枳殼、桔梗。

- 發熱惡寒：加柴胡、黃芩、防風。

- 咳嗽汗出：加杏仁、五味子。

- 頭痛：加川芎、白芷。

【比較】本方能降氣化痰，以治咳嗽多痰而氣急者為主。二陳湯能燥濕化痰，

以治咳嗽多痰，或嘔吐噁心、眩暈、心悸等為主。止嗽散則用於外感咳嗽較久，表邪留連未盡，喉癢而喀痰不暢者。

華蓋散

【組成】麻黃 4、桑白皮 4、蘇子 4、杏仁 4、茯苓 4、陳皮 4、甘草 2。

【說明】本方適用風寒犯肺、肺失宣降，痰氣阻滯之證。能宣肺解表、平喘止咳，為感受風寒以致肺氣失宣，咳嗽劇甚、喀痰亦多、呼吸急迫鳴喘等。故用治咳上氣、胸膈煩悶、項背拘急、鼻塞聲重、頭目昏眩、痰氣不利、脈浮數者，及腸胃虛弱、無食欲者等症狀。

方中麻黃辛溫宣肺平喘、發汗解表為君；杏仁、蘇子降氣化痰止咳並為臣；痰之本，水也，故佐以陳皮理氣燥濕；桑白皮瀉肺利水；茯苓滲濕行水，使氣行水祛則痰自除；炙草為使，調和諸藥。

【功效】宣肺化痰、止咳平喘。

【主治】肺感寒邪、咳嗽上氣、胸膈煩滿、項背拘急、鼻塞聲重，頭昏目眩、痰氣不利、呀呷有聲、脈浮。

【臨床應用】肺炎、急性支氣管炎、支氣管哮喘、慢性支氣管炎、感冒、咳嗽、百日咳、痰多而喘、氣喘、鼻塞、小兒喘嗽。

【使用注意】

● 表虛自汗，氣血陰陽不足者，慎用。

● 忌食生冷肥膩之品。

【運用】

● 痰壅咽逆不利：加萊菔子。

● 痰多：加貝母。

● 夾痰濕者：加半夏、厚朴。

● 夾熱甚者：加石膏、黃芩。

● 咽痛聲啞：加射干、桔梗。

● 痰中夾血：加白茅根。

- 寒甚者：加乾薑、細辛。
- 鼻塞聲重：加防風、薄荷。

【比較】本方可用治外感風寒傷肺而導致喘急。定喘湯以治哮吼表寒的喘息為主。

寧嗽丸

【組成】桔梗 3、半夏 3、川貝母 3、杏仁 2.3、桑白皮 2.3、川石斛 3、蘇子 3、橘紅 1.5、茯苓 3、薄荷 2.3、麥芽 1.5、甘草 0.8。

【說明】本方能益氣養肺、宣滯化痰，為止咳寧之劑。有清熱、化痰之作用。常用於治療各種咳嗽以及久嗽。

【功效】 清熱解毒、化痰止咳。

【主治】 感冒風寒、鼻塞流涕、頭痛發熱、痰涎咳嗽，或喘滿氣逆，或發嚏惡風。

【臨床應用】一般咳嗽、感冒痰咳、氣管炎、急慢性支氣管炎。

【運用】

- 口渴咽乾：加麥門冬、五味子。

理氣劑

　　由理氣藥為主組成的方劑，稱為「理氣劑」，用以治療各種氣病，一般具有行氣解鬱、補中益氣的作用。所謂氣者，多係指氣滯、氣逆、氣虛而言，因此理氣可分為：疏鬱理氣、和胃理氣、降逆理氣、補中益氣等。氣病之臨床證候與病理變化非常複雜，治療方法亦各有不同，大致可概分成三類，即行氣、降氣、補氣，其中補氣類可見補養之劑的說明。

　　氣病包括氣虛、氣滯及氣逆，氣虛宜補氣，氣滯宜行氣，氣逆宜降氣，氣虛屬補益劑敘述的範圍。

- 行氣：如平胃散。
- 降氣：如蘇子降氣湯。

使用理氣劑的注意事項

- 使用理氣劑之前，必須先將症狀之虛實辨別清楚，例如，應用補氣劑而誤用行氣劑時，原有虛證必變為更虛，不但無法改善，反而有害。
- 倘病情複雜，虛中夾實，則應補氣、行氣兼施方可。
- 理氣藥物（陳皮、厚朴、香附子、木香等）多係香燥苦溫，如用於氣鬱且陰液消耗者時，更需慎重。

蘇子降氣湯

【組成】紫蘇子 5、半夏 5、當歸 2、甘草 2、前胡 2、厚朴 2、肉桂 3、陳皮 3、生薑 2、大棗 1。

【說明】本方是治療寒痰引起的喘嗽氣急，咳痰清稀常用的方劑，能降氣平喘、溫化濕痰。適用於治咳嗽、喘息、痰多氣逆、小便少、呼吸困難、頭暈目眩、怕冷。多見於體質虛弱或年事高者、舌苔白、脈呈弦緊洪大、但是按之無力等症狀。

本方適用的病情是痰濁壅肺、肺氣上逆、腎氣虛弱、腎不納所致，即所謂上實下虛的證候。方中蘇子下氣消痰，可消除呼吸困難，抑制支氣管平滑肌痙攣，使吸氣舒暢；半夏、厚朴、陳皮、前胡降氣平喘、止咳化痰；當歸養血潤燥，配蘇子以寬腸通便，加強納氣溫腎之力；生薑可緩和半夏的毒性，並可促進消化道的分泌和蠕動；甘草和中調藥兼可化痰。諸藥合用共奏降氣平喘，祛痰止咳之功。

【功效】降氣平喘、祛痰止咳。

【主治】上實下虛之喘嗽、痰涎壅盛、喘咳短氣、胸膈滿悶，或下肢浮腫等，或腰疼腳弱肢體怠倦或肢體浮腫、舌苔白滑或白膩。

【臨床應用】咳喘、肺氣腫、胸膜炎、梅核氣、風濕性心臟病、慢性支氣管炎、喘息性支氣管炎、水腫、腳氣。

【使用注意】

- 本方以降氣祛邪治上實為主，肺腎兩虛的喘咳或肺熱痰喘，均不宜使用。
- 忌生冷、肥膩飲食、避風寒。

【運用】

- 兼小便不利者：加車前子。
- 氣虛：加人參、五味子。
- 腎不納氣甚者：加人參、胡桃仁、蛤蚧。
- 咳喘氣逆：加沉香。
- 喘嗽多痰：加貝母、杏仁。
- 嘔吐痰涎：加茯苓、桔梗。
- 胸膈痞滿：加柴胡、黃芩。
- 惡寒無汗：加麻黃、杏仁。
- 嘔逆者：加代赭石。
- 風寒喘嗽：合定喘湯。
- 痰飲喘嗽：合二陳湯。
- 虛冷：加黃耆、肉桂。
- 脈弱虛喘神疲：加人參、五味子。
- 肺部積水：加葶藶子、大棗。

【比較】本方能降氣化痰平喘，適用於治痰壅氣逆的喘證。苓桂朮甘散能溫化痰飲，適用於治水毒上逆的喘證，並可作成喘後的調理劑。

半夏厚朴湯

【組成】半夏 8、厚朴 4.5、茯苓 6、生薑 7.5、紫蘇葉 3。

【說明】本方能理氣降逆、化痰散結。因其能疏解心情鬱氣，使心神舒暢，所以多用於治神經症中的不安證，或咽喉感覺似有東西哽塞，且又多是胃腸虛弱，並覺得胃部膨滿，胃內有停水或喘咳、動悸、尿利減少，浮腫等症狀。

本方所治之梅核氣，係因憂愁思慮過度、七情鬱結、氣滯痰凝、阻於咽喉所致，是痰與氣互結，故治宜行氣與化痰兼顧。方中半夏化痰散結、下氣降逆，厚朴行氣開鬱、下氣除滿共為君藥；蘇梗助半夏、厚朴以寬胸暢中、宣通鬱氣，茯苓健脾滲濕，並助半夏化痰，俱為臣藥；生薑辛溫發散，並助半

夏和中止嘔，為佐藥也。諸藥合用，辛以散結、苦以降逆、辛開苦降、化痰降逆，諸證悉癒。

【功效】行氣散鬱、降逆化痰。

【主治】七情鬱結（梅核氣）咽中如有物阻、吐之不出、吞之不下。胸脇滿悶，或咳或嘔、舌苔白膩、脈弦滑。

【臨床應用】慢性咽喉炎、支氣管炎、食道痙攣、胃腸神經官能症、憂鬱症、過敏性哮喘、聲帶瘜肉、不眠、更年期症候群、妊娠惡阻、神經症、歇斯底里、胃炎、胃下垂、喘息、嗄聲、虛性浮腫。

【使用注意】

* 陰虛有熱者慎用。

* 咽乾顴紅、舌紅少苔、陰傷津少者，雖有梅核氣之特徵，亦不宜使用本方。

【運用】

* 咽乾、顴紅、舌紅：加麥門冬、天花粉、石斛。

* 肝鬱氣滯兼失眠，心悸：加甘麥大棗湯。

* 咽哽：加桔梗。

* 噯氣泛酸：加黃連、吳茱萸。

* 煩驚譫語、便秘：合柴胡龍骨牡蠣湯。

* 夢遺眠差：合桂枝龍骨牡蠣湯。

* 聲帶瘜肉：合麥門冬湯加梔子。

* 失眠心悸：合甘麥大棗湯。

* 胸脇脹滿：加木香、青皮、枳殼。

* 咽喉乾燥：加沙參、麥門冬。

* 咳嗽喘息：加杏仁、貝母。

【比較】本方與柴胡加龍骨牡蠣湯皆可用於治喉頭神經症，而後者以治體力較佳，精神不安、易疲勞、不眠等證為主。

越鞠丸

【組成】蒼朮 5、香附 5、川芎 5、神麴 5、梔子 5。

【說明】本方適用於治六鬱，而以氣鬱為主。能疏肝理脾、行氣解鬱。適用於治因氣、血、痰、濕、食、火等六鬱所引起之精神憂鬱、煩躁、失眠、胸腹脹痛、食欲不振以及婦女痛經等症狀。

方中香附行氣解鬱為君，以治氣鬱；川芎活血行氣以解血鬱；蒼朮燥濕運脾，以行濕鬱；梔子苦寒泄熱以清火鬱；神麴消食化滯，以除食鬱。然氣機調暢，五鬱得解，則痰鬱自消矣。

【功效】行氣解鬱。

【主治】治氣、血、痰、火、濕、食六鬱之證。胸膈痞悶、脘腹脹痛、吞酸嘔吐、飲食不化。

【臨床應用】慢性胃炎、胃及十二指腸潰瘍、慢性肝炎、膽囊炎、膽石症、肋間神經痛、神經衰弱、更年期症候群、妊娠嘔吐、痛經、閉經、消化不良。

【使用注意】

* 本方所治諸鬱均屬實證，若為虛證鬱滯，不宜單獨使用。

* 虛證不宜使用。

【運用】

* 氣鬱偏重：加木香、枳殼、檳榔。

* 血鬱偏重：加桃仁、紅花。

* 火鬱偏重：加黃芩、黃連。

* 濕鬱偏重：加澤瀉、茯苓。

* 食鬱偏重：加麥芽、山楂、砂仁。

* 痰鬱偏重：加陳皮、半夏、栝樓、膽星。

* 夾寒邪：加乾薑、吳茱萸。

* 經痛：加鬱金、延胡索、佛手柑。

* 吞酸嘔吐：加半夏、茯苓。

【比較】實證諸鬱使用本方。虛證肝鬱使用逍遙散加減。

烏藥順氣散

【組成】麻黃 4、陳皮 4、烏藥 4、川芎 2、殭蠶 2、枳殼 2、白芷 2、甘草 2、桔梗 2、乾薑 1、生薑 3、大棗 1。

【說明】本方有祛風調氣之功，故適用於一切風邪乘襲、氣機壅滯不利之證。能順氣祛風、散結行滯。適用於治中風（腦溢血），而出現手足骨節疼痛、四肢麻痹、半身不遂、顏面神經麻痹、筋骨抽痛、口眼歪斜、言語障礙、腳弱步行困難，或風痰上壅、喘急氣逆，以及婦人經來體痛、老人新陳代謝沉衰引起之厥冷證。

方中麻黃、桔梗為肺家之藥，用以發汗而祛寒，引藥上行；川芎、白芷善治頭面之疾，散風而活血；枳殼利氣行痰；殭蠶化痰散結；乾薑溫經通陽；甘草和中瀉火；烏藥通行鬱滯邪氣。諸藥合用，則先解表再兼順裡氣，氣順則風散，以達祛風順氣之功。

【功效】順氣祛風、散結行滯。

【主治】一切風氣、攻注四肢、骨節疼痛、遍身頑麻、頭目眩暈、癱瘓、言語蹇澀、筋脈拘攣、腳氣、步履艱難，腳膝軟弱。婦人血風、老人冷氣、上攻胸膈、兩脇刺痛、心腹膨脹、吐瀉腸鳴、舌淡紅、脈細或沉。

【臨床應用】腦溢血後遺症、肩周炎（五十肩）、顏面神經麻痹、半身麻痹、神經痛等屬氣滯者、半身不遂、手足麻痹。

【使用注意】

- 體質虛弱、久病及濕熱等證忌用。
- 孕婦忌用。

【運用】

- 肢體麻痹：加小續命湯。
- 手足不能舉動：加防風、續斷、威靈草。
- 拘攣：加木瓜。
- 中風全身俱麻：加人參、白朮、當歸、川芎、麥門冬。
- 口眼歪斜：加黃連、羌活、防風、荊芥、竹瀝、薑汁。

- 遍身疼痛：加當歸、桂枝、乳香。
- 四肢冷痺：加附子、肉桂。
- 言語蹇澀（障礙）：加石菖蒲、遠志。
- 婦人血風：加防風、荊芥、薄荷。
- 腳膝浮腫（腳氣）：加川牛膝、獨活、五加皮。
- 腰背痠痛：加杜仲、川牛膝。

【比較】本方能順氣袪風、散結行滯，以治中風而出現手足骨節疼痛、四肢麻痺、口眼歪斜等為主。續命湯能袪風、養血、和中，以治腦溢血而致言語障礙、意識不清、血虛、裡熱、口渴為主。

代赭旋覆湯

【別名】旋覆代赭湯。

【組成】半夏 7.5、生薑 7.5、旋覆花 4.5、甘草 4.5、大棗 4、人參 3、代赭石 1.5。

【說明】本方主治胃氣虛弱、痰濁內阻之證。方中旋覆花性溫，能下氣消痰，代赭石重鎮降逆共為君；生薑溫胃化痰、散寒止嘔，半夏袪痰散結、降逆和胃合用為臣；人參、大棗益氣健脾和中為佐；甘草調和諸藥為使。諸藥合用，益氣健脾以治其虛，降逆化痰以平其逆。

【功效】降逆化痰、益氣和胃。

【主治】噫氣不除、心下痞硬、反胃嘔吐、噯氣泛酸、舌苔白滑，脈虛而弦。

【臨床應用】食道癌、食道狹窄、胃癌、胃擴張、神經性嘔吐、心絞痛、呃逆、嘔吐、高血壓、妊娠惡阻、胃酸過多、胃炎、幽門狹窄、胃潰瘍。

【使用注意】重鎮降逆較強，恐傷胎元，孕婦慎用。

【運用】

- 胃寒甚：加乾薑、丁香。
- 痰多：加陳皮、茯苓。
- 胃陰虛：加麥門冬、石斛。

- 食滯：加山楂、雞內金。
- 有熱象苔微黃：加黃連、黃芩。
- 心下痞滿：加枳實、桔梗。

理血劑

　　由理血藥為主組成的方劑，稱為「理血劑」，血分病包括血虛、血溢（出血）及血瘀，血虛宜補血，血溢宜止血，血瘀宜活血，血虛屬補益劑敘述的範圍。

- 止血：如四生丸。
- 活血：如生化湯、失笑散。

服用理血劑的注意事項

- 「氣係血之總元，氣順即血順」。一般對於瘀血證候多予活血散瘀，同時配合理氣劑，惟此類方劑含攻下劑多，不能過量使用，否則有損正氣。
- 血在脈中作循環是正常現象，如因病變溢出於外，即發生咳血、吐血、衄血、尿血、便血等證，此時應予探究病因而作合併治療。
- 依病之寒熱、虛實予以適當的處理或即以止血作為治療目標。
- 如係實熱證，可同時予以止血及清熱藥，倘係虛寒證，則止血、溫陽兩藥併用等，務先辨別主證與副證再決定處理方法。

桂枝茯苓丸

【組成】桂枝 6、茯苓 6、牡丹皮 6、桃仁 6、赤芍 6。

【說明】本方為祛瘀消癥之方劑，雖為婦女常用，但男子亦可使用。能活血化瘀，緩消癥塊是驅瘀血的常用方。能治一切血證，凡體格結實者，皆可使用。證見頭痛、頭暈、肩背痠痛、腳冷、月經困難、腰痛、心悸，或其他婦科諸疾。

方中桂枝溫通血脈以行瘀滯，茯苓益心脾之氣而能滲利下行，二藥合用既能行血消瘀，又可安護胎孕，共為君藥；桃仁破血，助君藥以利化瘀消癥，用之為臣；牡丹皮、赤芍破瘀、清熱，共為佐藥。諸藥合用，活血祛瘀、消癥

化積，為臨床上化癥積之常用方。

【功效】活血化瘀、緩消癥塊。

【主治】婦人有癥塊、孕婦漏下不止、胎動不安，或血瘀經閉、行經腹痛、產後惡露不盡、腹痛拒按、婦女經行不暢、舌紫暗或有瘀斑、紫點、脈澀。體形略見肥胖、下腹痛壓痛拒按、月經不順者。

【臨床應用】自律神經失調症、更年期症候群、子宮內膜炎、子宮肌瘤、子宮瘜肉、卵巢囊腫、慢性輸卵管炎、慢性盆腔炎、胎盤殘留等屬瘀血留結少腹者、月經異常、腰痛、頭痛、神經症、歇斯底里、高血壓、關節痛、風濕病、肝斑、肝疾患、慢性盆腔炎、輸卵管炎、宮頸炎、帶下，更年期障礙、不孕症、子宮外孕、卵巢囊腫、子宮內膜異位、跌打損傷、皮膚病、眼疾、凍傷。

【使用注意】

• 孕婦忌服。

• 本方以治普通體質，無便秘傾向，下腹部壓痛明顯為主。

【運用】

• 化瘀通經：加大黃。

• 慢性肝炎：加柴胡。

• 肩凝手痠麻：加川七。

• 痛經：加延胡索、香附、當歸。

• 瘀血明顯：加荊三稜、莪朮。

• 便秘：加大黃、芒硝。

• 經閉：加枳實，紅花。

• 癥塊貧血：合當歸芍藥散。

疏經活血湯

【組成】白芍 2.5、生地黃 2、川芎 1、當歸 2、蒼朮 2、桃仁 2、茯苓 1、川牛膝 2、陳皮 2、防己 1、防風 1、龍膽 1、威靈仙 2、羌活 1、甘草 1、白芷

1、生薑 3。

【說明】本方適用於風濕之邪內侵、經脈瘀滯者。為疏經活血、通順筋絡中的滯血，祛風除濕之方劑。適用於治有瘀血、水毒或被風寒所侵，而引起肌肉、筋骨、關節及神經之劇烈疼痛，尤其是自腰部以下疼痛，或全身之痠痛。特別是左足甚痛，白天痛減，而夜間轉劇者等證。

方中歸、芎、芍、地四物湯補益陰血、養血和營、治血通絡可使補而不滯、營血調和；桃仁入肝經血分，為破瘀行血之要藥，助活血之防風、羌活、白芷、祛風勝濕、散寒止痛；防己利水清熱，祛風通絡止痛；蒼朮祛風勝濕，祛寒解表；威靈仙祛風除濕，通絡止痛，能通行十二經脈；龍膽苦寒清熱利濕；川牛膝活血通經，舒筋利痹，助活血止痛之陳皮、茯苓健脾化濕；生薑甘草以護胃氣，調和諸藥。共奏舒筋活血，祛風除濕止痛之效。

【功效】祛風濕、補血活血、化瘀舒筋。

【主治】遍身走痛如刺、左足痛又甚、晝輕夜重、風寒濕熱感於內、痛傷筋絡、歷節風、婦人血風勞，或坐骨神經痛。

【臨床應用】關節症、多發性關節炎、肩胛痛、肩關節周圍炎、腰痛，坐骨神經痛、慢性關節風濕、腦出血障害後遺症、痛風、風濕性關節炎、類風濕性關節炎、強直性脊椎炎、痛風性關節炎、下肢單一神經炎、腰扭傷、漿液性關節炎、半身不遂、痿躄（下肢麻痹）腳氣、浮腫。

【使用注意】脾胃虛弱或無血瘀者慎用。

【運用】

• 腰痠、腿痛：加續斷、紅花。

• 筋骨疼痛：加黃耆、白朮。

• 夾痰：加天南星、半夏。

• 上身臂痛：加桂枝、薑黃。

• 下身足痛：加木瓜、木通、黃柏、薏苡仁。

• 氣虛：加人參、白朮、龜板。

• 血虛：倍四物湯加阿膠、丹參、薑汁。

【比較】本方以治療腰痠、腿痛加續斷、風濕痛、夜間疼痛轉劇者為主。桂枝

茯苓丸用治左側腹有抵抗壓痛感、月經不順鄉力逆上症者為主。

正骨紫金丹

【組成】丁香 2、木香 2、血竭 2、兒茶 2、大黃 2、紅花 2、當歸 4、蓮子 4、茯苓 4、白芍 4、牡丹皮 1、甘草 0.6。

【說明】本方為跌打損傷所致的血瘀氣滯常用方。能舒筋活絡、祛瘀止痛，乃跌打損傷、墜傷、閃挫損傷之代表方。金鑑正骨心法要旨云，大衝撞損傷，則筋脈強硬，頻頻揉摩，則心血來復，命脈流通，即可回生。所以本方可應用於跌打損傷引起各症並一切疼痛、瘀血、凝聚，實消腫止痛、跌打損傷、墜傷、舒筋活絡、行瘀止痛不可多得之良方。

方中當歸養血活血止痛；紅花活血化瘀行滯；血竭活血化瘀止痛；兒茶清熱止血、生肌斂瘡；大黃、牡丹皮清熱涼血、活血化瘀；丁香溫中止痛；木香行氣調中止痛。因活血行氣之藥過於峻烈、傷正故用茯苓健脾；蓮肉厚腸胃、益腎；白芍養血斂陰與甘草同用，又可緩急止痛。

【功效】養血活血、祛瘀止痛。

【主治】跌打損傷、傷筋動骨之瘀血腫痛，或刀傷出血。

【臨床應用】扭傷、拉傷、骨折、跌打損傷、組織損傷瘀血腫痛。內服、外敷均有奇效。

【使用注意】孕婦忌服。

【運用】

- 血腫疼痛較甚者：加乳香、川七。
- 骨折：加骨碎補、續斷。
- 傷在下肢：加牛膝。
- 傷在上肢：加升麻、桂枝、桔梗。

桃紅四物湯

【組成】桃仁 5、紅花 2.5、當歸 5、川芎 2.5、白芍 5、熟地黃 5。

【說明】本方以養血、活血調經的四物湯加活血化瘀之桃、紅所組成。可補血而不生滯，活血而不妄行，能消瘀鎮痛、促進新陳代謝，所以使用範圍甚廣，瘀血凝滯見證者均屬之。適用於婦女月經不順、痛經、經前腹痛、脹痛或經行不暢有血塊、色紫黯或月經過多及淋漓不淨，屬於氣虛血滯者皆可使用。並有抗炎、擴張血管、降血脂、抗菌等作用，如偏頭痛、胃炎、慢性肝炎、腎炎、皮膚炎、口咽潰瘍等痛有較好的療效。

【功效】養血活血、逐瘀。

【主治】婦女經期超前、量多、色紫質黏稠，或有塊狀、腹痛、腹脹。

【臨床應用】月經不順、經痛、經閉、腹痛、腹脹、胃炎、慢性肝炎、腎炎、皮膚炎、口咽潰瘍。

【使用注意】

• 孕婦、月經量多者忌服。

• 陰道出血者慎服。

補陽還五湯

【組成】黃耆 20、赤芍 1、地龍 0.5、川芎 0.5、桃仁 0.5、紅花 0.5、當歸尾 1。

【說明】本方適用於中風後遺症，乃因正氣虧虛、氣虛血滯、脈絡瘀阻所致。能補氣活血、通經活絡，為氣虛血瘀、半身不遂或顏面神經麻痺之常用劑。方中春用黃耆以大補脾胃之元氣，促進血液之運行，配以當歸尾、赤芍、桃仁、紅花、川芎之活血祛瘀，地龍之通經活絡，諸藥之合用，能促使氣旺血行、瘀祛絡通，故適用於中風引起之半身不遂、口眼歪斜、語言不利、口角流涎、下肢痿廢、小便頻數、遺尿不禁、苔白、脈緩等證。

方中重用黃耆大補元氣，令氣旺以促血行；當歸尾活血補血，祛瘀而不傷正；赤芍、桃仁、紅花、川芎活血化瘀、行氣通經；地龍通經活絡，力專善走，配合諸藥以行藥勢。諸藥合用，氣旺血行、瘀去絡通，則諸證漸輕。

【功效】補氣、活血、通絡。

【主治】中風後遺症、半身不遂、口眼歪斜、言語蹇澀、口角流涎、下肢痿

弱、小便頻數，或遺尿不禁、苔白、脈緩。

【臨床應用】腦血管疾病、坐骨神經痛、神經系統炎症、小兒麻痹症、心絞痛、心肌梗塞、全身性紅斑性狼瘡、慢性腎炎、中風後半身不遂。半身不遂、口眼歪斜、口角流涎、語言不利、大便乾結、小便頻數、遺尿不禁。

【使用注意】

- 脈弦有力者，慎用。
- 凡屬血瘀實證者，本方不宜。

【運用】

- 痰多：加半夏、竹茹。
- 言語不利：加遠志、石菖蒲、鬱金。
- 偏寒：加附子。
- 下肢痿弱：加牛膝、杜仲。
- 神志不清：加菖蒲、遠志。
- 偏頭痛：加茺蔚子、鉤藤。
- 大便乾燥：加萊菔子、火麻仁或大黃。
- 小便不利：加車前子、旱蓮草。
- 肝火盛：加龍膽、梔子、黃芩。

血府逐瘀湯

【組成】當歸 4.5、桃仁 6、紅花 4.5、枳殼 3、柴胡 1.5、桔梗 2.3、川牛膝 4.5、川芎 2.3、赤芍 3、甘草 1.5、生地黃 4.5。

【說明】本方係桃紅四物加柴胡、枳殼、川牛膝、甘草而成的。方中當歸、川芎、桃仁、紅花、赤芍皆為活血祛瘀之品；牛膝祛瘀且能通血脈並引血下行；柴胡疏肝解鬱、升達清陽；桔梗、枳殼開胸利膈而行氣，使氣行則血行；生地黃涼血清熱、配當歸養血潤燥，使祛瘀而不傷陰；甘草調和諸藥。本方不僅行血分之瘀滯、解氣分之鬱結、活血而不耗血、祛瘀生新。

【功效】活血祛瘀、行氣止痛。

【主治】胸中血瘀、血行不暢、胸痛、頭痛日久不癒、痛如針刺而有定處，或厄逆日久不止，或飲水即嗆、乾嘔，或內熱煩急、心悸失眠、午後潮熱等。胸中血瘀、血行不暢所致之胸痛、頭痛日久不癒、痛如針刺而有定處，或呃逆日久不止，或內熱煩悶、急躁善怒、入暮漸熱、舌質黯紅、舌邊有瘀斑或舌面有瘀點、唇暗或兩目暗黑、脈澀或弦緊。

【臨床應用】狹心症、冠狀動脈供血不足、慢性肝炎，偏頭痛、失眠症、胸痛、胸間神經痛、腦血管障礙、腦外傷後遺症、血栓性靜脈炎、胃及十二指腸潰瘍、月經困難症、心律不整、慢性冠狀動脈疾病、高血壓、高血脂症、心絞痛、動脈硬化、胃炎、肝硬化、三叉神經痛、頭痛眩暈、脫髮、精神分裂症、不孕症、閉經、月經過多症、癲癇、視網膜病變、靜脈炎、行血障礙。

【使用注意】

* 無瘀血內阻的諸證，不宜使用本方。

* 孕婦忌用。

【運用】

* 血瘀經痛、經閉者：去桔梗加香附、澤蘭、益母草。

* 心悸、失眠者：加茯神、五味子、酸棗仁。

* 舌紫、脈澀者：加丹參、三七。

* 脇下有腫塊者：加鬱金、丹參、青皮。

* 口乾渴者：加天花粉、玄參。

* 發熱者：加金銀花、連翹。

* 小便黃赤者：加黃連、白茅根。

* 大便秘結者：加大黃、芒硝。

【比較】

* 膈下逐瘀湯：即五靈脂、當歸、川芎、桃仁、丹皮、赤芍、烏藥、延胡索、甘草、香附、紅花、枳殼，功效活血祛瘀、行氣止痛，主治瘀在膈下、形成積塊，或小兒痞塊，或肚腹疼痛、痛處不移，或臥側腹墜似有物者。

- 少腹逐瘀湯：即小茴香、乾薑、延胡索、當歸、川芎、肉桂、赤芍、蒲黃、五靈脂，功效活血祛瘀、溫經止痛，主治少腹瘀血積塊疼痛或不痛，或痛而無積塊，或少腹脹滿，或經期腰痠少腹脹，或月經一月見三五次、連續不斷、斷而又來、其色或紫或黑，或有瘀塊，或崩漏兼少腹痛疼等證。
- 身痛逐瘀湯：即秦艽、川芎、桃仁、紅花、甘草、羌活、沒藥、當歸、五靈脂、香附、川牛膝、地龍，功效氣血痺阻經絡所致的疼痛、臂痛、腰痛、腿痛，或周身疼痛、經久不愈。

桃核承氣湯

【組成】桃仁 5、大黃 10、甘草 5、桂枝 5、芒硝 5。

【說明】本方是以調胃承氣湯加入桃仁、桂枝而成。方中桃仁為主，活血逐瘀；桂枝辛溫，通經活血，以助桃仁破血行瘀；大黃苦寒，蕩實除熱，與桃仁合用，瘀熱並除；芒硝鹹寒，軟堅去實；炙甘草調和諸藥，且防傷正。為瀉熱逐瘀之輕劑。

【功效】活血化瘀、通下瘀熱。

【主治】下焦蓄血證、下腹拘急硬痛、小便自利、夜晚發熱，譫語煩渴、甚則如狂，以及血瘀經閉、痛經、產後惡露不下、脈沉實或澀。

【臨床應用】急性盆腔炎、子宮頸炎、卵巢炎、腸梗阻、精神分裂症、高血壓、動脈硬化症、習慣性便秘、癲癇、子宮外孕、痛經、閉經、肝昏迷等屬瘀熱者。

【運用】

- 經閉、經痛：加當歸、丹參、紅花、赤芍。
- 兼氣滯：加香附、烏藥、青皮。
- 惡露不下，小腹堅痛：合失笑散。
- 熱甚煩躁口渴：加黃芩、黃連、木香。
- 小便不利：加車前子、茯苓、木通。

槐花散

【組成】槐花 6、側柏葉 6、荊芥穗 6、枳殼 6。

【說明】本方能清腸止血，疏風利氣。可治腸風下血，或便後出血，或便前下血，或糞中夾血，血色鮮紅者。適用於治大腸濕熱、風熱所引起之大便下血。

腸風臟毒下血多由濕熱風燥之邪所致。方中槐花清大腸濕熱，涼血止血為君；側柏葉助槐花涼血止血為佐；黑荊芥祛風理血止血為臣；枳殼寬腸理氣為使也。共奏清腸疏風，涼血止血之功。

【功效】清腸止血、疏風下氣。

【主治】濕熱內蘊所引致的腸風、臟毒、痔瘡便血，血色紫暗或鮮紅。

【臨床應用】消化道出血、潰瘍性結腸炎、痔瘡、肛裂、痔瘡下血、便血、直腸瘜肉出血。

【使用注意】若便血日久不止，致氣虛或陰虛者慎用。

【運用】

• 腸熱較甚：加黃連、黃柏。

• 下血量多：加地榆、藕節。

• 血虛者：合四物湯。

• 痔瘡便秘：合乙字湯。

• 痔瘡出血：加地榆、黃芩。

• 急性細菌性痢疾：加白頭翁湯。

【比較】本方能清腸止血，可治療因濕熱壅遏大腸血分所致之大便下血。白頭翁湯用於治裡急後重，大便膿血，急性細菌性痢疾。

補益劑

　　由補益藥為主組成的方劑，稱為「補益劑」，補養人體氣、血、陰、陽之不足，或用以醫治虛證疾病。人體生理機能如正常且平衡運作，人體即健康，

中醫將此種狀況稱為「陰陽調和」。當陰與陽失去平衡時，即陽過剩或陰不足，將會使身體發生病態。此種失調現象有陽實陰虛、陰實陽虛兩種，其中不足的（虛）可補之，過剩的（實）則瀉之，此即為陰陽失調時的治療原則。對陰不足的補劑稱為補陰劑（即肝、腎之虛）；對陽不足的補劑則謂補陽劑（即脾、肺、心之虛）。除了陰陽之外，人體氣、血運作之狀況亦會引起身體的健康狀態，氣不足或元氣衰弱，多因臟腑虛損、罹患重病、慢性病而消耗大量元氣所起的狀況；血液量減少或血色素不足時，會引起身體在血液方面的相關疾病。

　　虛症有氣、血、陰、陽之虛，補益劑可分為補氣、補血、補陰、補陽。施補之前，病證之診斷非常重要，如因誤診而誤投補劑，不但無效，反而可使病情加重，不得不慎重。

- 補氣：如四君子湯、補中益氣湯。
- 補血：如四物湯。
- 補陰：如六味地黃丸。
- 補陽：如腎氣丸。

六味地黃丸

【組成】熟地黃 8、山茱萸 4、山藥 4、茯苓 3、牡丹皮 3、澤瀉 3。

【說明】方中熟地黃、滋腎填精為君；山藥補脾固精；山茱萸溫養肝腎而澀精為臣；佐以澤瀉清泄腎火，並防熟地黃之滋膩；茯苓淡滲利脾濕，並助山藥益脾土；牡丹皮清泄肝火，並制山茱萸之溫。諸藥合用三補三瀉，能補肝、腎、脾之陰，而以補腎陰為主。

【功效】滋補肝腎。

【主治】肝腎陰虛、腰膝痠軟、頭目眩暈、耳鳴耳聾、盜汗遺精、骨蒸潮熱、手足心熱或消渴或虛火牙痛、口燥咽乾。

【臨床應用】慢性腎炎、高血壓、糖尿病、神經衰弱、食管上皮增生、防止癌變、婦女更年期症候群、抗心律失常、慢性前列腺炎、遺尿症、中心性視網膜炎及視神經炎、紅斑性狼瘡、肺結核、甲狀腺機能亢進等。

【使用注意】脾虛胃弱、便溏、消化不良者慎用。

【運用】

- 不眠：加酸棗仁、柏子仁。

- 消渴證：加天花粉、土茯苓、黃耆。

- 高血壓：加桑葉、鉤藤、地龍、川牛膝。

- 慢性腎炎：加益母草。

- 月經不調：加香附、艾葉。

- 腰膝痠痛：加川牛膝、杜仲。

- 陰虛火盛：加知母、黃柏。

- 遺精夢洩：合金鎖固精丸。

【比較】

- 都氣丸：本方加五味子，功效滋腎納氣，主治腎陽虛而氣喘、嘔逆之證。臨床應用於慢性支氣管炎、肺氣腫氣喘等。

- 知柏地黃丸：本方加知母、黃柏，功效滋補肝腎、清熱瀉火，主治陰虛火旺，火旺而致的骨蒸勞熱、虛煩汗腰脊痠痛、遺精、慢性尿道感染症、假性性慾亢進等。

- 杞菊地黃丸：本方加枸杞子、菊花，功效滋腎養肝，主治肝腎陰虛而致的兩眼昏花、視物不明，或眼睛乾澀迎風流淚、臨床應用於中心性網膜炎、視神經萎縮、球後視神經炎，或高血壓症、自律神經失調症。

- 麥味地黃丸：原名八仙長壽丸，本方加麥門冬、五味子，功效斂肺納腎，主治肺腎陰虛、咳嗽喘逆、潮熱盜汗，臨床應用於慢性支氣管炎、支氣管擴張症、肺氣腫、氣喘、肺結核等。

- 耳聾左慈丸：本方加菖蒲、磁石、五味子，功效滋陰通竅，主治腎虛耳鳴、耳聾、目眩者。

四物湯

【組成】熟地黃 7.5、當歸 7.5、白芍 7.5、川芎 7.5。

【說明】本方是補血調經的基本要方。能活血、補血、調經，使用範圍甚廣，屬於血液虧少之疾病皆可應用，不限於女性。適用於一切血虛體弱所致之月經不調、痛經、閉經、崩漏、頭昏、心悸、面色蒼白、舌苔白、脈沉弱等證。方中熟地黃滋陰補血為君；當歸補血養肝、和血調經為臣；白芍養血柔肝和營為佐；川芎活血行滯、通暢氣血為使。

【功效】補血、活血、調經。

【主治】血虛血滯所致的眩暈驚悸、唇爪無華、皮膚乾燥、婦人月經量少色淡或經閉不行、臍腹作痛、營血虛滯證或沖任虛損證、頭暈目眩、心悸、耳鳴、月經不調、舌淡紅、脈弦細或細澀。

【臨床應用】營養不良、更年期症候群、視力障礙、月經稀少、子宮發育不全、產後血虛、貧血、月經不調、閉經、痛經、蕁麻疹、慢性皮膚病、跌打損傷、神經性頭痛、帶下、不妊症、更年期障礙、高血壓、腦溢血、自律神經失調、產前產後諸病、腳氣。

【使用注意】脾胃虛弱、食少便溏者慎用。

【運用】

- 血熱：加生地黃。
- 產後日久虛勞：加小柴胡湯。
- 產後血虛乳汁少：加天花粉、王不留行、木通。
- 消化不良：加砂仁。
- 血瘀：加桃仁、紅花名曰桃紅四物湯。
- 氣虛：加人參、黃耆名曰聖愈湯。
- 子宮虛冷出血不止：加艾葉、阿膠。
- 血虛腹痛微汗惡風：加肉桂、炮薑。
- 血虛勞熱：加牡丹皮、地骨皮。
- 血虛頭痛：加菊花、藁本、鉤藤。
- 氣滯脇痛、腹痛：加香附、延胡索。
- 頭風眩暈：加秦艽、羌活。

- 月經量多：加黃芩、白朮、阿膠、艾葉、香附。
- 產後腳氣：加蒼朮、木瓜、薏苡仁。
- 經前吐衄：加黃芩、黃連、大黃、名曰三黃四物湯。
- 血虛經閉屬實熱者：加大黃、芒硝、甘草。

【比較】本方以治養血為目的。芎歸膠艾湯以治止血為主。

- 聖愈湯：四物湯加人參、黃耆，功效益氣補血，主治月經先期而至、量多色淡、四肢乏力、體倦神衰。
- 艾附暖宮丸：本方加艾葉、香附，主治月經不調、子宮虛冷等血虛夾寒證，有溫經暖胞、補血安胎之效。
- 桃紅四物湯：本方加桃仁、紅花，適用於血虛夾瘀者，證見月經不調、血塊紫暗、痛經等，也可用治前房出血、眼底出血等目疾。

四君子湯

【組成】人參 6、白朮 6、茯苓 6、甘草 3。

【說明】本方為補氣、健脾的基礎方劑，很多健脾或補氣的方劑，都是從本方衍化而來的。能健脾益氣、燥濕化痰，用治脾胃虛弱、痞滿痰多者。所以對於胃腸虛弱、胃內有停水、消化機能不良、心下部有痞塞感、食欲不佳、容易疲勞、消瘦貧血、脈及腹部具軟弱無力、手足易冷，從整體上看屬於虛症者皆可使用。

方中人參甘溫補氣、健脾養胃為君；白朮甘溫補脾益氣、燥濕健脾為輔；茯苓滲淡健脾，能使人參、白朮、甘草補而不滯為佐；炙甘草益氣補脾、調和諸藥。四藥合用益氣健脾，既是益氣的代表方，又是健脾的基礎方劑。

【功效】益氣健脾。

【主治】脾胃氣虛、臉色蒼白、語聲低微、四肢無力、食少或便溏、心腹脹滿、脈虛無力、舌淡苔白。

【臨床應用】消化不良、慢性胃腸炎、貧血、各種慢性病引起的衰弱、胃下垂、胃弛緩、胃及十二指腸潰瘍、胃腸功能減退、手足痿弱、半身不遂、糖

尿病、夜尿、遺尿等、慢性腹膜炎、食欲不振、嘔吐、惡阻。

【運用】

- 病後調理助脾胃進食：加黃耆、山藥。
- 腹直筋拘攣、胸攣苦滿、腹痛：加柴胡、白芍。
- 腹脹滿、有氣體、消化不良：加厚朴、砂仁。
- 脾胃虛弱脘脹：加陳皮，名異功散。
- 脾虛多痰：加陳皮、半夏，名六君子湯。
- 脾虛多痰兼氣滯：加陳皮、半夏、木香、砂仁，名香砂六君子湯。
- 脾虛潮熱：加柴胡、白芍。
- 驚悸不得眠：加酸棗仁。
- 半身不遂：加竹瀝、薑汁。
- 脾虛肌熱：加木香、藿香、葛根。
- 脾胃氣虛甚者：加黃耆。
- 氣虛便秘：加當歸、火麻仁。
- 便溏腹瀉：加薏苡仁、通草。
- 寒甚：合理中湯。
- 久病氣虛致低熱症：加桂枝、附子。

【比較】本方以治脾胃虛弱兼有痰飲者為主（較明顯），而四君子湯以治氣虛兼痰飲者（較輕）為主。香砂六君子湯以治虛寒胃痛，腹痛泄瀉者。七味白朮散以療脾虛肌熱，泄瀉虛熱作渴者為主。

- 異功散：即四君子湯加陳皮，主治脾胃虛弱、食欲不振，或胸脘痞悶不舒，或嘔吐泄瀉。
- 六君子湯：即四君子湯加陳皮、半夏，主治脾胃氣虛兼有痰濕、不思飲食、噁心嘔吐、胸脘痞滿、大便不實，或咳嗽痰多稀白等證。
- 香砂六君子湯：即六君子湯加香附、砂仁，主治脾胃氣虛、寒濕滯於中焦、納呆、噯氣、脘腹脹滿或疼痛、嘔吐泄瀉等證。

十全大補湯

【組成】人參 3、黃耆 3、白朮 3、茯苓 3、當歸 3、白芍 3、熟地黃 3、川芎 3、肉桂 3、甘草 3。

【說明】本方為諸虛百損、補益氣血之劑。治氣血俱衰、陰陽俱弱之證。適用於治諸虛不足、食欲不振、胃腸機能衰退、羸瘦、久病虛損、時發潮熱、筋肉抽搐疼痛、皮膚無光澤而粗糙、夜夢遺精、面白痿黃、腳膝無力、一切病後、元氣衰弱、憂愁思慮、傷動氣血，喜用手按其腹，而一般無熱證徵者。至於潰瘍若膿清而少，或久不化膿，或膿成不潰、潰而不斂等，亦適宜使用本方。惟如病勢激烈而活動性者或熱度高者，即不宜使用。

方中參、苓、白朮、草為四君俱益氣補中、健脾養胃，是治療脾胃氣虛、運化乏力之方；歸、芎、芍、地為四物俱補血調經之效，有補而不滯，活瘀而不破；加黃耆補氣升陽，固表止汗；肉桂溫補命門，填補真元。

【功效】氣血雙補、溫陽袪寒。

【主治】諸虛不足、五勞七傷、不進飲食、久病虛損、時發潮熱、夜夢遺精、腳膝無力、一切病後氣不如舊、憂愁思慮、喘咳、五心煩悶。

【臨床應用】貧血症、慢性肝炎、其他慢性疾病、產後、出血後、梅尼爾氏症症候群、白細胞減少症、抗癌輔助治療及防治放化療毒副作用、胃下垂、頑固性蕁麻疹。

【使用注意】

* 內有實熱及陰虛火旺者不宜使用。
* 本方為氣血雙補劑，其性偏於溫熱，若虛勞雜病有熱者，不宜使用。

【運用】

* 虛勞虧損：加小建中湯。
* 納呆：加砂仁、山楂。
* 骨節疼痛：加牛膝、續斷。
* 失眠多夢：加酸棗仁、夜交藤。
* 夢遺：加五味子、山茱萸、麥門冬。

- 心虛驚悸：合養心湯。
- 脾虛體倦：合歸脾湯。

【比較】本方與歸脾湯、六君子湯皆可應用於治貧血，本方以治全身衰弱、氣血俱虛寒。歸脾湯用於胃腸虛弱，易疲勞、不眠。六君子湯以治胃腸虛弱，平常手足易寒冷，痞滿痰多者為主。

八珍湯

【組成】當歸 3、川芎 3、白芍 3、熟地黃 3、人參 3、白朮 3、茯苓 3、甘草 1.5、生薑 3、大棗 3。

【說明】本方所治之證多由病後失調或久病失治，或因失血過多以致氣血兩虛。本方能補氣益力、調和營衛。適用治氣血俱虛、肝脾損傷、胃腸虛弱、消瘦氣虛、惡寒發熱或煩躁口渴或頭昏眼花、貧血而皮膚粗糙失光澤、諸病後全身衰弱、食欲不振、小腹脹痛、循環器官及消化器官機能衰退、婦人胎產崩漏等症狀。

方中人參、熟地黃甘溫益氣補血為君；白朮、茯苓健脾化濕，助人參益氣補脾；當歸、白芍養血和營，助熟地黃補益陰血，共為臣藥；佐以川芎活血行氣、炙甘草和中益氣，調和諸藥為使。諸藥合用、共奏益氣補血之功。

【功效】調和營衛、氣血雙補。

【主治】氣血兩虛致面色蒼白或痿黃無華、頭暈目眩、四肢倦怠、氣短懶言、心悸怔忡、食欲不振、舌淡、苔薄白、脈細弱或虛大無力。婦人胎產崩漏、氣血俱虛者。

【臨床應用】諸病後衰弱、貧血、婦人腰痛、月經不順、血道症、產後調補、慢性胃炎、慢性肝炎、斑禿。

【使用注意】脾胃虛甚者慎用，或可配伍理氣健脾、消食化滯之品。

【運用】

- 氣血虛兼咳嗽者：加杏仁、紫苑。
- 產後日久虛勞：加小柴胡湯。

- 腰骨痠痛：加牛膝、杜仲。
- 納呆：加山楂、麥芽、芡實。
- 血虛頭痛：加蔓荊子、藁本。
- 調經：加益母草。
- 習慣性流產：加砂仁、紫蘇。
- 瘡口不收：加肉桂、黃耆，名曰十全大補湯。
- 胎動不安：加黃耆、續斷、黃芩、砂仁。

【比較】氣血兩虛畏寒者使用本方。氣血虛寒，手足冰冷者使用十全十補湯。

人參養榮湯

【組成】人參 2.5、陳皮 2.5、黃耆 2.5、桂心 2.5、當歸 2.5，白朮 2.5、甘草 2.5、白芍 4、熟地黃 2、五味子 2、茯苓 2、遠志 1.5、生薑 3、大棗 1。

【說明】本方為補養氣血常用方劑，即十全大補湯去川芎加陳皮、五味子、遠志而成，能補血養心、安神。凡是積勞虛損、五臟氣竭、消瘦氣色不良、發熱惡寒、全身衰弱、倦怠顯著、食欲不振、心神不寧、咳嗽呼吸急促、不眠、盜汗、健忘、心悸、亢進、毛髮脫落、皮膚枯燥及病後調理者皆可應用。

【功效】益氣補血、養心安神。

【主治】積勞虛損、呼吸少氣、心虛驚悸、咽乾唇燥、瘡瘍潰後久不收斂。

【臨床應用】貧血症、慢性肝炎、慢性腎炎、產後出血、肉芽形成不全、自律神經失調症、肺結核、不眠症、慢性支氣管炎。

【使用注意】本方屬溫補藥物，凡有風寒、風熱感冒（外感病）、消化不良、煩躁不安者，不宜使用。

【運用】

- 口燥：加麥門冬、天門冬。
- 脾虛疲倦：加歸脾湯。
- 心虛驚悸不眠：加柏子仁、酸棗仁、茯神。

- 納呆：加山楂、麥芽。

- 咳嗽：加杏仁、貝母、阿膠。

- 遺精：加龍骨、牡蠣。

【比較】本方可益氣補血，養心寧神為主。八珍湯以治氣血兩虛、面色蒼白、怔忡、頭暈目暗者為主。十全大補湯乃氣血雙補之方劑去除川芎之行血加入陳皮理氣健脾、遠志、五味子、安心寧神、使補而不滯、氣血易生。

知柏地黃丸

【組成】熟地黃 8、山茱萸 4、茯苓 3、山藥 4、牡丹皮 3、澤瀉 3、知母 2、黃柏 2。

【說明】本方為六味地黃丸加黃柏、知母而成，除具補益肝腎之功用外，另兼具瀉火之功。方中六味地黃丸三補三瀉，以補為主，肝脾腎並補，以腎陰為主，補中寓瀉，可長期服用；黃柏、知母滋腎水、降虛火。諸藥合用能補腎陰之不足，且能降上炎之虛火。

【功效】滋陰降火。

【主治】陰虛火旺證，骨蒸潮熱、虛煩、腰脊痠痛、遺精、口乾、咽微痛、舌偏紅、脈細數、尺脈有力。

【臨床應用】慢性腎炎、糖尿病、肺結核、高血壓、遺精、慢性尿道炎、膀胱炎、前列腺炎、耳鳴等屬陰虛火旺證者。

【使用注意】肝腎陽虛無火者，忌用。

【運用】

- 氣虛：加人參、黃耆。

- 口乾咽痛：加玄參、桔梗。

- 腰痠背痛：加牛膝、杜仲。

- 血瘀：加益母草、丹參、赤芍。

- 失眠、驚悸：合天王補心丹。

- 喀血（肺結核）：加白茅根。

還少丹

【組成】山藥 3、茯苓 2、大棗 1、懷牛膝 3、杜仲 2、山茱萸 2、五味子 2、楮實子 2、茴香 2、巴戟天 2、肉蓯蓉 2、熟地黃 1、枸杞子 1、石菖蒲 1、遠志 2。

【說明】本方常用於脾腎兩虛、勞傷過度，而以腎虛精弱為主的病證，以益腎滋陰、溫陽固澀為主，又能健脾養心安神，是脾腎雙補的藥方。能大補心腎脾胃四經虛損。適用於治脾腎虛寒、精髓不固、不思飲食、發熱盜汗，神經衰弱、精血不足、牙齒浮痛、體倦腰痠，久服輕身延年，婦人服能澤容顏、暖子宮。

【功效】滋陰養血、補氣益腎。

【主治】脾腎虛寒、血氣羸乏、不思飲食、發熱盜汗、遺精白濁、肢體瘦弱、牙齒浮痛。

【臨床應用】神經衰弱、未老先衰、性機能減退。

【使用注意】忌生冷飲食。

【運用】

- 食欲不振：加蓮子、芡實。

- 腎火齒浮：加黃柏。

- 強筋骨：加續斷。

【比較】脾、腎為後天先天之本，本傷即未老先衰。本方可陰陽平，並可治脾腎虛寒。六味地黃丸能補真陽，除百病，用於治肝腎不足。

八味地黃丸

【別名】腎氣丸。

【組成】山藥 4、山茱萸 4、茯苓 3、熟地黃 8、牡丹皮 3、澤瀉 3、肉桂 1、炮附子 1。

【說明】本方能增強肝腎機能，改善精力減退，又能止渴，是治腎、副腎、性器等機能衰退的良方，多用於治中年以後，有強度疲勞和倦怠感，胃腸機能

尚強，沒有下利或嘔吐，卻時常便秘，小便有的不通暢，有的頻繁而量多，四肢雖易冰冷，有時卻又有赤感口渴舌乾、腰痛、臍下軟弱無力，腹直筋在恥骨附近，堅硬緊張等症狀。

方中地黃能強壯、強精、滋潤；山茱萸澀精固髓、暖腰膝、益陽道；山藥滋養精氣、除虛熱、潤血燥；牡丹皮散血滯而鎮痛；茯苓疏導胃內停水；澤瀉利水止渴；肉桂助地黃強化血行；附子壯腎陽、補命火、袪寒除濕，有挽回機能衰退之功。

【功效】溫補腎陽。

【主治】腎陽不足、腰痛腳軟、智力減退、少腹拘急、下半身常有冷感、小便不利或反多、腳氣、痰飲、消渴、慢性腎炎。

【臨床應用】慢性腎炎、糖尿病、自律神經失調症、陽痿、老人性癡呆、前列腺肥大初期、白內障、不孕、排尿機能異常。

【使用注意】

- 對咽乾口燥，屬腎陰不足，虛火上炎者不宜。
- 飲一溲二屬陰虛者慎用。

【運用】

- 糖尿病屬腎陽虛者：加人參、黃耆。
- 坐骨神經痛、腰腳痛、左臍旁壓痛：加桂枝茯苓丸。
- 內障目昏：加益氣聰明湯。
- 陰虛萎弱：加黃耆建中湯。
- 腳氣腫痛：加防己黃耆湯。
- 腰膝痠痛無力：加杜仲、牛膝。
- 腰痛腳腫：加牛膝、車前子。
- 頭暈目眩：加枸杞子、菊花。
- 蛋白尿偏陽虛者：加金銀花、黃耆。
- 腎陽虛牙痛：加骨碎補。
- 性機能減退：加人參、鹿茸、肉蓯蓉。

【比較】本方主治腎陽虛、相火不足、虛弱少氣。若腎陰虛有火，骨痿髓枯者使用知柏八味丸。若腎陰不足腰重腳腫，小便不利者使用濟生腎氣丸為主。

歸脾湯

【組成】人參 3、白朮 3、茯神 3、酸棗仁 3、龍眼肉 3、黃耆 3、當歸 3、遠志 3、甘草 1.5、木香 1.5、大棗 2、生薑 2。

【說明】本方通用於思慮過度、勞傷心脾所致之氣血不足常用方劑。能補氣健脾、養血安神。適用於治思慮過度、勞神心脾、頭暈眼花、失眠多夢、健忘、盜汗、易疲勞、不思飲食、面色蒼白、舌苔白、脈細無力等症狀。現在多用於治貧血、營養不良、神經衰弱、心臟性神經官能症、血小板減少性紫癜、功能性子宮出血等證。

方中黃耆、人參、白朮、甘草益氣補脾；當歸、龍眼肉補血養心；茯神、酸棗仁、遠志寧心安神；木香理氣醒脾，使補而不滯；薑棗調和脾胃。諸藥合用，可使心脾同治，氣血兼顧，則心得所養，血統於脾，諸證漸癒。

【功效】益氣補血、健脾養心。

【主治】心脾兩虛、思慮過度、容易疲勞、倦怠無力、氣喘、食欲不振、腹脹、健忘、眩暈不眠、盜汗虛熱、心悸怔忡健忘失眠、虛熱、面色痿黃，舌淡、苔白薄、脈細緩、脾不統血證、便血、皮下紫癜、婦女崩漏、月經超前、量多色淡或淋漓不止或帶下。

【臨床應用】神經衰弱、心血管神經官能症、心律不整所致心悸失眠、再生障礙性貧血及營養不良、缺鐵性貧血、胃及十二指腸潰瘍出血、功能性子宮出血、血小板減少性紫癜等、心悸、消化道出血、貧血、心臟病、更年期症候群、原因不明出血、月經不調、帶下崩漏、白血病、遺精、陽痿、諸出血、健忘。

【使用注意】
- 兼有內熱的出血證或失眠證，慎用本方。
- 陰虛火旺，氣血不虧者不宜使用。

【運用】

- 用本方治療失眠：加重酸棗仁用量。
- 治出血症時：加重人參用量，酌加茜草。
- 治貧血時：加重黃耆、當歸，酌加阿膠。
- 發熱：加柴胡、梔子。
- 補血止血：加熟地黃、阿膠。
- 驚悸不眠：加鉤藤、柏子仁、龍骨、牡蠣。
- 崩漏不止：加地榆、阿膠。
- 咳嗽：加紫苑、桔梗。
- 心臟衰弱：加五味子、麥門冬。
- 咳血：加大小薊、藕節。
- 子宮出血：加阿膠、艾葉、白芍。
- 再生障礙性貧血：加補骨脂、枸杞子、鹿茸。
- 貧血嚴重者：加熟地黃或加十全大補湯或補中益氣湯。

【比較】本方能健脾益氣，適宜治氣虛之證。天王補心丹滋陰養血，用於治陰虛血弱、心口多汗、大便秘結、口舌糜爛等證。

生脈飲

【組成】人參 10、麥門冬 6、五味子 4。

【說明】本方為治療氣陰兩傷的常用方劑。能補氣斂汗、養陰生津，有興奮中樞神經系統，減輕疲乏感，增加神經活動興奮與調整自律神經等作用。可用於治熱傷元氣汗出過多，氣津耗傷者。證候為口渴、煩熱、氣塞、心律不整、心跳過速、神經衰弱、氣管炎、肺結核體虛久咳，或小兒夏天發熱不退者等證。或用於感冒發汗後氣虛之調養。

方中人參甘溫，益氣生津以補肺氣為君；麥門冬甘寒，養陰清熱以生津為臣；五味子酸收，斂肺止汗而生津為佐。三味合用，一補、一清、一斂共奏益氣養陰、生津止渴、斂陰止汗之效。使氣復津生、汗止陰存、脈得氣充，

則可復生，故名生脈飲。

【功效】益氣生津、斂陰止汗。

【主治】暑熱汗多、耗氣傷液、咽乾口渴、氣短體倦、久咳傷肺、脈虛弱、氣陰兩傷證、嗆咳少氣、短氣自汗、口舌乾燥、脈細。

【臨床應用】心肌梗塞、心絞痛、感染性休克、低血壓、心律失常、肺結核、神經衰弱、慢性支氣管炎等、心源性休克、中毒性休克、失血性休克、冠心病、心臟衰竭、心肌炎、神經衰弱、多汗、虛脫、久咳肺虛、心煩、失眠、中暑。

【使用注意】

• 本方是治虛證方劑，所以不適用於炎症症狀，尚有熱邪，咳而表證未解者。

• 暑傷氣陰證，若暑邪盛在，不可單用本方，當宜配伍清暑之品。

• 外有表邪，雖然大熱而氣陰未傷者不宜使用。

【運用】

• 心悸、胸悶、氣短、汗出、口乾思飲、脈結代證：加肉桂、龍眼肉、冰糖。

• 兼有不安、失眠、心悸時：加酸棗仁、柏子仁。

• 身熱大渴者：加白虎湯。

• 肺虛咳嗽自汗：加陳皮、炙甘草。

• 氣陰兩虧、身疲乏力：加黃耆、甘草，名生脈保元湯。

• 氣虛喘咳、吐血衄血：加黃耆、甘草、當歸、白芍，名人參飲子。

• 心絞痛、血壓不甚高：加山茱萸、丹參、何首烏、大棗，名益心湯。

• 心肌梗塞：合四逆散。

【比較】本方以治熱傷元氣、氣陽兩虛、口乾、舌紅、津傷為主。四逆湯以治手足逆冷、舌淡、苔白陰虛者為主。

黃耆五物湯

【組成】黃耆 10、白芍 5、桂枝 5、生薑 5、大棗 5。

【說明】本方主治血痹證，其狀以肌肉麻木不仁為主或兼有輕微的痠痛，脈微澀而緊，血行障礙，有如風痹之症狀。能補虛宣痹而益氣陽。適用於治肢體麻木、知覺麻痹，或兼有疼痛似風痹之狀、脈微無力，屬於虛證者等症狀。

本方是桂枝湯去甘草，倍生薑，加入黃耆而成。方中黃耆補氣行血；桂枝既達肌腠，又入血分，活血和營通絡；黃耆配伍桂枝，益氣活血、祛風除痹，相使為用；白芍酸寒，養血斂陰，配桂枝則活血通絡，桂枝得白芍則祛風而不燥；生薑、大棗辛甘以鼓舞脾陽，滋氣血生化之源。

【功效】益氣溫經、和營通痹。

【主治】血痹之證、陰陽俱微、寸口關上微、尺中小緊、外證身體不仁如風痹狀。

【臨床應用】中風後遺症、小兒麻痹症、四肢麻痹、營養不良、坐骨神經痛、肩周炎、上肢神經炎、末梢血行障礙、類風濕關節炎、慢性風濕病、半身不遂、腳氣、神經症、顏面神經麻痹。

【使用注意】實證患者不宜用。

【運用】

- 四肢疼痛：加防己、白朮。
- 麻木不仁在右者：倍黃耆。
- 麻木不仁在左者：加當歸。
- 兩腿兩膝軟者：加牛膝。
- 筋軟難以屈伸者：加木瓜。
- 腰痠足軟：加牛膝、杜仲。
- 身體不仁：加當歸、防風。
- 寒甚：加細辛、乾薑。

【比較】虛證患者用本方，實證患者用續命湯。

參苓白朮散

【組成】人參 3、白朮 3、茯苓 3、山藥 3、扁豆 2.3、薏苡仁 1.5、蓮子 1.5、砂仁 1.5、桔梗 1.5、甘草 3。

【說明】本方藥性平和、溫而不燥，是健脾益氣、和胃滲濕、生津保肺的常用方。能補氣健脾、和胃滲濕，適用治平常胃腸虛弱，雖多進食，常會泄瀉。大病後食欲不振、貧血、容易疲勞畏冷、食物入胃則隨起下痢，一日數次，下痢呈水樣狀，或腹滿、腹鳴，或氣體滯留，但不會腹痛等，或兼有咳嗽吐痰，屬於脾肺氣虛者等症狀。

方中人參、白朮、茯苓、甘草乃四君子湯，補氣健脾和中滲濕；山藥、蓮肉助四君補脾益氣兼能止瀉；扁豆、薏苡仁助白朮健脾滲濕；砂仁和胃醒脾，理氣寬胸；桔梗載藥上行，宣肺利氣，借肺氣之布津而養全身；甘草健脾和中、調和諸藥。諸藥配伍，以補其虛、除其濕、行其滯、調其氣，兩和脾胃虛熱，則諸證自癒。

【功效】益氣健脾、滲濕止瀉。

【主治】脾胃虛弱、食少、便溏或瀉、四肢乏力、形體消瘦、胸脘悶脹、面色痿黃、大便時瀉時好、反復發作、病程較長、稍進油膩、大便次數即增多、慢性泄瀉、慢性腸炎、脾胃氣虛夾濕證、飲食不化或吐或瀉、舌淡苔白膩、脈虛緩。

【臨床應用】消化不良、慢性胃腸炎、貧血、慢性胃炎、慢性結腸炎、肺結核、慢性支氣管炎、慢性腎炎、帶下、食欲不振、病後腸胃調理、慢性下痢、胃下垂、醱酵性消化不良。

【使用注意】

- 禁食生冷油膩不易消化之品。
- 感冒熱證、孕婦忌用。

【運用】

- 虛弱體質、微熱、食欲不振，下痢：加小柴胡湯。
- 濕熱腹瀉：加木香、黃連。
- 濕重：加藿香、厚朴、蒼朮。

- 納差：加山查、雞內金。
- 咳嗽：加紫苑、杏仁。
- 食積吐瀉：合平胃散。

【比較】本方用治補氣健脾、和胃滲濕，多用於脾胃氣虛而兼濕者。四君子湯以補氣為主，適用於脾胃氣虛，消化力弱者。七味白朮散則適用治脾胃虛弱、泄瀉津枯、發熱、口渴食少者。

玉屏風散

【組成】黃耆 15、白朮 5、防風 5。

【說明】本方能益氣健脾、固表止汗，乃治表虛外感自汗的常用要方。適用於治療表虛自汗、體虛、惡風、易於感冒者或慢性鼻炎、過敏性鼻炎。

本方所治之證係衛氣虛弱、不能固表所致。方中用黃耆益氣固表；白朮健脾益氣，並助黃耆以增強益氣固表之力，兩藥合用，能使氣旺表實，則汗不致外泄，邪亦不易內侵；防風祛在表之風邪，合朮則補中寓散，且黃耆得防風，固表而不留邪，防風得黃耆，祛邪而不傷正。三藥合用、有益氣固表、扶正祛邪之功。

【功效】益氣、固標、止汗。

【主治】表虛自汗、易感風邪、惡風、面色蒼白、舌淡苔白、脈浮虛軟，或體虛。

【臨床應用】多汗症、過敏性鼻炎、慢性鼻炎、習慣性感冒、氣管炎、體弱兒反復呼吸道感染等、呈現衛表不固者、預防感冒、病後調理、蕁麻疹、慢性疾病屬表虛體質者、表虛自汗、小兒體質虛弱。

【使用注意】體質虛弱者使用本方，不能急於求成，須耐心服藥，至改善為止。

【運用】

- 慢性鼻炎過敏性鼻炎：加辛夷、蒼耳子、白芷、黨參。
- 氣虛感冒：加黨參、荊芥、紫蘇葉。

- 汗出量多：加浮小麥、牡蠣。

- 鼻塞：加石菖蒲、辛夷、蒼耳子。

- 表虛外感 ：合桂枝湯。

- 風寒外感 ：加蒼朮、羌活。

- 血虛頭眩 ：加當歸、川芎。

- 虛勞衰弱腹痛：合小建中湯。

- 蕁麻疹：加當歸、白芍。

- 遇風則噴嚏者：加辛夷、薄荷。

【比較】本方用治自汗之證，有補氣固表之作用。桂枝湯用自汗，有調和營衛之作用。雖然兩方皆有表虛自汗之功能，但仍有一氣一血之不同作用。

濟生腎氣丸

【組成】熟地黃 8、山茱萸 4、山藥 4、茯苓 6、牡丹皮 3、澤瀉 3、炮附子 1、肉桂 1、懷牛膝 2、車前子 2。

【說明】本方能溫補腎，並補肝之陰。適用於腎陽不足、腰重腳腫、下半身常有冷感、小便不利或過多等症狀。本方利水消腫的功能甚強，對於陽虛水腫，或營養不良性水腫，或無浮腫或有浮腫不甚明顯的腎功能障礙者，以蛋白尿為主要的疾病特徵者，更適合使用。

本方適用於腎陽虛弱、氣化失常、無力通調水道之證。本方是由桂附地黃丸加入懷牛膝、車前子而成的。桂附地黃丸又名金匱腎氣丸，主治腎陽虛所致之腰膝痠軟、遺精、陽痿、夜尿頻數等，具溫補腎陽之功效，而本方加入車前子利水通淋使水邪從小便出；懷牛膝補肝腎、強筋骨、利水通淋。諸藥相伍，既可補腎助陽，使氣化機能復常，並能利水通淋，使水濕從小便去，則諸證自癒。

【功效】補腎助陽、利水消腫。

【主治】腎陽不足引起之水腫、腰重腳腫、小便不利、畏寒肢冷、腰膝痠軟、舌淡苔白、脈沉。亦治消渴、飲一溲一。

【臨床應用】慢性腎炎、前列腺炎、慢性尿道炎，水腫、糖尿病、神經衰弱、尿滯留、慢性支氣管炎、高血壓、低血壓、腳氣、健忘症、坐骨神經痛。

【使用注意】陰虛火旺、實熱傷津者慎用。

【運用】

- 水腫較甚：加豬苓、澤瀉。
- 小便淋漓：加木通、萹蓄。
- 腰痛甚：加杜仲。
- 氣虛體倦：加人參、黃耆。
- 腎虛遺尿加：覆盆子、桑螵蛸。
- 腎虛陽痿：加淫羊藿、枸杞子。
- 腎虛哮喘：加五味子、蛤蚧。
- 腎臟性水腫：加五皮飲。

【比較】本方適用於治腎陽虛者，如果腎陽虛，虛火乾燥者，可使用知柏地黃丸。

右歸丸

【組成】熟地黃 5.6、附子 1.4、山藥 2.8、枸杞子 2.8、當歸 0.2、肉桂 1.4、山茱萸 2.8、杜仲 2.8、菟絲子 2.8、鹿角膠 0.2。

【說明】本方乃桂附地黃丸去丹皮、澤瀉、茯苓，加入鹿角膠、菟絲子、杜仲、枸杞子、當歸而成，加強補益陰陽之作用。

善補陽者，必於陰中求陽，故用熟地黃、山茱萸、山藥填補三陰；用附子、肉桂、鹿角膠溫補腎中之元陽；菟絲子、杜仲強腰益精；當歸養血補虛；枸杞子補益肝腎。諸藥合用，溫陽益腎、填精補血，以收培補腎中元陽之效。

【功效】溫補腎陽、補血益精。

【主治】腎陽不足之腰痠肢冷、氣怯神疲、陽痿遺精、老化。腎陽不足、命門火衰、腰膝痠軟、畏寒肢冷、氣衰神疲、陽痿遺精、舌淡、苔白、脈細。

【臨床應用】用於腎陽不足引起的性機能減退、精子缺乏症、老年性赤白帶過

多症、慢性支氣炎、坐骨神經痛、男子不孕、腰肌勞損、哮喘、支氣管炎、慢性腎炎、慢性腎功能衰竭、腰痛、老衰。

【使用注意】

- 忌生冷飲食，陰虛火旺者忌用。
- 陽痿遺精屬濕熱下注，禁用。

【運用】

- 食少吞酸：加乾薑。
- 腹痛不止：加吳茱萸。
- 兼氣虛者：加人參、白朮、茯苓、黃耆。
- 陽虛滑精或帶濁便溏：加補骨脂。
- 五更泄瀉：加五味子、肉豆蔻。
- 脾胃虛寒：加乾薑、吳茱萸。
- 腰膝痠痛：加胡桃肉。
- 陽痿：加巴戟天、肉蓯蓉。

補中益氣湯

【組成】黃耆 6、人參 4、白朮 2、炙甘草 4、當歸 2、陳皮 2、升麻 1、柴胡 1、生薑 3、大棗 2。

【說明】此方治飲食勞倦、脾胃氣虛、內傷寒熱之證，能益氣升陽、調補脾胃。所以具有補益虛勞的效果，為一廣泛使用的體力增強劑。對於肢體倦怠、言語和眼神無力、脈搏軟弱、食欲不振、自汗、口中生白沫、小便不利、胃腸機能減退者皆可適用。

方中重用黃耆、人參補中益氣、升陽固表；白朮燥濕健脾；當歸養血補虛；陳皮理氣化滯、醒脾和胃，使補而不滯；升麻、柴胡升陽舉陷，以助參、耆，升提下陷之中氣；甘草、生薑、大棗調和脾胃。諸藥合用，使脾胃強健、中氣充足、清陽得升、氣陷得舉，則諸證漸癒。

【功效】益氣升陽、調補脾胃。

【主治】中氣下陷之證之脫肛、子宮下垂、胃下垂、久瀉久痢。氣虛發熱證，發熱、自汗出、渴喜熱湯、少氣懶言、肢體倦怠乏力、舌淡、苔白、脈虛軟無力。

【臨床應用】子宮脫垂、胃下垂、內臟下垂、脫肛、疝氣、低血壓、病後調理、膀胱括約肌無力、重症肌無力、長期低熱、習慣性流產、肺結核、月經不調、便秘、頻尿等屬脾胃氣虛，或中氣下陷者。

【使用注意】

- 外感病、發熱者忌用本方。

- 腎陰虛而有火者不宜使用。

- 病後津氣兩傷不宜單方使用。

【運用】

- 兼陽虛：加肉桂、附子、乾薑。

- 納呆：加山楂、雞內金。

- 小便不利：加車前子、茯苓。

- 久瀉不止：加訶子、烏梅。

- 崩漏不止：加失笑散、炒地榆。

- 經期愆後：加益母草、赤芍、丹參、紅花。

- 陽虛頭痛：加川芎、蔓荊子。

- 肢體疼痛：加防風、羌活。

- 帶下多：加茯苓、車前子。

- 感冒咳嗽：加瀉白散。

- 虛弱者感冒流鼻涕、打噴嚏：加辛夷散。

- 有痰：加半夏、生薑。

- 咽痛：加桔梗、射干。

- 慢性關節炎體力較弱者：加薏苡仁湯。

- 婦人漏下：加黑蒲黃、黑側柏葉。

- 腎氣與中氣俱虛者：加六味地黃丸。

- 脫肛、胃下垂：加枳殼。

【比較】本方可補中氣之不足，適用於治氣虛下陷者。參苓白朮散能健脾益胃，適用於治脾胃虛弱者。

炙甘草湯

【別名】復脈湯。

【組成】甘草 3、桂枝 2.5、生薑 2.5、人參 1.5、阿膠 1.5、大棗 3、火麻仁 3、麥門冬 2.5、生地黃 12。

【說明】本方為治心血、心氣兩虛之名方。能益氣滋陰、補血復脈。適用於治氣虛血少、心悸亢進、呼吸急迫、脈呈結代或虛數、身體瘦弱、盜汗、失眠、咽乾舌燥、手足煩熱、大便難、皮膚枯燥易疲勞等症狀。

方中炙甘草益氣緩急養心，人參補心氣益肺氣，大棗補中氣，共助氣血生化之源；阿膠、生地黃、麥門冬、火麻仁補心血、養心陰、充養血脈；桂枝合甘草扶助心陽，合生薑溫通百脈，流行氣血，以助藥勢而有益於復脈。諸藥共用，使心氣足而心陽通，心血足而血脈充，氣血流暢，肺氣旺則脈自復常矣。

【功效】益氣滋陰、補血復脈。

【主治】氣虛血弱、心悸心煩、脈結代、虛勞肺痿、乾咳無痰，或喀痰不多、痰中帶血絲、形瘦氣短、自汗或盜汗、咽乾舌燥、心動悸、胸悶氣短、舌光少苔、虛煩失眠、便乾。

【臨床應用】心絞痛、冠心病、病毒性心肌炎、風濕性心臟病、口腔炎、甲狀腺機能亢進症、心律不整、心悸、冠心病、病毒性心肌炎、心內膜炎、巴塞杜氏病、肺結核、貧血、動脈硬化症、心臟瓣膜症、交感神經緊張症、高血壓。

【使用注意】

- 胃腸虛弱或腹瀉下痢者慎用。
- 心力衰竭、胃腸虛弱、下痢者、水腫嚴重、脈細數者，不宜使用。

【運用】

- 胸脇苦滿：加柴胡龍骨牡蠣湯。
- 體虛多汗易驚悸：加桂枝龍骨牡蠣湯。
- 心律不整：加酸棗仁。
- 心動悸：加重人參。
- 胃弱：加香砂六君子湯。
- 氣虛者：加黃耆。
- 血瘀者：加丹參、赤芍、紅花、川芎。
- 失眠者：加酸棗仁、茯神。
- 陽虛者：加附子。
- 肺痿咳嗽：加桔梗、枳實。
- 胸悶者：加茯苓、杏仁。

【比較】本方用於治動悸、氣虛血少、呼吸急迫、自汗、易疲勞、脈結代者為主。木防己湯以治喘息動悸、呼吸急迫、腹滿有水毒，浮腫、脈沉緊者為主。

聖愈湯

【組成】黃耆 5、當歸 2.5、人參 5、熟地黃 5、白芍 5、川芎 2.5。

【說明】本方能補血補氣，乃由四物湯加參、耆變化而成。適用於治氣血兩虛、失血過多、煩渴躁熱、睡臥不寧，或瘡癰膿血太多、五心煩熱、體倦少食等症狀。常用於貧血、出血性疾病、神經衰弱等證候者。亦用於月經先期而至、量多色淡、四肢乏力、體倦神衰之證。

本方適用於氣血兩虛之證。方中人參、黃耆大補元氣；當歸、川芎、熟地黃補血滋陰和血；生地黃清熱涼血、滋陰生津。諸藥合用，共奏補氣養血之功，氣旺則血自生，血旺則氣有所附。

【功效】益氣補血、攝血。

【主治】失血過多、氣血兩虛，證見面色無華、心悸怔忡、夜寐不寧。惡瘡出

血過多、心煩不寧、不得睡眠、一切失血或血虛、煩渴躁熱、睡臥不寧。瘡證膿水過多、五心煩熱、口渴。虛損勞瘵、咯血多汗、驚惕、口舌生瘡、其病在心。婦女月經超前、量多色淡、其質清稀、少腹有空墜感、心慌氣短。倦怠肢軟、納呆、舌質淡、苔薄白、脈細軟。

【**臨床應用**】貧血、心臟性神經衰弱、月經不順、月經困難症。

【**運用**】

- 熱甚：加黃芩、黃連。

- 妊娠胎傷、腹痛、不下血：加杜仲、續斷、砂仁。

- 寒甚：加肉桂、附子。

- 胃脘脹滿：加陳皮、半夏、麥芽。

- 氣虛自汗：加牡蠣。

- 血虛陽亢：加鱉甲、地骨皮、秦艽。

【**比較**】本方能救血脫，以補血、補氣為主。黃耆建中湯，能從脾胃中化生血氣，以治虛勞不足所引起之消化系統疾病為主。

益氣聰明湯

【**組成**】黃耆 6、葛根 3.6、升麻 1.8、甘草 1.2、人參 6、黃柏 2.4、蔓荊子 3.6、白芍 2.4。

【**說明**】十二經脈清陽之氣，皆上走頭面而充空竅，若飲食不節，憂思勞傷，則脾胃之陽受損，化源不足，空竅失養。方中人參、黃耆甘溫以補脾胃之氣為君；葛根、蔓荊子、升麻、升發清陽，鼓舞胃氣，上充頭目為臣；白芍斂陰和血；黃柏補腎堅陰為佐；甘草甘緩以和諸藥為使。

【**功效**】益氣升陽、聰耳明目、補益中氣。

【**主治**】中氣不足、清陽不升、風熱上擾、頭痛眩暈，或內障初起、視物不清，或耳鳴耳聾、失眠健忘。眼翳目花、倦怠乏力、神疲納呆、腹脹脘悶、嗜臥便溏、四肢不溫、氣短、舌淡苔白薄、脈細弱。

【**臨床應用**】常用於眩暈或梅尼爾氏症、落枕、色盲、腦鳴症、腦動脈硬化、

腦貧血、神經性耳鳴、前額神經痛、初期白內障、白內障、弱視、飛蚊症、耳鳴、耳聾、視力障礙、記憶力減退。

【使用注意】

- 忌食油膩、生冷及其他不易消化之食物。
- 眼疾屬血虛肝熱，耳鳴、耳聾屬肝膽經濕者禁用。

【運用】

- 濕痰盛：加半夏、白朮、蒼朮。
- 腎陰不足：合六味地黃丸。
- 腎陽虧虛：合桂附地黃丸。
- 腎陰不足，肝陽偏亢：合杞菊地黃丸。

杞菊地黃丸

【組成】茯苓 3、山藥 4、菊花 2、澤瀉 3、熟地黃 8、山茱萸 4、枸杞子 2、牡丹皮 3。

【說明】本方為六味地黃丸加入枸杞、菊花而成，故除有補益肝腎之功外，兼有清肝明目之作用。功能滋陰、補血、益氣明目。可治肝腎不足、頭暈目眩、視力減退，以及高血壓、糖尿病、久視昏暗、迎風流淚、怕日差明、盜汗、潮熱足軟等證。

方中六味地黃丸滋補肝腎，治肝腎陰虛之腰膝痠軟、眼花頭暈、耳鳴耳聾等證。枸杞子味苦微甘，性微寒入肝腎二經，既可補益肝腎，兼可養肝明目；菊花清肝明目，疏散風熱。

【功效】滋腎養肝、益精明目。

【主治】肝腎陰虛而致的兩眼昏花、視物不清，或乾澀目痛、迎風流泪、耳鳴、腰膝痠軟、舌偏紅、少苔、脈細數。

【臨床應用】視力減退、目赤腫痛、怕日羞明、迎風流淚、頭暈、盜汗、潮熱、足軟、高血壓見陰虛陽亢證、視神經萎縮、視神經炎、老人白內障、青光眼、角膜炎、鞏膜炎、視網膜炎、淚囊炎、久視昏暗。

【使用注意】服用本方，忌食酸性及生冷食物。

【運用】

• 目赤腫痛：加知母、黃柏、決明子、蒺藜。

• 頭眩血壓偏高：加何首烏、天麻、鉤藤、石決明。

• 目視昏暗：加菟絲子、白芍、當歸、黃耆。

• 眼目覺脹：加梔子、夏枯草。

• 迎風流淚：加升麻、葛根、車前子。

• 視物不清：合益氣聰明湯。

【比較】本方以肝腎不足引起之目赤腫痛、久視昏暗、迎風流淚、怕日差明者為主。洗肝明目散用於治實熱證，一切風熱、赤腫、充血疼痛者為主。

六君子湯

【組成】人參 5、白朮 5、茯苓 5、半夏 5、陳皮 2.5、甘草 2.5、生薑 2.5、大棗 2.5。

【說明】本方能健脾益氣、燥濕化痰，用治脾胃虛弱、痞滿痰多者。所以對於胃腸虛弱、胃內有停水、消化機能不良、心下部有痞塞感、食慾不佳、容易疲勞、消瘦貧血、脈及腹部俱軟弱無力、手足易冷，從整體上看屬於虛證者皆可使用。

方中、參、苓、朮、草即四君子湯，為補氣之要方，能振奮胃腸機能加強吸收；陳皮、半夏即二陳湯，用以燥濕化痰，並去胃腸內停水，兩方合用，共奏理氣和中化痰之功。

【功效】益氣健脾、燥濕化痰。

【主治】脾胃氣虛兼痰濕之證，食少便溏、胸脘痞悶、甚則嘈雜、咳嗽痰多色白、噁心嘔吐、舌淡苔白、脈濡緩。

【臨床應用】胃及十二指腸潰瘍、胃炎、妊娠嘔吐、肺氣腫、哮喘、慢性支氣管炎、腹瀉、慢性腸炎、胃下垂、胃弛緩、慢性腹膜炎、消化不良、食慾不振、嘔吐。

【運用】

- 病後調理助脾胃進食：加黃耆、山藥。
- 腹脹滿、有氣體、消化不良：加厚朴、砂仁。
- 虛寒腹痛：加香附、砂仁。
- 脾胃虛寒：加吳茱萸、炮薑、肉桂。
- 脾腎陽虛：加補骨脂、附子。
- 脾虛泄瀉：加山藥、芡實。
- 便帶黏液：加葛根、白芍、木香。
- 脾虛經痛腹痛：加柴胡、白芍、當歸。
- 納呆：加山楂、麥芽、神麴。
- 有表證：加防風、紫蘇葉。
- 婦人虛損：合四物湯。
- 病後虛弱：合小柴胡湯。
- 胃嘈痛：合安中散、芍藥甘草湯。
- 濕盛口臭：加藿香、佩蘭。

【比較】本方以治脾胃虛弱兼有痰飲者為主（較明顯），而四君子湯以治氣虛兼痰飲者（較輕）為主。香砂六君子湯以治虛寒胃痛、腹痛泄瀉者。七味白朮散以療脾虛肌熱、泄瀉虛熱作渴者為主。

左歸丸

【組成】山藥 2.5、熟地黃 5、菟絲子 2.5、鹿角膠 2.5、枸杞子 2.5、龜板膠 2.5、山茱萸 2.5、懷牛膝 2。

【說明】本方為六味地黃丸去茯苓、澤瀉、丹皮，加入龜板膠、鹿角膠、枸杞子、菟絲子、懷牛膝而成。能滋補腎陰、強腰膝、健筋骨，為真陰（腎水）不足、精髓內虧、營衛失養之常用劑。方中重用熟地黃腎益陰；枸杞子益精明目；山茱萸澀精斂汗；龜膠、鹿膠乃血中之有情之物，龜板膠偏於滋陰，鹿角膠即重於補腎陽；菟絲子、懷牛膝能強筋骨、健腰膝；山藥之滋益脾

腎。諸藥之調和合用，共收滋腎填陰、育陰潛陽之功，所以可應用於久病、大病後真陰（腎水）不足、頭目眩暈、腰痠、腿軟、遺精滑泄、自汗盜汗、視濛濛、耳聾、口燥咽乾等諸證。

【功效】滋陰疏肝。

【主治】真陰不足、頭目眩暈、腰痠腿軟、遺精滑泄、自汗盜汗、口燥咽乾、渴欲飲水、精髓虧損證、耳鳴耳聾、舌紅少苔、脈細數。

【臨床應用】伴有頭暈耳鳴、腰膝痠軟、盜汗遺精、口燥咽乾、手足心熱等腎陰虛、陰虛內熱或陰陽兩虛證候的慢性腎炎、慢性肝炎，婦女萎縮性外陰炎、功能性閉經和不孕、再生不良性貧血、神經衰弱、腰肌勞損、功能性子宮出血、不孕症、老衰、腰痛、肝腎精血虛損、形體消瘦、腰膝痠軟、眩暈、自汗、盜汗、目視濛濛。

【運用】

- 夜熱骨蒸：加地骨皮。
- 血虛微滯：加當歸。
- 腰膝痠痛：加杜仲。
- 心熱煩燥：加玄參。
- 脾胃運化乏力：加陳皮、砂仁。
- 氣虛：加黨參、茯苓、白朮、人參。
- 虛熱：加生地黃、丹皮、黃柏、知母。
- 汗多：加浮小麥。
- 不眠：合天王補心丹。

【比較】六味地黃丸重在壯水以制火，而本方能益陰而涵陽。

一貫煎

【組成】生地黃 8、枸杞子 3、北沙參 3、麥門冬 3、當歸 3、川楝子 2。

【說明】本方能養肝陰、疏肝氣、泄肝路、潤而不燥，為養陰柔肝代表之一。肝為剛藏，性善柔潤條達，若遇肝氣鬱抑而化火，易耗傷陰血，本方可使肝

陰得養，肝氣疏泄條達。適用於肝腎陰虛、氣滯鬱熱、肝氣不舒所致胸脘脅痛、咽喉乾燥、口苦心煩、舌紅少津、吞酸吐苦、脈弦細及疝氣瘕聚，乃慢性肝炎、早期肝硬變、胃潰瘍、胃痙攣、慢性胃炎等屬於陰虛氣滯者之最佳良方。

肝藏血、腎藏精可相互滋生，故滋腎與養肝可用同一治法，一併治之。一貫者即以一理貫串於事物之中，即指肝腎陰虧，可用同一法，同一方藥治之，其劑型為煎劑，故名一貫煎。本方專為肝腎不足，肝失所養，肝氣鬱結，以致脇肋疼痛之證而設。一般胸脘脇痛，由於肝氣鬱結引起者常以疏肝理氣為主，但理氣藥大多性味香燥，用於肝腎陰虛的體質，每致耗液傷氣，反使病情加劇，應以滋陰為主，適當配以疏肝之品，故本方以生地黃滋養肝腎為君；輔以沙參、麥門冬、枸杞子，以增強生地黃滋養之力；當歸養血和肝，再入少量川楝子，既不苦燥傷陰；麥門冬發揮其疏肝理氣的作用，使肝體得養、肝氣條達，則脇肋痛自癒。

【功效】養陰疏肝。

【主治】肝腎陰虛、肝氣不舒所致的胸脘脇痛、嘔吐酸水、咽乾口燥、舌紅少苔、脈細數或弦虛者。

【臨床應用】慢性肝炎、肝硬化、脂肪肝、貧血、營養不良、肺結核、糖尿病、神經衰弱。

【使用注意】

• 凡情志不遂，肝鬱氣滯之實證，不宜使用本方。

• 本方滋膩之藥較多，凡脾胃虛弱有痰飲者不宜。

• 水煎溫服。

【運用】

• 口苦咽乾：加黃連、黃芩、天花粉、柴胡。

• 大便秘：加栝樓仁、火麻仁、鬱李仁。

• 不眠：加柏子仁、酸棗仁、五味子。

• 虛熱多汗：加地骨皮、石斛。

• 痰多：加貝母、栝樓仁。

- 腹痛：合芍藥甘草湯。

- 煩熱而渴：加知母、石膏。

- 腳弱無力：加懷牛膝、薏苡仁、木瓜。

- 脅肋痛甚：可合柴胡疏肝散。

- 黑斑肝斑：可合逍遙散。

- 口苦口燥屬肝火犯胃：加黃連。

- 大便秘結屬肝胃陰虛者：加栝樓仁。

- 腹部攣急作痛屬肝脾不和者：加白芍、甘草。

- 舌紅咽乾：加石斛。

【比較】本方與逍遙散皆治肝鬱脅痛，逍遙散以疏肝解鬱和營理脾為主。本方乃以肝腎陰虛、肝氣不舒脅痛，並以滋陰疏肝見長。

七寶美髯丹

【組成】茯苓 3、懷牛膝 3、當歸 3、枸杞子 3、菟絲子 3、補骨脂 1.5、何首烏 12。

【說明】本方具有補肝腎、益精血、烏鬚髮之功，適用於年齡較大、肝腎兩虧所致的各種病證，本方可做老年人保健劑。方中何首烏補肝腎、益精血、澀精秘氣；枸杞子滋陰益腎；補骨脂助腎陽、溫丹田；茯苓交通心腎而滲濕補中；懷牛膝強筋骨、益下焦。

【功效】滋腎水、養肝血。

【主治】肝腎陰虛、氣血兩虛、鬚髮早白、齒牙動搖、夢遺滑精、消渴、淋瀝、腰膝痠軟。

【臨床應用】鬚髮早白、腰膝痠軟、夢遺滑精、脈沉細無力。羸弱、關節痹痛、腎冷精衰不孕、消渴、淋瀝、崩漏、帶下痔瘡。腰肌勞損、遺尿、健忘、脫髮、白髮、早洩、月經不調、白帶、不育症、再生不良貧血、眩暈、骨質疏鬆症。

【運用】

- 頭髮黃雜，枯槁不潤：加黃耆，熟地黃。
- 髮色花白，容易脫落：加女貞子、旱蓮草。
- 頭暈健忘失眠：加夜交陳、遠志、牡蠣。
- 帶下清稀無臭氣：加蒼朮、薏苡仁、芡實、海螵蛸。
- 午後潮熱手足心熱：加黃柏、龜板、知母。
- 骨質疏鬆症：合龜鹿二仙膠。

龜鹿二仙膠

【組成】龜板 5、鹿角 10、枸杞子 1、人參 1。

【說明】人有三奇「精、氣、神」生生之本也。精傷則無以生氣，氣傷則無以生神。精不足者補之以味。

方中鹿角性鹹溫，溫補腎陽、生精益血、強筋健骨，鹿常回頭看其尾，故能通督脈，取其角以補命、補精、補氣以養陽，且鹿得天地之陽最全，足以養精，能蓄精力而長壽；龜板味甘而平，補心益腎、滋陰資智，龜因常將手腳縮入腹甲中，故能通任脈，可取其甲以益精、補腎養血，且龜得天地之陰氣最具，足以養氣，能伏息而長壽；人參甘溫，大補元氣、開心益智、通行血脈；枸杞甘平，滋腎益氣、生精助陽、潤肺清肝去風明目。諸藥合用，滋陰補陽，而無偏勝之憂，入氣入血，有和平之美，此血氣陰陽交補之劑，氣足則精固不遺，血足則視聽明了，久服可以延年益壽。

【功效】大補精髓、益氣養神。

【主治】腎虧、陰陽兩虛，瘦弱少氣、夢遺洩精、陽痿早洩、目視不明、精極之證、脈象細弱。

【臨床應用】癌症放射或化療輔助治療、造血機能低下、骨折、陽痿、早洩、男子不育、性機能減退、更年期症候群、性冷感、女子不孕症、防止老化、視力減退、骨質疏鬆症。

消導劑

　　具有消食導滯、行氣寬中、消積化塊，能使氣血通暢，機體功能恢復的方劑，稱為「消導劑」。主要適用於食滯內停、消化不良，或因痰、濕、氣、血等鬱結，導致成痞塊癥瘕等證者。

　　本類方劑可分為消食導滯劑、消痞化積劑兩大類。消食導滯劑適用於傷食停積、消化不良。因暴飲暴食或小兒乳食不知自節，致使脾胃受損，運化功能失調，造成食停胃脘，蓄積不化。證見不思飲食、胸脘痞悶、噯氣吞酸、腹痛腹瀉等。消痞化積劑適用於飲食停滯、氣機壅阻所致的痞滿等證。因飲食不節，積滯內停，阻塞胃腸氣機，則生濕熱，大腸傳導不利，寒熱痰食與氣血相結。證見胸脘痞悶、兩肋脹痛、腹中結塊、體倦食少等。

　　消導劑與瀉下劑都是消除有形實邪的作用，但臨床功用二者不同。瀉下劑多屬攻逐之劑，適用於病勢急之實證；而消導劑則多屬漸消緩散之劑，適用於病勢較緩，病程較長者。消導劑作用雖較和緩，但一般仍不宜久用，消積即止。對氣虛中滿及陰虛熱病，純虛無實之證，自當禁用。

香砂六君子湯

【組成】人參 2.5、半夏 2.5、白朮 5、茯苓 5、木香 2、陳皮 2、砂仁 2、甘草 2、生薑 5。

【說明】本方乃六君子湯之變方，係六君子湯加入木香、砂仁而成。適用於治氣虛脹滿、脾胃不和、消化不良、食欲不振、痰飲結聚、腹痛泄瀉，或過食水果（鳳梨）而傷胃等症狀。

方中人參健脾益氣；白朮健脾燥濕；茯苓滲濕利脾；甘草益氣和中；半夏理氣化痰；陳皮行氣健脾、燥濕化痰；木香健脾行氣、化滯止痛；砂仁化濕醒脾、行氣和胃。

【功效】益胃補中、理氣和胃。

【主治】面色痿白、言語輕微乏力。脾胃虛弱、濕阻氣滯。胸脘痞悶、食後腹脹、不思飲食、嘔吐噯氣、泛酸、苔白膩、脈濡弱。

【臨床應用】 胃炎、胃及十二指腸潰瘍、胃弛緩、胃下垂、胃癌、胃酸過多、慢性腹膜炎、食欲不振、氮血症、慢性胃炎、慢性腸炎。

【使用注意】 忌食生冷食物。

【運用】

- 氣虛多熱痰：加黃連、生薑。
- 脾胃虛寒甚者：加吳茱萸、乾薑、肉桂。
- 脾腎陽虛者：加補骨脂、附子。
- 兼表證者：加防風、紫蘇葉、柴胡、白芍。
- 納呆：加山楂、麥芽。
- 泛酸：合烏貝散。
- 濕盛水瀉：加葛根、滑石、薏苡仁、蒼朮。

【比較】 本方功用同四君子湯，惟理氣袪寒醒胃之功更勝。

安中散

【組成】 桂枝 3、延胡索 3、小茴香 3、甘草 6、牡蠣 3、高良薑 3。

【說明】 本方是治血氣刺痛之劑。用於治虛弱體質的慢性化痙攣性疼痛為主。可療虛寒貧血、嘔吐、食後或空腹時，心下部會輕痛或鈍痛，時有吐酸水或下腹部至腰部發生牽引痛等證為使用的目標。

【功效】 溫中散寒、止痛、止嘔、制酸。

【主治】 胃腹疼痛、腹部膨滿、噁心、嘔吐、吞酸。

【臨床應用】 急慢性胃炎、胃及十二指腸潰瘍、慢性胰炎、胃脘痛、胃酸過多、食欲不振、胃下垂、神經性胃痛、歇斯底里。

【使用注意】 實熱內結、濕熱積滯、陰虛血熱、瘀熱蓄致腹痛者忌用。

【運用】

- 惡阻嘔吐：加半夏、茯苓。
- 婦女血瘀：加荊三稜、莪朮。
- 胃脹：加平胃散。

【比較】本方以治體質較差、吐酸水、嘈雜、心下部輕痛或鈍痛、肚臍附近有動悸者為主。茯苓飲以治胃內有停水，膨滿吞酸、嘈雜、心下部稍有抵抗、吐水後，仍不舒服者為主。

保和丸

【組成】山楂 12、神麴 4、半夏 4、茯苓 4、陳皮 2、連翹 2、萊菔子 2。

【說明】方中山楂消一切飲食積滯，尤善消肉食油膩之積；神麴消食健脾，化陳腐之積；萊菔子消食下氣，消麵食痰氣之積；半夏、陳皮燥濕健脾、行氣和中；茯苓健脾利濕；連翹散結清熱，可消食積於內所蘊之熱。諸藥合用，使食積得消、胃氣得和、脾健濕去、熱清結散，諸證自解。

【功效】消食導滯、健脾和胃。

【主治】食積停滯證、脘腹脹滿、噯腐吞酸、不欲飲食、噁心嘔吐，或大便泄瀉、舌苔厚膩、脈滑。

【臨床應用】飲食傷脾胃所致之腹瀉、不思飲食、慢性胃腸炎。

【使用注意】本方雖以消導為主，但藥性平和，對不思飲食者，可配合益氣健脾之品長期使用。

【運用】

- 小兒厭食：加黨參、白朮。
- 腹脹甚者：加枳實、厚朴。
- 食積化熱：加黃芩、黃連。
- 大便秘結：加大黃、檳榔。

固澀劑

以固澀藥為主組成的方劑稱為「固澀劑」，有收斂固澀的作用，用治氣血精液滑脫耗散、瘡瘍久潰不斂之證。本類方劑可分為固表止汗劑（玉屏風散）、斂肺止咳劑、澀腸止瀉劑、澀精縮尿劑（金鎖固精丸）、收澀止帶劑（完帶湯）、斂瘡生肌劑等類。

　　廣泛用治先天不足、久病失養、正氣虛極不能固密所致的自汗盜汗、肺虛久咳、久瀉久痢、遺精滑洩、遺尿尿頻、小便失禁、赤白帶下等滑脫不禁的證候，以及瘡瘍久潰不斂的病證。

　　固澀劑常與補益劑同用，以收標本兼顧之效。有實邪者，如熱病多汗、痰濁壅肺實證喘咳、實熱積滯泄瀉痢疾、濕熱下注或虛火擾動遺精滑洩、濕熱溺澀、濕熱帶下及火毒瘡潰初起者，均不宜用。

完帶湯

【組成】白朮 10、山藥 10、人參 2、白芍 5、車前子 3、蒼朮 3、甘草 1、陳皮 0.5、柴胡 0.5、荊芥炭 0.5。

【說明】一般而言，帶下多屬濕證，多因脾虛肝鬱、濕邪外侵所致，故需大補脾胃之氣，稍佐疏肝之品，使脾氣健而濕自除。本方能補脾疏肝、燥濕理氣，乃治婦科帶證的名方。帶證者多屬濕，濕邪多從脾化，脾濕影響了肝，肝、脾功能失調形成帶下。本方組成藥物較和平，適用於治證見帶下色白或淡黃、無臭、倦怠、便溏、面色蒼白、舌苔淡白、脈緩弱者等。

方中蒼朮、白朮皆能燥濕健脾；人參、山藥、甘草益氣健脾；白芍、柴胡、荊芥疏達肝木、行其疏泄，使水濕有所出路；車前子、陳皮行氣利水，以化濕濁。諸藥合用，共奏燥濕健脾、行氣止帶之功。

【功效】益氣健脾、化濕止帶。

【主治】婦女白帶過多、帶下色白或清稀、慢性生殖系炎症。脾虛肝鬱、濕濁下注、帶下色白或淡黃、清稀無臭、面色蒼白、倦怠便溏、舌淡苔白、脈緩或濡弱。

【臨床應用】陰道炎、子宮頸炎、盆腔炎、白帶過多、陰部搔癢、帶下、慢性子宮炎。

【使用注意】凡帶下證屬濕熱下注，或肝鬱化火，帶下稠黏臭穢、色黃或赤白者，非本方所宜。

【運用】

• 脾腎兩虛：加菟絲子、巴戟天。

- 腰痛：加杜仲、菟絲子。

- 腹痛：加艾葉、香附。

- 效不顯著：加白果、桑螵蛸、龍骨、牡蠣。

- 腰痛甚者：加菟絲子、杜仲。

- 少腹痛者：加烏藥、小茴香。

- 濕熱甚，帶下變黃臭者：加黃芩、黃柏。

- 氣虛：加黃耆、扁豆。

- 血虛：加當歸、熟地黃。

- 寒濕：加附子、桂枝。

- 腎陽虛：合桂附地黃丸。

- 腎陰虛：合知柏地黃丸。

【比較】本方用於治因脾、肝受濕熱而引起的帶證（常帶證須辨其色，若色白虛寒者則用補中益氣湯，色黃而淡者宜六君子湯，色黑者宜用六味地黃丸）。八味帶下方以治陰部濕養之帶下為主。

治濁固本丸

【組成】蓮鬚 4、益智仁 2、茯苓 2、黃連 4、砂仁 2、豬苓 5、黃柏 2、半夏 2、甘草 6。

【說明】本方能清熱利濕、止濁固澀。乃健脾化濕、消炎利水止濁之劑。可治胃中濕熱、滲入膀胱、下濁不止之證。用於療多尿症、遺精、慢性前列腺炎、慢性尿道炎、膀胱炎等症狀。

小便白濁多為濕熱下注與痰飲蘊積而成。方中黃連瀉心火、黃柏瀉腎火，並能清熱利濕；茯苓、豬苓淡滲利濕；濕熱多由鬱滯，故用砂仁、益智仁辛溫利氣，健脾固腎，既能散留滯之氣；黃連、黃柏之寒，使氣運則鬱散；甘草和中；蓮鬚固澀。共為清熱利濕止濁之劑。

【功效】清熱利濕、止濁固澀。

【主治】胃中濕熱、滲入膀胱、下濁不止、遺精、多尿、白濁、慢性前列腺

炎。

【臨床應用】慢性前列腺炎、慢性膀胱炎、慢性尿道炎、多尿、糖尿病、尿崩症、小便白濁。

【運用】

● 遺精、頻尿：加龍骨、牡蠣、桑螵蛸、芡實。

● 腰膝痠軟：加杜仲、牛膝。

【比較】本方能清切濕熱，用於治下濁不止。金鎖固精丸用於治心腎不足之遺精，或婦女腎虛之帶下者。

桑螵蛸散

【組成】桑螵蛸 3、遠志 3、龍骨 3、石菖蒲 3、人參 3、茯苓 3、龜板 3、當歸 3。

【說明】本方為治心腎不足、下虛不固之劑。能補腎固精、養心安神、調補心腎、補益氣血、安神定志、固精止遺，及治腎虛不攝的尿頻、遺尿、遺精、內分泌失調的多尿，尿崩等證。

本方證由心腎兩虛、水火不交、腎虛不固、膀胱虛弱所致。方中桑螵蛸補腎縮尿，以固精關為君；龍骨寧心安神，澀精止遺；茯苓、菖蒲、遠志安神定志，交通心腎為臣；佐以人參大補元氣而安神益智，當歸養心血，龜板滋腎陰，合用以補心腎之不足。諸藥配伍，有兩調心腎、交通上下、補益氣血、澀精止遺之效。

【功效】調補心腎、固精止遺。

【主治】心腎兩虛、小便頻數，或遺尿、滑精、精神恍惚、健忘。

【臨床應用】遺尿、滑精、神經衰弱、糖尿病等見有心神恍惚證候者、神經衰弱所致頻尿、失眠、健忘、尿崩症、妊娠小便失禁、子宮脫垂。

【使用注意】下焦火盛，小便頻數，溺赤澀痛，或由脾腎陽虛尿頻失禁者，均不宜使用本方。

【運用】

- 遺尿或時欲尿而不能控制者：加益智仁、覆盆子。
- 遺精較甚：加沙苑蒺藜、益智仁、山茱萸。
- 腰痠肢冷、腎陽虧虛者：加補骨脂、菟絲子、肉桂。
- 糖尿病、頻尿：加山茱萸。
- 遺尿：加益智仁、覆盆子。
- 失眠健忘：加五味子、酸棗仁。
- 糖尿病、小便頻數屬心腎不足者：加山藥、山茱萸。

【比較】本方用於治下虛不固所引之小便頻數遺尿，或健忘、遺精者。金鎖固精丸，用於治心腎不交的遺精者。

金鎖固精丸

【組成】沙苑蒺藜6、芡實6、蓮鬚6、龍骨3、牡蠣3、蓮子6。

【說明】本方能益腎收澀、固精止遺，是治腎虛遺精、滑精之常用方。適用治神經衰弱夢遺、滑精遺尿、失眠多夢、婦女帶下屬腎虛者，或伴有腰痛、耳鳴、盜汗、虛煩等證。

本方所治之於遺精滑洩、是由於腎虛封藏失司、精關不固所致。方中蒺藜補腎益精；芡實補脾固腎斂精；龍骨、牡蠣鎮心安神，收斂固澀；蓮鬚、蓮子清心固腎澀精。諸藥合用，既可固外洩之精，補虧損之腎元，標本兼顧也。

【功效】補腎澀精。

【主治】腎虛精虧、遺精滑洩、神疲乏力、四肢痠軟、腰痠耳鳴。精滑不禁、腰痠耳鳴、神疲乏力、舌淡苔白、脈細弱。

【臨床應用】遺精夢洩、性神經衰弱、慢性前列腺炎、遺尿、功能性失調子宮出血、慢性腎炎、泄瀉、盜汗、腰痠、耳鳴、四肢疲倦、夜尿。

【使用注意】若係腎火內熾、火擾精室所致之遺精，不宜本方，宜用知柏地黃丸之類滋陰降火。

【運用】

- 腰痠痛甚者：加狗脊、杜仲、川斷。
- 兼見陽痿者：加鎖陽、巴戟天、淫羊藿、仙茅。
- 腎虛：加六味地黃丸。
- 腹瀉：加補骨脂、五味子。
- 腰痠甚：加杜仲、川斷。
- 大便乾結：加肉蓯蓉、當歸。
- 陽虛：加淫羊藿、鎖陽。
- 遺精夢洩：加金櫻子、五味子。
- 小便白濁：合萆薢分清飲。
- 婦女白帶：加茯苓、薏苡仁。
- 腎陰虛：加龜板、女貞子。
- 陰虛火旺：加知母、黃柏。
- 心煩失眠：加酸棗仁、柏子仁。
- 兼寒甚者：加附子、肉桂。

【比較】遺精原因很多，然皆與肝腎有關，大抵有夢而遺，多為相火內熾宜滋陰降火，以使用知柏地黃丸為主。無夢而遺，多為精關不固，宜固澀，即以本方為主。

經產劑

　　婦女在生理上有月經、胎孕、產育、哺乳等特殊的功能，其所使用的方劑名之「經產劑」，大致可分為以下幾類月經病方（溫經湯）、帶下病方（八味帶下方）、胎前病方（十三味安胎飲）、產後病方（生化湯）、婦科雜病方。

溫經湯

【組成】吳茱萸 3、半夏 3、人參 2、桂枝 2、阿膠 2、牡丹皮 2、甘草 2、生

薑2、川芎2、白芍2、當歸2、麥門冬4。

【說明】本方所治諸證，皆因衝任虛寒，瘀血阻滯所致，其證見瘀、寒、虛錯雜，治宜以活血、溫經、補虛為主。能溫經散寒，養血祛瘀。主要用於治元氣衰弱、貧血或有寒冷之諸婦女疾病。多用於月經不順、子宮出血、手心煩熱、唇口乾燥、下腹部脹滿和不快感、腰痛、腰部冰冷等證。

方中吳茱萸、桂枝、生薑溫經散寒；當歸、阿膠、川芎、白芍、牡丹皮補血養血，活血祛瘀；人參、甘草補益中氣；麥門冬清潤益陰；半夏通降胃氣以散結。

【功效】活血祛瘀、溫經散寒、益氣養血。

【主治】衝任虛寒、瘀血阻滯證。漏下不止，月經不調，或前或後，或逾期不止，或一月再行，或經停不至，而見傍晚發熱、手心煩熱、少腹裡急、腹滿。亦治婦人宮冷，久不受孕。

【臨床應用】不孕症、卵巢囊腫、子宮內膜異位、痛經、閉經、功能性子宮出血、慢性盆腔炎、習慣性流產、月經不調、白帶、凍傷、更年期障礙。

【使用注意】忌食生冷寒涼食物。

【運用】

- 寒凝少腹冷痛：加艾葉、小茴香、肉桂。
- 氣滯少腹脹痛：加香附、延胡索、烏藥。
- 漏下不止，經色淡：加艾葉、炮薑、黑蒲黃。
- 經色暗夾血塊：加丹參、赤芍、牛膝。
- 氣虛：加黃耆。
- 口乾煩熱：加五味子、生地黃。

【比較】本方能溫經養血、活血調經，用於治婦女沖任虛寒，瘀血阻滯、月經不調、小腹冷痛。四物湯用於治血虛所引起之月經不調或血虛而夾有瘀滯等證。

當歸芍藥散

【組成】當歸 2、川芎 5、白芍 10、茯苓 2.5、白朮 2.5、澤瀉 5。

【說明】本方為婦科及胎產疾病常用方劑，適用於肝虛血凝、脾虛濕滯之證。但不局限於婦人，男性亦可使用。能養血柔肝、活血化瘀、健脾利水。原使用於治婦女懷孕而腹痛綿綿不斷者，後世多用於治妊娠水腫、胎位不正、痛經、月經不調等，或用於治貧血、營養不良性水腫、內分泌失調性水腫、慢性腎炎等證。

方中當歸、白芍養血柔肝；川芎活血化瘀；白朮健脾燥濕安胎；茯苓、澤瀉滲濕利水。諸藥合用共奏養血柔肝、活血化瘀、健脾利濕之功。本方只要見肝虛血滯，脾弱濕者均可用之。

【功效】調肝養血、健脾利濕、緩急止痛。

【主治】妊娠腹中拘急、綿綿作痛、小便不利、下肢浮腫。妊娠腹中疼痛及婦人少腹諸痛。腹中拘急綿綿作痛，按之痛減、頭眩、小便不利、足跗浮腫、舌淡紅、苔白膩，脈濡細緩。養血安胎，用於產前產後之補養或妊娠腹痛，或習慣流產者。

【臨床應用】 保胎安產、妊娠中毒症、子癇、不孕症、痛經、月經不調、功能子宮出血、更年期症候群、冷感症。妊娠腹痛、盆腔炎、卵巢囊腫、習慣性流產、妊娠腳氣、慢性腎炎、高血壓、低血壓、前列腺肥大、慢性闌尾炎、慢性肝炎、膽囊炎、黑斑、帶下。

【使用注意】忌食辛辣、油膩食物。

【運用】

- 虛冷症、妊娠性及妊娠後肝斑：加薏苡仁。
- 腎虛腰痠：加熟地黃、杜仲、桑寄生。
- 脾虛、納少便溏：加黨參、白扁豆。
- 血虛眩暈：加熟地黃、丹參、赤芍。
- 肝鬱氣滯：加柴胡、香附。
- 血熱：加牡丹皮、生地黃、梔子。

- 癥瘕腹痛或黑斑：合桂枝茯苓丸。
- 煩躁口渴：加黃連、黃芩。
- 黃色帶下：加黃柏、車前子。
- 前列腺炎：合導赤散。

【比較】本方與桂枝茯苓丸皆可用於治婦女月經異常，但本方是有貧血的傾向者，後者則有瘀血傾向為主。

芎歸膠艾湯

【組成】川芎 2.5、當歸 4、阿膠 2.5、艾葉 4、甘草 2.5、生地黃 8、白芍 5。

【說明】本方乃四物湯加阿膠、艾葉、甘草而成的，適用於衝任脈虛所致之經水淋漓，及胎前產後下血不止者。能補血調經，安胎止漏。適用於治婦女各種出血，尤其是下半身出血，或流產後出血不止，或妊娠出血，腹中疼痛或先兆流產。或產後子宮收縮不全的出血不止，及有貧血、四肢無力、下肢疼痛等證。

方中阿膠補血滋陰、安胎止血，艾葉溫經止血、安胎止痛共為主藥；當歸、川芎、白芍、地黃為四物湯，養血和血、調補衝任二脈，均為臣藥；甘草健脾調中，配白芍緩急止痛，合阿膠增強止血功能。諸藥相配以養血止血為主，兼能調經安胎。

【功效】養血止血、調經安胎。

【主治】婦女衝任虛損、崩漏下血、月經過多、淋漓不淨、產後或流產損傷衝任、下血不絕。妊娠胞阻、胎漏下血、腹中疼痛。妊娠出血或宮寒不孕者。

【臨床應用】功能性子宮出血、先兆流產、子宮收縮不良、消化道出血、血小板減少性紫癜、肛門出血、痔出血、血尿、子宮內膜炎、月經過多，各種貧血症。

【運用】

- 卵巢機能性不全出血、痔出血：加桂枝茯苓丸。
- 氣虛血崩：加人參、黃耆、白朮。

- 胎動不安：加續斷、杜仲、菟絲子。
- 產後惡露不淨：合生化湯。
- 出血性紫癜：加牡丹皮、玄參。

【比較】本方以治下半身之出血、血尿、貧血、調經、安胎、寒冷證等為主。當歸芍藥散以治貧血、月經不順、動悸、頭痛、腹痛等為主。

生化湯

【組成】當歸 16、川芎 6、桃仁 3、炮薑 1、炙甘草 1。

【說明】本方主治產後血虛、寒凝血滯所致之證。民間習慣認係產後必服之劑，能促進乳汁之分泌、調節子宮之收縮、減輕腹痛、防止產後感染等作用。能活血袪瘀，溫經止痛。用於治產後惡露不行、小腹疼痛、瘀血內阻者，又民間習慣產後，必服本劑。但本方用治產後，受寒而有瘀滯者更為適合，本方除有活血袪瘀作用外，還有促進乳汁分泌，調節子宮收縮及減輕子宮收縮之腹痛、防止產褥感染等作用。

方中重用當歸補血調經、化瘀生新；川芎活血行氣；桃仁活血袪瘀；炮薑入血散寒、溫經止痛，炙草和中緩急、調和諸藥。諸藥合用，使瘀血去，則諸證自癒。

【功效】活血化瘀、溫經止痛。

【主治】產後小腹冷痛或瘀血內阻夾寒，以致惡露不行、少腹疼痛或兒枕骨痛。或用於惡露排除。

【臨床應用】產後調理、產後惡露不行、子宮肌瘤、子宮外孕、子宮內膜炎。少腹疼痛、預防產後感染。

【使用注意】本方宜用於產後血虛寒凝之證，血熱而有瘀滯者忌用。

【運用】

- 瘀血留阻、腹痛甚：加五靈脂、山楂。
- 產後大便秘結：加肉蓯蓉、枳殼。
- 產後乳汁不通：加王不留行、通草。

- 產後腰痠：加杜仲。
- 少腹痛甚：加益母草、赤芍。
- 惡露不行：加桂枝、延胡索、蒲黃、五靈脂。
- 產後虛脫、氣短喘急：加人參、大棗。
- 產後發熱：加牡丹皮、丹參、赤芍、柴胡、黃芩。
- 血虛寒甚：加肉桂。
- 兒枕骨痛：加牛膝、杜仲。
- 產後便秘：加肉蓯蓉、枳殼。

【比較】本方能活血袪瘀，溫經止痛，通常用於治產後調理為主。溫經湯能溫經散寒，用於治養血袪瘀為主。

當歸散

【組成】當歸 4、川芎 4、白芍 4、白朮 2、黃芩 4。

【說明】本方適用於婦人胎前產後諸病，身體虛弱或有習慣性流產、早產或歇斯底里、煩熱燥渴、腰痠腹痛等證。方中當歸養血和血；川芎行瘀活血；白芍養血柔肝和營；黃芩清熱涼血；白朮健脾燥濕。合成不膩不滯、不燥不寒，具有養血安胎之功。

【功效】養血安胎。

【主治】婦人妊娠、血少有熱、胎動不安。半產、難產宜常服之，使臨盆易產或治產後百病。

【臨床應用】習慣性流產、胎動不安、產後諸病。

【運用】

- 風寒頭痛：加柴胡、桂枝。
- 腰痠腹痛：加枳實、香附。
- 煩熱口渴：加黃連、知母。
- 產後調理：合生化湯。
- 治月經三四不行，或一月再至：加山茱萸。

【比較】本方能清熱、安胎，以助胎兒發育為主。芎歸膠艾湯能補血、調經、安胎止漏，以治下半身出血、流產、腹痛等為主。

調經丸

【組成】香附 4、杜仲 4、川芎 2、白芍 2、當歸 2、生地黃 2、陳皮 2、小茴香 2、延胡索 2、肉蓯蓉 2、青皮 2、烏藥 2、黃芩 2、海螵蛸 2。

【說明】方中用四物湯為基礎，補血調經、活血行氣；杜仲、肉蓯蓉補腰腎、強筋骨；香附、陳皮、青皮行氣疏肝、消積化滯、調經止痛；烏藥、延胡索、小茴香行氣活血、溫經止痛；海螵蛸（烏賊骨）收斂止血、止帶；黃芩清熱止血並防諸藥過於辛溫。全方以養血與行氣為主，輔以補腎溫經之品，故適合血虛氣滯兼夾寒凝者服用。

【功效】養血調經、行氣止痛。

【主治】血虛氣滯所致之月經不調或前或後，經前頭暈、乳脹或經期少腹脹痛、腰痠。婦人不孕。

【臨床應用】不孕症、月經不調、子宮內膜異位、慢性子宮內膜炎、卵巢炎、痛經、腰痛、帶下。

【使用注意】忌生冷食物，避免受寒。

【運用】

- 面色恍白、經色偏淡：加熟地黃、阿膠、丹參。
- 脾虛腹脹、食少便溏：加黨參、白朮、茯苓、山楂。
- 少腹冷痛、經量少色暗：加肉桂、乾薑。
- 惡寒怕冷、腰足痠軟：加續斷、菟絲子、附子或合桂附地黃丸。
- 口乾咽疼、舌紅少苔：加熟地黃、山茱萸、山藥。

十三味安胎飲

【別名】保產無憂散、安胎飲、十三太保。

【組成】厚朴 1.4、艾葉 1.4、當歸 3、川芎 3、黃耆 1.6、荊芥 1.6、貝母 2、

菟絲子 2、羌活 1、甘草 1、枳殼 1.2、白芍 4、生薑 3。

【說明】本方功能催生，又可保胎。專治一切產證，有胎安胎，臨產又能催生（若遇生產困難時可以催生，有流產傾向者可以保胎）。凡胎動不安、腰痠、腹痛、臨盆艱危者，皆可使用。或用治妊娠嘔吐、心中煩悶、頭重目眩、惡聞食氣、下血不止等證。

【功效】補氣養血、固腎安胎。

【主治】妊娠初期、胎動下墜、陰道少量出血、腰痠腹痛、心悸氣短。

【臨床應用】胎位不正兼見心悸短氣、先兆流產、子宮脫垂、產前感冒、安胎、預防難產、預防流產、妊娠腰腹痛。

【使用注意】

- 服此方藥，忌食生冷、不易消化之品。

- 生產後不可服用。

- 懷孕 7 個月即宜預服，7 個月服 1 劑，8 個月服 2 劑，9 個月服 3 劑，10 個月服 3 劑，均於空腹時服用。

【運用】

- 胎動不安：加黃芩、白朮、砂仁。

- 腹痛：加重白芍。

- 腰痠：加杜仲、桑寄生。

- 漏下：加黑蒲黃、阿膠。

- 虛甚：加人參。

【比較】本方有安胎、保產、催生之功用。當歸散則有安胎、養血清熱之功用。

八味帶下方

【組成】當歸 5、土茯苓 6、川芎 3、茯苓 3、木通 3、陳皮 2、金銀花 3、大黃 1。

【說明】本方能祛濕散滯、清熱解毒。適用於體力較虛弱，有慢性過程帶證

之患者，專治濕熱帶下之證。所以對於各種黃、白帶下，或由於淋毒性或滴蟲所引起之帶下及陰部瘙癢等，如無劇烈之炎症及充血，而為亞急性或慢性者，均為本方適宜。

方中土茯苓、金銀花皆能清熱解毒，能治瘡毒及散熱；當歸與川芎能補血並消瘡瘍；茯苓、木通、陳皮則除濕熱去水毒之熱；大黃清熱解毒、活血祛瘀。諸藥合用共奏清熱解毒、養血活血、行氣燥濕之功效。

【功效】化濕止帶。

【主治】各種帶下、黃、白帶下、淋毒性子宮實質炎帶下、子宮頸炎。治下焦濕熱蘊結、致下臭穢分泌物、男性淋疾。舌偏紅、苔薄黃膩、脈數或弦數者。

【臨床應用】諸帶下、帶下稠黏、量多、色白兼黃、稠黏臭穢、陰瘙癢、子宮頸炎、子宮附屬器炎、陰癢、屬濕熱者、男性淋疾、尿道炎。

【使用注意】

* 本方屬清熱化濕劑，脾虛濕邪之證，不宜使用。

* 體虛無濕熱者不宜使用本方。

【運用】

* 體虛貧血胃腸虛弱：合參苓白朮散。

* 下腹部疼痛帶下色黃：加敗醬草、牡丹皮、山藥、黃柏。

* 白帶質稀量多者：加蒼朮、白朮、薏苡仁。

* 白帶色黃味臭者：加蒲公英、知母、黃柏。

* 陰癢：加蛇床子。

* 濕熱痛癢：合黃連解毒湯。

* 男子淋疾：合龍膽瀉肝湯。

【比較】本方應用於各種濕熱帶（黃、白）下證，屬於瘦弱而有貧血體質者。龍膽瀉肝湯雖亦能治帶下諸證，而其適用對象為實證，以肝經濕熱為目標。

安神劑

以安神藥為主組成，具有安神定志作用，治療神志不安疾患的方劑，稱為「安神劑」。安神劑具有柔肝、養心、重鎮、安神作用，治療心神不安、煩躁失眠、驚恐、狂躁等證候。

因病因不同，神志不安證又有虛實之別，故安神劑又分重鎮安神劑和滋養安神劑兩類。

重鎮安神劑主要用治外受驚恐或肝鬱氣滯、氣鬱化火、心肝火旺、心陽浮動、擾亂心神所致煩亂失眠、驚悸怔忡、驚恐善怒、躁擾不寧、驚狂癲癇等證；滋養安神劑多用治久病勞傷、思慮過度、心肝血虛、心神失養、神魂不藏或心腎虧損、陰血不足、虛火易動、水火不濟、神志不寧所致虛煩不眠、心悸不安、迷惑健忘、盜汗遺精、舌紅少苔等證。

服用安神劑的注意事項

- 重鎮安神劑中多為金石類藥物組成，質重礙胃，脾胃虛弱者尤當注意。
- 礦石、介類等質地堅硬的藥物，宜打碎先煎或久煎，以便充分發揮藥力。
- 服藥期間忌服茶葉、咖啡等興奮性飲料，飲食宜清淡。
- 注意環境，防止噪音及惡性刺激。
- 配合心理治療，調節情志活動，建立正常心態，才能取得良效。

天王補心丹

【組成】生地黃 1.2、人參 1.2、玄參 1.2、丹參 1.2、茯苓 1.2、桔梗 1.2、酸棗仁 1.2、遠志 1.2、柏子仁 1.2、天門冬 1.2、麥門冬 1.2、當歸 1.2、五味子 1.2。

【說明】本方能滋陰清熱、補心安神。用治思慮過多、心血不足、神志不寧、健忘、怔忡、心悸（陣發性心動過速）大便或秘或溏、口舌生瘡、多夢、盜汗、益血固精，化痰涎、袪煩熱舌紅苔少，脈細數，或用於青年人、學生用腦過多、讀書善忘、神經衰弱等證。

【功效】滋陰養血、補心安神。

【主治】心腎不足、陰血虛少、虛煩少寐、心悸神疲、夢遺健忘、大便乾燥、心煩咽乾、口舌生瘡。

【臨床應用】高血壓、神經衰弱、健忘症、精神病、口內炎、發性頻脈、甲狀腺機能亢進症、心悸、夢遺、心神不寧、失眠

【使用注意】

- 脾胃虛寒、胃納欠佳、痰濕溜滯者，不宜久服，以免有腹脹納呆，甚或泄瀉之弊。
- 本方性較滋膩，脾虛便溏者慎用。
- 忌魚腥、胡荽、大蒜、蘿蔔。

【運用】

- 口舌生瘡：加黃連、牡丹皮。
- 大便秘塞：加枳實、厚朴。
- 頭暈目眩：加川芎、白芷。
- 心神不寧：加夜交藤。
- 夢遺健忘：加金櫻子、芡實。
- 口燥咽乾：加石斛、蓮子心。
- 思慮過度：合逍遙散。
- 牙齦腫痛：合清胃散。
- 口舌生瘡：加地骨皮、蓮子、石斛。
- 心動悸甚：加金櫻子、芡實。

【比較】本方與歸脾湯皆能養心安神，治怔忡、健忘。而本方用治滋陰養血、陰虛血弱為主。後者用治健脾益氣、氣虛為主。

酸棗仁湯

【組成】酸棗仁 7.2、甘草 2、知母 2.4、茯苓 4、川芎 2.4。

【說明】本方所治之失眠證，係因肝血不足、陰虛陽亢、虛熱內擾所致。能養血安神、清熱除煩，為虛勞失眠之常用方。適用治肝血不足、虛煩不得眠、

心悸盜汗、頭目眩暈、咽乾口燥、脈弦或細數，或因虛勞、反而嗜眠等證。

方中重用酸棗仁養血補肝、寧心安神，並可斂汗；茯苓與酸棗仁相伍，以加強寧心安神之效；川芎調暢氣機，疏達肝氣與酸棗仁同用，又可養血調肝安神之效；知母滋陰清熱除煩，並可緩川芎之辛燥，使無傷陰之弊；甘草清熱和藥。諸藥合用，養肝血以寧心神，清內熱以除虛煩，則睡眠自寧。

【功效】養血安神、清熱除煩。

【主治】肝血不足、虛煩不眠、心悸盜汗、頭目眩暈、咽乾口燥、虛勞虛煩不得眠、舌紅、脈細弦。

【臨床應用】自律神經失調、焦慮神經、失眠、高血壓、神經衰弱、更年期症候群、健忘、盜汗、多夢、易驚悸、易怒。

【使用注意】

• 陰虛火旺之失眠，不宜使用本方。

【運用】

• 若睡眠時而驚醒、心悸夢多：加人參。

• 若脈數舌紅心煩躁擾較盛時：加梔子、黃連。

• 如如兼盜汗者：加五味子。

• 偏陰虛有熱者：加生地黃、百合、白芍。

• 驚悸甚者：加龍骨、牡蠣、黨參。

• 氣虛瘦弱：加人參、黃耆。

• 血虛不眠：加當歸、熟地黃、何首烏。

• 煩熱不眠：加牡丹皮、梔子、淡竹葉。

• 煩躁不眠：合溫膽湯。

• 驚悸不眠：合抑肝散。

• 陰虛火旺：合黃連解毒湯。

柴胡加龍骨牡蠣湯

【別名】柴胡加龍牡湯。

【組成】柴胡 5、半夏 3、茯苓 2、桂枝 2、黃芩 2、生薑 2、人參 2、龍骨 2、牡蠣 2、大黃 2.5、大棗 2。

【說明】能清熱降逆、鎮驚袪痰。為調和氣血，和解內外，鎮靜安神劑。適用治胸、心部脹滿、心神不寧、煩悶憂鬱、譫語、易怒、痙攣、一身盡重，不可轉側，小便不利、便秘等證。

方中柴胡、桂枝、黃芩和裡解外，以治寒熱往來、身重；龍骨、牡蠣重鎮安神，以治煩躁驚狂；半夏、生薑和胃降逆；大黃瀉裡熱；茯苓安心神、利小便；大棗、人參益氣養營、扶正袪邪。共成和解清熱，鎮驚安神之劑。

【功效】和解少陽、鎮驚安神。

【主治】傷寒誤下後、胸滿、煩驚、譫語、一身盡重、不能轉側或小便不利者。

【臨床應用】動脈硬化症、心臟瓣膜疾病、梅尼爾氏症、精神分裂症、精神官能症、癲癇、失眠症、巴塞杜氏病、更年期徵候群、高血壓、慢性腎炎、禿頭、綠內障、耳鳴、重聽、肥胖症、帶下、神經質、神經衰弱、歇斯底里、腦溢血後的半身不遂、痿縮腎、水腫、腳氣、肩胛痠痛。

【使用注意】若大便無秘者，可去大黃使用。

【運用】

• 癲癇、兩腹直筋拘攣：加桂枝茯苓丸。

• 驚悸不眠、血壓偏高者：加鉤藤、杜仲。

• 心胸不暢：加香附、鬱金。

• 癲癇：加石菖蒲、鬱金、遠志。

• 癲狂：加天麻。

• 頭暈：加鉤藤、桑葉。

• 失眠：加合歡皮。

【比較】本方能清熱降逆、鎮驚袪痰。桂枝加龍骨牡蠣湯可用於治虛弱性陰虛夾火而起之煩驚、夢遺為主。

養心湯

【組成】炙黃耆 3、茯神 3、茯苓 3、半夏麯 3、當歸 3、川芎 3、遠志 2、酸棗仁 2、肉桂 2、柏子仁 2、五味子 2、人參 2、炙甘草 1、生薑 1、大棗 1。

【說明】本方能滋養強心、益智強志。適用於治療心、脾、肺，氣血不足所引起怔忡、驚悸或易受外界刺激，致心跳過速而出冷汗者。並用於治心虛血少、神志不寧。

本方適用於神經衰弱，屬心虛血少、神志不寧之證，心主血脈而藏神，陰血不足，心神失養，治宜養心補血、安神定志。方中黃耆、人參補益心氣；當歸、川芎補血和血以養心，收攝耗散之心氣；半夏祛除擾心之痰涎；炙甘草補土養心；肉桂引導諸藥入心經。上藥合用，潤以滋之、溫以輔之、香以舒之，則心得其養矣！

【功效】養心補血、安神定志。

【主治】心血虛少、神志不寧、驚悸怔忡，或神倦、失眠。

【臨床應用】失眠症、神經衰弱、更年期症候群、心臟神經官能症、貧血、健忘症、諸虛弱症、神經性心悸亢進。

【使用注意】正虛、邪實者慎用。

【運用】

• 發熱燥渴：加麥門冬、竹茹。

• 發煩熱不眠：加黃柏、知母。

• 健忘驚悸：加菖蒲、白芍。

• 停水怔忡：加檳榔、茯苓。

【比較】本方能滋養心陰，可治陰虧血少之心悸、失眠、健忘。酸棗仁湯能養肝血、除煩熱，可治虛煩不眠。

甘麥大棗湯

【組成】甘草 6、大棗 6、小麥 12。

【說明】本方能養心安神、神緩和中，有鎮靜神經之過度興奮，緩解急迫性痙

攣的作用。尤其是婦女臟燥病的常用方（臟燥病是一種無緣無故而發悲愁或芝麻小事而哭泣、大鬧、失眠，甚至昏迷、狂躁、頻頻打呵欠）。此證多由心血虛少、肝氣鬱結所致，具有上述症狀者，男女老幼，皆可使用。

臟躁一般指精神方面的疾病，多見於婦人，多因憂思過度，心陰受損，肝氣失和所致，故治宜養心安神、調肝和中。方中甘草甘緩和中，大棗甘溫益氣，兩藥甘平質潤性緩，與小麥相伍，能補中益氣、調養心陰，並可緩肝氣之急。

【功效】養心安神、和中緩急。

【主治】臟燥、精神恍惚、不安感、悲哀感、失眠症、自律神經失調症、小兒夜驚症、歇斯底里。

【臨床應用】不眠症、自律神經失調症、小兒夜驚症、歇斯底里、癲癇。

【運用】

- 煩躁不眠者：加酸棗仁。
- 大便秘結：加胡麻仁、何首烏、柏子仁。
- 因驚嚇睡眠不安：加龍骨、天麻、殭蠶、蟬蛻。
- 心火盛不眠：加三黃瀉心湯。
- 心煩不眠：加百合、生地黃、柏子仁。
- 煩躁口渴：加麥門冬、五味子。
- 心氣不足怔忡驚悸：加人參、黃耆。
- 小兒夜啼：加蟬蛻、吳茱萸。
- 頭暈：加當歸、酸棗仁。

【比較】本方以治無緣無故而悲愁或哭泣、失眠、心神恍惚者為主。定志丸用治心氣不足、驚悸、恍惚、憂傷、健忘為主。抑肝散以治肝氣亢盛而出現神經過敏易怒，精神不安、不眠、頭痛為主。

抑肝散

【組成】當歸 5、白朮 5、茯苓 5、鉤藤 5、川芎 4、柴胡 2.5、甘草 2.5。

【說明】本方出自於小兒直指方急驚風門，主要用於小兒急驚風，現代廣泛應用於神經性疾患。能平肝抑氣、安神鎮痙，治肝經虛熱、發搐或驚悸。用於治肝氣亢盛神經過敏、易怒、精神不安、顏面潮紅、頭痛、眩暈、不眠、左腹拘急緊張，小兒痙攣等證。

方中鉤藤清熱平肝，息風止痙；柴胡疏肝解鬱，和解清熱；肝氣有餘則肝血不足，故用當歸養血柔肝；川芎活血行氣；肝木為病，易剋犯脾土，故應實土而防木侮，故用茯苓、白朮、甘草培補脾土、淡滲利濕，甘草並有緩急並助鉤藤止痙之功。七味合用，則肝血得養、脾土得補、肝氣得疏，並能息風鎮痙，則諸證悉癒。

【功效】平抑肝氣、鎮痙安神。

【主治】肝經虛熱發搐或驚悸寒熱或發熱咬牙，或嘔吐痰涎、腹脹少食、睡臥不安。

【臨床應用】神經衰弱、焦慮、癲癇、精神分裂、歇斯底里、不自主性磨牙、咬牙、斜頸、小兒夜啼、不眠、不明原因之頭痛、更年期障礙。

【運用】

- 精神不安、月經異常：加白芍、黃連。
- 小兒不眠夜啼：加蟬蛻。
- 肝風內動，驚癇抽搐：加天麻。
- 心煩失眠：加酸棗仁、合歡皮、柏子仁。
- 腹脹納差：加陳皮、枳殼、麥芽、厚朴。
- 咬牙、磨牙：加白芍。
- 氣血兩虛：加人參、黃耆、白芍、地黃。
- 嘔吐：加半夏、生薑。

【比較】本方與甘麥大棗湯皆可用於治夜啼、夜驚、不眠等，本方用於治肝氣、神經過敏者。而甘麥大棗湯用於有歇斯底里的傾向，憤怒痙攣、情緒不穩者。

驅蟲劑

　　以驅蟲藥物為主所組合而成，用於治療人體寄生蟲病的方劑，稱為「驅蟲劑」。驅蟲劑常以烏梅、檳榔、鶴蝨、使君子等藥組成。由於寄生蟲病在人體內，辨證則有寒熱虛實不同，所以驅蟲劑的配伍也是因證而異，如屬寒者，則配伍溫中袪寒藥物；病情屬熱者，則配伍苦寒清熱藥物；如病情寒熱錯雜者，則需配伍苦寒以及辛溫之藥物；如脾運失健者，則配伍健運和中之藥物；以脾虛為主者，則配伍補養脾氣藥物。

服用驅蟲劑的注意事項
- 服藥時應忌吃油膩食物，並以空腹為宜。
- 有些驅蟲藥含有毒性，因此在運用時要注意劑量，用量過大易發生中毒，用量不足時則難生效。
- 有些驅蟲藥具有攻伐作用，對年老體弱、孕婦等使用時宜慎重。
- 服驅蟲劑之後，若有脾胃虛弱者，宜適當內服調補脾胃之劑。

肥兒丸

【組成】人參 1.2、茯苓 1.2、白朮 2.5、甘草 0.5、山楂 1.6、麥芽 1.6、神麴 1.6、使君子 2、宣胡連 2.5、黃連 1、蘆薈 1.2。

【說明】本方適用於小兒蟲疳腹痛，消化不良、兼內鬱邪熱之證。方中人參、茯苓、白朮、甘草為四君子湯有益氣健脾胃之功；山楂、麥芽、神麴皆能促進消化機能增進飲食；使君子、蘆薈能驅蟲消疳；宣胡連、黃連苦能下蛔兼清肝胃之熱。諸藥合用不但能健脾胃促進消化，且有清熱殺蟲之功效。

【功效】健脾清熱、消積殺蟲。

【主治】小兒脾疳證、面黃肌瘦、腹大食少、身虛發熱、倦怠喜睡、睡臥喜冷、納呆、時吐瀉、口乾煩渴。

【臨床應用】小兒發育不良、食欲不振、消化不良、夜啼、寄生蟲病。

【使用注意】忌食酒、麵、生冷食物。

【運用】

- 口乾煩渴：加麥冬、五味子。
- 嘔吐泄痢：加半夏、陳皮。
- 體虛寒熱：加柴胡、白芍。

表裡劑

　　以解表藥配合瀉下藥或清熱藥、溫裡藥等為主組成的方劑稱為「表裡劑」。表裡劑，是採用表裡同治、內外雙解治療方法的方劑。如表證未罷又兼裡證，或表裡證同時出現者，此時若單純解表則裡證不除，若單獨治裡則表邪不解。

服用表裡劑的注意事項
- 必須有表證又有裡證者，方可應用。
- 辨別表證與裡證的寒、熱、虛、實，針對病情選擇適當的方劑。
- 分清表證與裡證的輕重主次，然後權衡表藥與裡藥的比例，才不會有太過或不及的弊端。

五積散

【組成】茯苓 1、陳皮 2、半夏 1、蒼朮 8、當歸 1、桔梗 4、白芍 1、川芎 1、厚朴 1.5、白芷 1、枳殼 2、生薑 2、肉桂 1、麻黃 2、甘草 1。

【說明】本方係針對寒、濕、氣、血、痰五積而設，故名五積散。方中麻黃、白芷發汗解表，乾薑、肉桂溫中散寒，四味相伍共奏祛寒之功，以治五積之本；蒼朮、厚朴健脾燥濕，以消食滯；陳皮、半夏理氣化痰以治痰積；桔梗、枳殼升降氣機以解氣鬱；歸、芎、芍養血活血，以祛血瘀；甘草、生薑調和諸藥。諸藥合用，解內外之寒，並使脾胃得健、痰消濕化、氣血宣通，諸病悉解。

【功效】發表溫裡、順氣化痰、活血消積。

【主治】外感風寒、內傷生冷、身熱無汗、頭痛身痛、項背拘急、脘腹脹滿、噁心嘔吐、腸鳴便溏、腹中冷痛。

【臨床應用】急性胃腸炎、感冒、腰痛症、冷氣病、月經困難症、關節風濕病等兼有寒濕者。

【運用】

- 氣虛者：加黨參、白朮。
- 傷食重者：加山楂、神麴。
- 婦人淋病：加木通、車前子。
- 飲食腹痛：加山楂、麥芽。
- 發熱痲痺：加羌活、獨活、防風。
- 風寒頭痛：加升麻、葛根。
- 全身疼痛甚者：加乳香、細辛。
- 咳嗽：加桑白皮、杏仁。
- 腰痛：加牛膝、杜仲、小茴香。
- 下肢浮腫：加五加皮、大腹皮。
- 手足攣急：加木瓜、牛膝。
- 裡寒甚者：加吳茱萸。
- 婦女經痛：加香附、延胡索、丹參。

香蘇散

【組成】香附 8、紫蘇葉 8、陳皮 4、炙甘草 2、生薑 3。

【說明】本方適用於素有氣滯體質、復感外邪者。能發汗、健胃、鎮痛、疏鬱達表。適用於治虛弱體質、氣鬱食滯之胃腸型感冒，有心下痞、頭痛、頭重、發熱、惡寒、肩凝、眩暈、嘔氣、神經症等症狀。

方中香附開鬱散滯、調氣疏肝、善疏氣鬱；紫蘇葉外開皮毛、疏散風寒、內解鬱結、善解血鬱；生薑辛溫助紫蘇葉疏風解表，升發脾胃之氣，而調和營衛；炙甘草調和諸藥。

【功效】疏散風寒、理氣和中。

【主治】外感風寒、內有氣滯、發熱憎寒、頭痛胸悶、無汗、不思飲食、舌苔薄白、脈浮。婦人妊娠、氣鬱諸證。

【臨床應用】神經性胃炎、胃炎、胃腸型感冒、胃腸虛弱、胃腸神經症。感冒、過敏性鼻炎、蕁麻疹、鼻塞、月經閉止、海鮮中毒、流行性感冒、神經症等症狀。

【使用注意】如屬氣虛者不宜使用。

【運用】

- 外感風寒重者：加荊芥、防風。
- 胃腸虛弱嘔吐：加茯苓、半夏、蒼朮。
- 燥熱：加葛根、梔子、黃柏。
- 納呆（食滯）：加山楂、麥芽、神麴。
- 咳嗽：加半夏、杏仁、桑白皮、款冬花。
- 風寒頭痛：加川芎、細辛、白芷。
- 兼瀉痢：加茯苓、白朮。
- 嘔吐：加藿香、半夏。
- 腹痛：加木香、白芍。
- 鼻流清涕鼻塞：加蔥白、荊芥。
- 夾熱：加黃芩。
- 胃脘脹滿：加枳殼、厚朴。
- 妊娠氣滯外感：加白朮、黃芩。
- 氣滯胸脘痞滿較重：加木香、厚朴。

【比較】本方以治外感內傷，解表理氣並重為主。參蘇飲亦治外感內傷，以嘔逆咳嗽痰塞中焦、傷風泄瀉為主。

- 香蘇蔥豉湯：即本方加蔥白、豆豉，發汗解表之力較強，適用於表寒較重而內有氣滯者。
- 加味香蘇散：本方加荊芥、防風、秦艽、蔓荊子，主治四時感冒、頭痛頑

強、鼻塞流涕、身體疼痛、發熱惡寒、無汗。

防風通聖散

【組成】防風 1、川芎 1、當歸 1、白芍 1、薄荷 1、麻黃 1、連翹 1、荊芥 1、梔子 1、大黃 1、芒硝 1、白朮 1、黃芩 2、桔梗 2、石膏 2、甘草 4、滑石 6、生薑 2。

【說明】本方係表裡、氣血、三焦通治之劑，具有解表、清熱、解毒、攻下之功效，應用甚為廣泛。可解表通裡、疏風清熱，能使鬱積於體內的食毒、水毒、風毒等由皮膚、泌尿或消化器官排泄，以達解毒作用。適用於治肥滿型並具有實證者之中風體質。其足以招致高血壓、動脈硬化之腸（食）毒、腎（水）病毒及先天性與後天性的梅毒、淋毒等症狀，使用後，可大小便將毒素排出。

方中麻黃、荊芥、防風疏風解表；黃芩、連翹、薄荷、桔梗清熱利咽；大黃、芒硝瀉熱通便排毒，蕩滌實熱之邪；石膏清肺胃之熱；梔子、滑石清熱瀉火利濕；當歸、白芍、川芎養血活血，並防瀉下劑過分損傷陰血；白朮健脾燥濕，並防發表劑汗出太過；甘草和中緩急，調和諸藥。諸藥合用，辨證得當，則汗不傷表，下之不傷裡，為表裡通治之常用方。

【功效】發表攻裡、疏風清熱。

【主治】風熱壅盛、表裡俱實證。惡寒發熱、咽痛、口苦而乾、無汗心煩、小便短赤、大便秘結、舌苔黃膩、脈洪數。亦治瘡瘍腫毒、腸風痔漏。腹部肥滿、便秘，服用後可能導致腹瀉，可酌情調整用量。

【臨床應用】高血壓、肥胖症、高血脂、動脈硬化、便秘、痔瘡、皮膚病、脂肪心、糖尿病、丹毒、頭瘡、鼻蓄膿、蕁麻疹、眼疾、諸藥物中毒、腦溢血、慢性腎炎、腳氣、喘息、頭瘡、關節炎。

【使用注意】

• 脾虛便溏者慎用。

• 孕婦忌服。

【運用】

- 糖尿病慢性反道感染、慢性炎症：加龍膽瀉肝湯。

- 陰虛引起之齒槽膿漏：加甘露飲。

- 肥胖症者：加天南星、蒼朮。

- 風寒外感：加蒼朮、羌活。

- 熱甚者：加黃連、黃柏。

- 高血壓：加天麻、鉤藤、決明子。

- 痔漏（核）：合乙字湯。

- 瘡瘍腫毒：合排膿散。

- 表實裡不實：去硝、黃名曰雙解散。

【比較】本方可用治療於高血壓的陽實證，患者具有肥滿的體格、腹滿、肩凝、小便黃赤、大便秘結等症狀。七物降下湯可用於治陰虛證，患者有貧血、面色不好、肩凝痛、頭痛、皮膚枯燥等症狀。

參蘇飲

【組成】人參 3、紫蘇葉 3、陳皮 2、桔梗 2、枳殼 2、甘草 2、木香 2、半夏 3、葛根 3、前胡 3、茯苓 3、生薑 2、大棗 1。

【說明】本方能益氣解表、行氣化痰。可治四時感冒、頭痛發熱、咳嗽而兼痰飲等證。亦治因飲食內傷中脘痞滿、嘔吐、噁心者。更可用於治年老體力較差之咳嗽、感冒。

氣虛體質、因勞倦、妊娠等因素，使衛外功能下降，而感受風寒之邪，則為本方之適應證。方中紫蘇葉辛溫，既能解表散寒，亦能理氣化痰、止咳平喘；人參甘溫，益氣扶正，使氣旺則能排邪外出；葛根升陽解肌，以助蘇葉發汗解表；半夏、陳皮燥濕化痰；茯苓健脾滲濕；枳殼、木香理氣寬胸、和胃降逆；桔梗、前胡宣肺化痰止咳；炙甘草調和諸藥，與人參同用可增強益氣扶正之功，加薑棗調和營衛。諸藥合用，外散風寒、內化痰飲，解表扶正兩者兼顧，對老幼體弱，又感風寒者適用。

【功效】益氣解表、宣肺化痰。

【主治】氣虛外感風寒，內傷痰飲、惡寒發熱、頭痛鼻塞、咳嗽痰多、無汗、胸悶嘔噁、氣短倦怠、舌淡苔薄白、脈浮無力。

【臨床應用】支氣管炎、肺炎、感冒、上呼吸道感染、妊娠惡阻、痛經、氣鬱症、酒毒、食欲不振、酒毒、氣鬱、胃腸炎、消化不良。

【使用注意】忌生冷、油膩食物。

【運用】

- 惡寒甚：加防風、荊芥。

- 咳嗽甚：加杏仁、貝母。

- 鼻塞：加辛夷、蒼耳子。

- 肺熱甚：加杏仁、桑白皮、黃芩。

- 胸滿痰多：加栝樓仁。

- 頭痛：加川芎、細辛。

- 瀉痢腹痛：加藿香、砂仁。

- 肺寒咳嗽：加五味子、乾薑。

【比較】本方可用於治療胃腸虛弱者之感冒咳嗽兼有痰飲或飲食內傷、心下痞滿嘔吐為主。香蘇散以治療氣之鬱滯、食滯之感冒，平時胃氣不暢者為主。杏蘇散則長於發散風寒、宣肺化痰、止咳。

葛根黃芩黃連湯

【組成】葛根 12、黃連 4.5、黃芩 4.5、甘草 3。

【說明】本方係表裡同治之劑，但以清裡熱為主，解表為輔。能解表清裡、泄熱止痢。乃內能清胃腸之熱，外能解肌表之熱，故用治胃腸熱盛下痢（自覺肛門有灼熱者），胸脘煩悸、口渴、喘而汗出，或用於飲酒度而嘔吐、下痢等證。

方中重用葛根為君，係因其能解表清熱、升發脾胃清陽之氣而治下痢；配伍苦寒之黃芩、黃連稱臣，能清胃腸之濕熱。使表解裡和，身熱與下痢可癒。

甘草甘緩和中並協調諸藥為佐使，共成解表清裡之方也。

【功效】解表清裡。

【主治】外感表證未解、熱邪入裡。身熱、下痢臭穢、肛門有灼熱感、胸脘煩熱、口乾作渴、喘而汗出、苔黃、脈數。

【臨床應用】急性胃腸炎、細菌性痢疾、結膜炎、淚腺炎、口內炎、酒齄鼻、高血壓、胃腸型感冒、赤痢、疫痢之初期、急性腸炎、喘息、齒痛、二日醉、火傷後發熱、灸後發熱、丹毒、麻疹內攻、中風、精神不安。

【使用注意】

- 寒濕痢疾或脾胃虛寒下痢忌用。
- 下痢不發熱、脈沉遲或微弱、屬虛寒者慎用。

【運用】

- 兼頭痛者：加白芷、川芎。
- 熱甚者：加金銀花。
- 食滯者：加麥芽、萊菔子、山楂、神麴。
- 嘔吐者：加半夏、竹茹。
- 腹痛者：加木香、白芍。
- 急性菌痢：加白頭翁、木香、秦皮。
- 腸病毒：加金銀花、板藍根、白芍、馬齒莧。
- 嘔吐者：加半夏、竹茹。
- 腹痛：加木香、白芍。

【比較】本方可解肌除煩渴，以治療表邪未解，裡熱已成之熱瀉熱痢者為主。白頭翁湯有涼血解毒之功，以治濕熱鬱於血分之下痢膿血者為主。

柴胡桂枝湯

【組成】柴胡 8、桂枝 3、半夏 5、人參 3、黃芩 3、白芍 3、生薑 3、甘草 2、大棗 2。

【說明】本方為小柴胡湯與桂枝湯之合方。桂枝湯疏通營衛，為太陽病之主

方；小柴胡湯和解表裡，為少陽病之主方。因有發熱微惡寒，肢節煩疼之太
陽未解之證，且有微嘔心下支結之少陽證已現，故兩方合一，表裡同治。

適用於治體質虛弱，容易疲勞、胃腸弱，伴有頭痛、頭重、關節痛、發熱、
微惡寒、肢節痛、微嘔、脈浮及心窩部痞硬，臍傍或下腹筋緊張、苦滿或疼
痛等症狀。或婦女產後，感冒骨節痠痛煩重者用之效果良好。

【功效】 表裡兩解、寒熱兼除。

【主治】 少陽病兼表證、外感風寒、發熱自汗、微惡寒或寒熱往來、鼻鳴乾
嘔、頭痛項強，胸脇滿痛、四肢煩疼、舌淡紅、苔白薄、脈弦浮大。亦治心
腹卒痛。

【臨床應用】 感冒、胰腺炎、急慢性胃炎、慢性肝炎、膽結石、癲癇、肋間神
經痛、胃及十二指腸潰瘍、瘧疾、神經痛、流行性感冒、肋膜炎、胃痛、腎
炎。

【運用】

- 胸脇苦滿，起立性低血壓眩暈、頭重、氣鬱、口渴：加半夏厚朴湯。
- 失眠：加當歸、酸棗仁。
- 癲癇：加白芍。
- 惡寒甚：加麻黃、杏仁。
- 肢節煩疼：加葛根、升麻。
- 心下痞滿：加枳實、桔梗。

【比較】 本方治身體虛弱、微熱、惡寒、頭痛、易疲勞者為主。大青龍湯以治
高熱、惡寒、筋骨痛、無汗、口渴、煩躁為主。

清暑劑

可清除暑邪或可醫治暑病的方劑統稱為「清暑劑」。暑係陽邪，在夏季為
暑邪所傷而致呈現多汗、心煩、身熱、口渴、四肢倦怠、嘔吐、泄瀉等症狀。
如純係感暑邪則宜用清暑法，惟兼有表寒者，宜用祛暑解表法；而兼有濕邪
者，宜用清暑利濕法；兼見氣虛的，則該用清暑益氣法治療暑病。一般可分為

清暑法、袪暑解表法、清暑利濕法、清暑益氣法等。

服用清暑劑的注意事項

- 使用清暑劑的主要關鍵，在於掌握有無兼證及其次輕重。
- 如暑病兼濕而暑重濕輕的，則濕易從熱化，用藥不宜過於溫燥，以免燥灼津液。
- 如濕重暑輕的，則暑為濕遏，甘寒之劑，又當慎用。

六一散

【組成】滑石 24、甘草 4。

【說明】本方是甘淡清熱利濕法，能使內蘊的暑熱從小便而泄，故熱可退、渴可解、痢可止，因本方袪邪而不傷正，利濕兼能和胃，簡便而價廉有效，為治暑濕病的常用方。

感受暑濕之邪，濕熱鬱結於裡，三焦氣化失常所致。方中滑石其性甘淡寒滑，能通利臟腑之熱結，滲利三焦之濕熱，最清暑邪，善利小便；甘草甘平，清熱和中。二藥合用，共成清熱利濕，導熱下出之劑。

【功效】清暑利濕、導熱滑竅。

【主治】暑濕之證，發熱口渴、煩躁、小便不暢，或大便瀉痢等。

【臨床應用】中暑、小便赤澀、嘔吐、泄瀉。

【使用注意】凡暑不夾濕或暑傷氣陰者，不宜使用。

【運用】

- 小便澀痛或結石：加海金沙、金錢草。

- 赤白痢疾：加乾薑。

- 暑濕口臭：加薄荷。

- 口瘡咽痛：加青黛。

- 驚煩不安：加茯神。

香薷飲

【組成】香薷 12、厚朴 6、扁豆 6、甘草 2。

【說明】本方為夏季時令病,清暑發汗解熱之方劑。能祛暑解表,化濕和中。治夏秋臟腑冷熱不調、飲食不節、頭重、發熱、惡寒、無汗、煩躁、口渴引飲、腹痛吐瀉、舌苔白膩等症狀。方中香薷辛溫芳香,解表散寒,兼能清暑化濁為君;厚朴辛苦溫行氣寬中、化濕滯為臣;扁豆甘平,健脾和中,兼能利濕消暑為佐;香薷本有化濕之功,得厚朴、扁豆之相佐,不但能解表散寒,且能加強化濕和中之力。

【功效】益氣、健脾、燥濕。

【主治】感冒暑氣、皮膚蒸熱、頭痛頭重、自汗肢倦、心煩口渴、嘔吐泄瀉、暑濕內傷、神昏身倦。

【臨床應用】夏日感冒、惡寒、頭痛、無汗、胸悶、嘔吐、腹痛、吐瀉。

【使用注意】

• 症見嘔吐偏重者,服藥時應冷服。

• 對於中暑但不兼感冒夾濕者,不宜使用本方。

【運用】

• 表邪重:加青蒿、藿香。

• 兼兩腿轉筋者:加木瓜、白芍、桑寄生。

• 腹脹、腹瀉、裡急後重:加木香、檳榔、黃芩、黃連。

• 體虛:加人參、生黃耆。

• 口渴甚:加葛根。

【比較】本方可祛暑解表、化濕和中。十味香薷飲以治暑痰內傷、頭重吐痢、倦怠神昏為主。

清暑益氣湯

【組成】黃耆 3、蒼朮 3、升麻 3、人參 1.5、澤瀉 1.5、神麴 1.5、陳皮 1.5、白朮 1.5、麥門冬 1、當歸 1、炙甘草 1、青皮 1、黃柏 1、葛根 1、五味子

0.5、生薑 3、大棗 2。

【說明】本方適用於素體氣虛、復感暑濕之邪。能清暑熱、益氣生津，由補中益氣湯加減而成。為長夏熱傷氣引起疾病的常用方。適用於治頭痛身熱、四肢無力、精神不佳、胸滿氣促、自汗、口渴、心煩頭昏、便黃溺赤、脈虛等症狀。

方中黃耆補中益氣；人參益氣生津；麥冬養胃生津止渴；蒼朮、白朮健脾燥濕和中；黃柏清熱燥濕殺菌；神麴健脾開胃助消化；青皮、陳皮理氣化滯；升麻、葛根解肌退熱驅毒，生津止渴；當歸甘潤，防理氣藥耗傷陰血；澤瀉利水滲濕瀉熱；五味子生津斂汗；甘草益氣和中，調和諸藥。

【功效】清暑祛濕、益氣生津。

【主治】暑傷氣津證，四肢倦怠、身熱汗多、口渴心煩、不思飲食、大便溏泄、小便短赤、苔膩、脈虛。

【臨床應用】中暑、慢性腎炎、尿滯留、食欲不振、消化不良、自律神經不安定症、四肢無力。

【運用】

- 中暑受熱心煩口渴、頭昏自汗、小便黃赤：加五苓散或竹葉石膏湯。

- 中暑腹痛：加白芍。

- 小兒夏季熱、加白薇、蟬蛻。

- 煩熱甚：加知母、竹葉。

- 口渴甚：加石斛、天花粉。

- 小便不利：加木通、車前子。

【比較】本方以治夏天手足無力、疲勞、全身有熱感、口渴、小便赤少為主。白虎加人參湯以治有劇烈口渴、出汗或尿量大、發熱怕寒、口舌乾燥為主。

癰瘍劑

可醫治瘡、癰、瘍等證的方劑稱為「癰瘍劑」，又名「治瘡劑」。癰瘍的種類多，治療法各有不同，惟各劑的主要作用可概括為解毒、瀉熱、活血、托

瘡等，適用於癰、疽、疔瘡、丹毒、流注，以及肺癰、腸癰等證。

　　癰瘍的致病原因，一般分為內因，即內傷七情，或恣食辛熱之物等，外因即外感六淫，或外來傷害，如燙傷、金刃傷、跌打損傷及蟲獸咬傷等。其辨證除了體表局部症狀外，須加上全身情況，以此分為陰陽虛實。治療方式分為外治與內治兩類。外治法如外敷或外貼藥膏、手術切開等。內治法，一般是按癰瘍發展過程的三期（初起、膿成、潰後），據此分別使用消、托、補三法。

使用癰瘍劑的注意事項

- 臨床運用，必須根據病情變化，隨證加減使用。
- 當體表癰瘍火毒熾盛時，溫補應列為禁例，即使在癰瘍餘毒未盡之際，純補太早，終非所宜，還應兼顧清解餘毒，以免因補留邪。

乙字湯

【組成】當歸 6、柴胡 6、升麻 2、黃芩 3、大黃 1.5、甘草 3。

【說明】本方能改善血液循環、腹壓、肝機能、排便機能。可用於治療飲酒或攝取刺激性食物後之外痔核、內痔疼痛、出血。或用於便秘、習慣性便秘、排便時肛門裂傷、脫肛，時常有少量出血，局部疼痛厲害者等證。

本方適用於不甚嚴重之痔疾、便秘傾向並有少量出血、局部疼痛厲害者。

方中柴胡、升麻能去下腹部之濕熱；當歸、甘草能緩和止痛，滋潤通和；黃芩能清腸熱；大黃促進大腸的蠕動而通便。

【功效】清熱利濕、祛瘀消結、涼血解毒。

【主治】痔疾、脫肛、痔核疼痛、出血、肛門裂傷、前陰癢痛、各種肛門疾病而有便秘傾向，並有少量出血、局部疼痛甚者、輕微脫肛者。

【臨床應用】脫肛、痔核脫出、痔出血、肛門裂傷、習慣性便秘、痔核之疼痛、肛裂、婦女陰部癢痛。

【使用注意】

- 若氣虛、陰虛者，不宜久服。
- 無便秘傾向者，本方不宜選用。

【運用】

- 痙攣性疼痛嚴重：加白芍。
- 兼瘀血腫脹：加赤芍、桃仁、牡丹皮。
- 浮腫嚴重：加澤瀉、車前子。
- 虛弱體質：加人參。
- 潤腸：加火麻仁、枳實。
- 咳嗽：加杏仁。
- 血燥：加桃仁。
- 風邪：加羌活、防風。
- 血虛：加四物湯。
- 氣虛兼有脫肛者：加補中益氣湯。
- 便秘甚者：加大黃、枳實。
- 陰部癢痛：加金銀花、蛇床子。
- 脫肛崩血：加黑地榆、生地黃、黃連。
- 肛痛甚者：加甘草、乳香。
- 痔核並腹部瘀血者：合桂枝茯苓丸。
- 腸風下血：合槐花散。

【比較】痔疾疼痛出血使用本方，瘀血起因者使桂枝茯苓丸。

大黃牡丹皮湯

【組成】大黃 10、牡丹皮 2.5、桃仁 2.5、芒硝 7、冬瓜子 6。

【說明】本方能瀉熱通便、散瘀消腫。適用於治實證而有便秘，尤其是下腹部各種炎症，凡下腹部有緊張性炎症，化膿瘀或腫瘤、硬塊等，亦可用於治療腸癰（蟲垂炎）初期，證見發熱、汗、右側疼痛拒按、右腿屈而不伸、發熱便秘、體力充實、脈遲緊者。

方中大黃瀉熱祛瘀、解毒通便；牡丹皮清熱涼血散瘀，兩藥合用更能瀉下瘀熱；芒硝軟堅散結，並助大黃蕩滌實熱、宣通壅滯、祛其熱勢；桃仁善破血

結，並助牡丹皮活血散瘀；冬瓜子清腸中濕熱、排膿散結消癰。

【功效】瀉熱破瘀、消腫散結。

【主治】腸癰初起，右少腹疼痛拒按，甚則局部腫痞，按之痛甚，小便數如淋，或右足屈而不伸或時發熱，自汗出復惡寒，其脈遲緊者，膿未成可下之，當有血；脈洪數者，膿已成亦可下也。

【臨床應用】闌尾炎、輸卵管卵巢炎、盆腔炎、卵巢囊腫、膀胱炎、泌尿系感染、腎盂炎、痔瘡、直腸炎、結腸炎、肛門周圍炎、痔核、赤痢。

【使用注意】

- 闌尾炎延宕已成腹膜炎者，必須轉診西醫開刀處理。
- 老人、孕婦、體虛者慎用。
- 重型急性化膿或壞死性闌尾炎、闌尾炎合併瀰漫性腹膜炎而病情嚴重者、嬰兒急性闌尾、闌尾寄生蟲病、慢性闌尾炎，以及老人、孕、體質較甚者、脈洪數已經成膿者，不宜使用本方。

【運用】

- 疼痛激烈者：加乳香、沒藥。
- 頑固性濕疹、瘙癢、不眠、右下腹壓痛：加薏苡仁、大黃、芒硝。
- 慢性肝炎：加柴胡。
- 毒盛：加金銀花、蒲公英。
- 惡寒：加薄荷、荊芥。
- 少腹痛甚：加金銀花、蒲公英、赤芍、白花蛇舌草、延胡索。
- 陰虛舌紅：加玄參、生地黃。
- 血瘀：加赤芍、川芎、紅花。
- 闌尾炎：加金銀花、當歸、枳殼、敗醬草。
- 膿未成：加皂角、白芷。

【比較】本方與桂枝茯苓丸皆可使用於下腹腫塊，本方用於治實證而伴有發熱便秘。後者用於治體質中等，症狀較緩和者。

托裡消毒飲

【組成】當歸 3、茯苓 3、人參 3、川芎 3、桔梗 1.5、白朮 3、白芍 3、皂角 1.5、黃耆 3、白芷 1.5、金銀花 3、厚朴 3、甘草 1.5。

【說明】本方能調氣補血、解毒消腫。用於治略帶虛狀的化膿性疾病，具有解毒和強壯作用，同時亦有排膿生肌的效能。常應用於治癰疽及各種化膿證、消散病毒、防止內攻、和增強體力，並能促進排膿與肉芽的生長。

本方治癰疽已成，內潰遲滯者，因血氣不足，不能助其腐化，宜服此方以托之，令其速潰，則腐肉易脫，新肉易生。方中用人參、白朮、黃耆、當歸、白芍、川芎皆補益氣血之品並能內托生肌；白芷、桔梗消腫排膿；皂角刺托毒排膿活血消腫；金銀花清熱解毒；茯苓滲濕健脾；厚朴瀉實滿。諸藥合用，虛實兼治，能補益氣血、內托其瘡、清熱解毒、消腫排膿、使腫能消、斂瘡生肌。

【功效】益氣養血、排膿解毒。

【主治】癰疽氣血俱虛、腫不能潰，或潰不能斂。

【臨床應用】癰疽、慢性化膿性淋巴結炎、慢性乳腺炎、慢性中耳炎、瘻管或癰瘡潰後瘡口不收、多發性筋炎、骨疽。

【運用】

• 瘡瘍腫痛：加三黃瀉心湯。

• 腫而不能潰：加升麻。

• 腫甚作疼：加乳香、沒藥。

• 熱毒較甚：加連翹、牡丹皮、梔子。

• 潰而不能消：加黃連、葛根。

• 不眠：加酸棗仁、遠志。

散腫潰堅湯

【組成】黃芩 4、龍膽 2.5、天花粉 4、黃柏 4、知母 2.5、桔梗 2.5、昆布 2.5、柴胡 2.5、黃連 1、炙甘草 1.5、荊三稜 1.5、莪朮 1.5、連翹 1.5、葛根

1.5、白芍 1、當歸 1、升麻 0.5。

【說明】能破結潰堅，清熱解毒。適用於治療化膿性的瘡瘍、腫脹堅硬如石，或腫瘍潰後仍堅硬者，皆可奏效，一般多用於淋巴腺腫、甲狀腺腫、瘿瘤及一切急性炎症，又可用治腫脹長久不消者。

方中黃芩、黃連、黃柏、知母、龍膽均為清熱瀉火解毒之劑；昆布化痰軟堅；連翹散血結氣聚；荊三稜、莪朮、當歸、白芍破血化瘀；天花粉、桔梗消腫排膿；柴胡入手足少陽經，清熱散結；升麻、葛根入足陽明經，解毒升陽；甘草和中解毒。

【功效】瀉火解毒、消堅散腫。

【主治】熱毒痰瘀，壅結手足少陽經脈，致生馬刀瘡，從耳下延及缺盆或抵肩上，或連脇下，結硬如石。熱毒痰瘀，壅結足陽明經脈，致生瘰癧，遍布頸部，或至頰車，堅而不潰或潰破流膿水者。

【臨床應用】瘰癧、淋巴結炎、急性毛囊炎、甲狀腺炎、甲狀腺腫、頸部淋巴腺炎、子宮腫瘤。

【使用注意】

• 脾胃虛寒者慎用。

• 忌食辛辣肥厚、煎炸之食物。

【運用】

• 頸部淋巴腺腫大、結核：加小柴胡湯、石膏、夏枯草、桔梗。

• 大便秘結：加大黃、芒硝、枳實。

• 瘰癧：加貝母、夏枯草。

• 未成膿者：加金銀花、枳實。

• 已成膿潰：加黃耆、白芷。

• 發熱膿痛：加石膏、梔子。

當歸飲子

【組成】當歸 3、白芍 3、川芎 3、生地黃 3、蒺藜 3、防風 3、荊芥 3、何首

烏 1.5、黃耆 1.5、甘草 1.5、生薑 4.5。

【說明】本方係由四物湯加入祛風益氣藥而成，故可治血虛血燥、風熱內蘊所引起之皮膚疾患。方中四物湯，養血活血，使營血調和，而將熟地黃改用生地黃取其具涼血之功；生薑溫散風邪；防風、荊芥、蒺藜祛風止癢；何首烏養血潤燥；黃耆、甘草補益正氣、托瘡毒外泄、排膿生肌。

【功效】養血潤燥、祛風止癢。

【主治】心血凝滯、內蘊風熱、皮膚瘡疥，或腫或癢，或膿水浸淫或發赤疹。

【臨床應用】蕁麻疹、皮膚炎、皮膚瘙癢症、濕疹。

【運用】

• 皮疹色紅夾熱者：加黃芩、連翹、紫花地丁。

• 皮疹色暗紫屬夾瘀者：加赤芍、丹參、牡丹皮。

• 膿水較多者屬濕者：加薏苡仁、車前子、梔子。

排膿散

【組成】枳實 18、白芍 6、桔梗 2。

【說明】本方原為胃癰、腸癰而設，而今應用更廣，凡證屬瘀熱的癰腫瘡癤皆可以本方為基礎加減使用。方中枳實味苦性微寒，專擅理氣破滯而除煩熱；白芍通血脈涼血而定痛；桔梗開提肺氣而排膿。三藥合用，破氣行滯、清熱和營、排膿消癰，其性緩，適用於慢性患者使用。

【功效】清熱散滯、排膿消癰。

【主治】胃癰或腸癰膿成將潰或初潰，而瘀熱較甚之證。證見腹滿攣急、少腹硬、底有物、重按則痛，或便膿血、口乾、舌有紫斑、紫點、苔薄黃、脈滑數。

【臨床應用】胃及十二指腸潰瘍、潰瘍性結腸炎、慢性腹膜炎、慢性闌尾炎、癰、癤、疔、淋巴腺炎、蜂窩組織炎、扁桃腺炎、鼻蓄膿、肺膿瘍、乳腺炎。

【運用】

- 熱甚：加敗醬草、白花蛇舌草、蒲公英。
- 出血較多：加黑地榆、黑荊芥、扁柏。
- 血瘀腸中：加大黃牡丹皮湯。
- 膿未成而腫甚：加金銀花、連翹。
- 膿成已潰：加黃耆、當歸，或合托裡消毒飲。
- 瘡瘍腫痛：合真人活命飲。

十味敗毒散

【組成】 柴胡2、桔梗2、川芎2、櫻皮2、茯苓2、獨活1.5、防風1.5、荊芥1、生薑2、甘草1。

【說明】 本方是由荊防敗毒湯變化而成，是治療皮膚病的方劑。有強化臟器機能，解除毒素之功效。適用於治療各種化膿性疾病及皮膚病，並能改善過敏性的體質，可應用於濕性紅斑疹、長期未癒之蕁麻疹。

方中荊芥、防風疏風透表、止癢透疹；柴胡、獨活、生薑、川芎祛風解表除濕；桔梗、櫻皮、甘草清熱解毒；茯苓利水滲濕。諸藥合用，既能疏風解表，利水滲濕，清熱解表，對於瘡瘍腫毒初期，而有發熱惡寒之表證者最為適宜。

【功效】 祛風化濕、清熱解毒。

【主治】 面皰、濕疹，或疔瘡癰癤等化膿性皮膚病初起之瘡瘍腫毒、惡寒發熱、苔膩或黃膩、脈浮數或濡。

【臨床應用】 各種癰癤、瘡、疔、蜂窩性組織炎、淋巴腺炎、乳腺炎、上顎洞炎、皮膚炎、蕁麻疹、濕疹、青春痘、過敏性眼炎、麥粒腫、鼻炎、中耳炎、外耳炎、面疱。

【使用注意】

- 瘡瘍病久，無表證者慎用。
- 或用時可加入養血補氣之品。

【運用】

- 青春痘：加薏苡仁、大薊。

- 化膿性面疱：加連翹、薏苡仁、大黃。

- 便秘火氣大：加大黃、石膏。

- 紅腫熱痛：加金銀花、土茯苓、薏苡仁、梔子。

- 癢甚：加薄荷、蟬蛻。

- 便秘：加大黃、火麻仁。

- 鼻蓄膿：加辛夷、葛根。

【比較】本方治患部不乾燥，局部發紅腫痛、瘙癢、分泌物多或慢性蕁麻疹、濕疹為主。消風散用治血燥之乾性皮膚，瘙癢時滲出物多形成結痂，有便秘、口渴的現象。

明目劑

　　用於醫治眼疾的方劑稱為「明目劑」。五臟之精氣，皆集注於眼，眼方有光輝，故精神充足始能發揮眼的正常視覺。用內治法調整內臟機能或驅除病邪，不但適用於體內臟腑經絡失調所起之眼疾，亦對四季病邪或某種外傷性眼病有重要治療意義。一般將內治法分為疏風清熱、行氣活血、補益肝腎、益氣養血、瀉火解毒、退翳明目等類。

滋腎明目湯

【組成】當歸 2.4、川芎 2.4、白芍 2.4、熟地黃 2.4、生地黃 2.4、人參 1.2、桔梗 1.2、梔子 1.2、白芷 1.2、黃連 1.2、菊花 1.2、蔓荊子 1.2、茶葉 1.2、燈心草 1.2。

【說明】本方適用於氣血虛弱兼肝腎陰虧，並夾風熱實邪之眼疾。方中歸、芎、芍、地乃四物湯補血兼養肝腎之陰血；生地黃滋陰涼血；人參、甘草補益中氣，氣生則血生；黃連、梔子清瀉肝火；菊花清肝明目；蔓荊子、白芷疏散風邪、清利頭目；桔梗載藥上行。上藥合用，養陰血、補元氣以治其

虛，疏風清熱、利肝明目以去其實，兩者兼顧，目疾漸癒。

【功效】補養氣血、清熱明目。

【主治】勞神腎虛、血少眼痛、眼睛痠澀不舒、迎風流淚、頭昏目暗或視物模糊。

【臨床應用】白內障、視網膜病變、視神經萎縮、眼睛疲勞、飛蚊症、視力障礙。

【運用】

- 熱甚：加龍膽、柴胡。

- 虛火上炎：加黃柏、知母。

- 風熱壅盛：加防風、荊芥。

- 風熱紅腫：加黃芩。

【比較】本方與杞菊地黃丸皆可補腎明目，其不同點在於杞菊地黃丸偏於補益肝腎，而本方偏於補養氣血，且清肝明目之力更強。

第六章　中藥藥酒

概述

　　藥酒又稱為酒劑，是指中藥材用白酒浸提製成的澄明液體劑型，其特點是服用量少、吸收好、效果快。

　　《漢書》記載：「酒，百藥之長。」醫字從酉，酉者酒也，可見醫學與酒淵源深厚。李時珍：「酒，天之美祿也。」認為少飲則和血行氣、壯神禦寒、消愁遣興，痛飲則傷神耗血、損胃亡精、生痰動火，此物損益兼行。又云釀酒暖腰腎、駐顏色、耐寒，所以蒐集 69 種藥酒處方，授人以規矩。孫思邈也認為：「冬服藥酒二三劑，立春即止，此法終身常爾，則百病不生。」

　　酒精是很好的溶媒，對藥材可以抽取出較高比例的成分，酒本身又可以促進吸收，方便保存，又有行血活絡的作用，所以一般常用於風寒濕痹等的疼痛，其實不止於此。但必須注意，高血壓、胃潰瘍、孕婦均忌服。

一、藥酒的製法

　　藥酒的製法有冷浸法、熱浸法、煎煮法、釀製法四種，一般使用冷浸法，先把中藥材搗碎、切片，浸泡約 40 天。一般而言，用來泡藥酒的白酒濃度不宜過高，因為藥材中的有效成分，有的易溶於水，有的易溶於酒。如果酒的度數過高，雖然可以增加酒精溶性成分的析出，但不利於水溶性成分的溶解。

　　製造藥酒的注意事項如下：

1. 泡藥酒的酒精濃度在40度左右最好，例如，米酒或米酒頭。
2. 泡藥酒最好用陶瓷或玻璃瓶，避免陽光照射或灼熱逼烤。
3. 選用的藥材必須潔淨新鮮，泡製藥酒的容器均須乾淨、完好，並做必要的消毒處理，以免過程中變質。
4. 每天搖晃藥酒罐，使藥物溶出。
5. 泡藥酒時，可加蜂蜜、白糖或冰糖，桂圓肉也很適合，可使藥酒可口，還有利於保持和提高藥效。

二、飲用藥酒的方法

　　持續、大量的酒對身體不好，「每天、少量」是基本飲法，藥酒也含有酒精，所以適量飲用才能產生好效果，一般的標準是一天喝 40～100 毫升，而且分 2～3 次飲用，例如，在飯前或兩餐之間飲用。

三、飲用藥酒的注意事項

　　一般而言，藥酒都是採用可溫熱身體的補養藥，適合泡藥酒的是屬於「溫」或「平」的藥，而且中醫有區分溫、寒體質。溫熱體質，體溫較高、較熱、臉色比較紅，易口渴、易便秘；寒性體質，四肢易發冷、臉色蒼白、常精神委靡，脈搏細沉無力。寒性體質是較適合以藥酒溫熱補養的方式，來促進血液循環，改善虛弱體質，而且，藥酒還能補充體力，避免老化，並可提高新陳代謝。

　　服用藥酒的注意事項如下：

1. 在服藥酒前，應注意藥酒氣味是否有變質、汙染等異常現象，以免引起中毒。

2. 服用藥酒後，應禁服其他藥，特別是西藥，或至少隔 24 小時後再服用。

3. 如有心血管疾病、癲癇、肥胖病、老年痴呆症、高血壓、過敏性體質、皮膚病、肝炎、腎臟病、咳嗽、十二指腸潰瘍、糖尿病患者及一切陰虛血熱證等，都忌用藥酒治療。

4. 過度飢餓時不要飲用藥酒，飲酒後避免再進食奶水或茶品，另外，如葛花、綠豆、月桃子等中藥，不得在飲藥酒後服用，以免降低或消除藥酒中之功效。

5. 各項藥酒具有一定的療效，不可當一般酒品任飲肆醉；用藥酒治療疾病，癒後則應停止服用，一來避免誤治，二則防止不良副作用的產生。

6. 婦女在懷孕期、哺乳期不宜飲用藥酒。

7. 婦女在月經期間，不宜飲活血功效較強的藥酒。

8. 年齡越大，新陳代謝越慢，應減量服用藥酒。

9. 補氣藥或補陽藥組成的藥酒，炎夏應少飲為宜。且屬生冷、油膩、腥臭等

不易消化及有特殊刺激性的食物都應避免。

四、保存藥酒的注意事項

　　藥酒泡製完成，一定要先把藥渣過濾取出，才能久放，並且置於冷暗處保存，最好於一年內服完。然而，很多人都有一個「陳年好酒」的錯誤觀念，認為藥酒浸泡越久越補，有的甚至放數月或數年，例如：補陽藥（如鹿茸、巴戟天、肉桂、桂枝等）這些藥物的有效成分很快就會泡出來，所以不宜久泡，若泡製過久，其本來補氣補陽的作用就會慢慢消失。

中藥酒劑基準方

十全大補藥酒

【組成】當歸、川芎、白芍、熟地黃、黨參、茯苓、白朮、甘草、肉桂、黃耆、原料酒。

【臨床應用】補血、食欲不振、營養不良、婦人產後、病後虛弱。

【注意事項】高血壓、胃潰瘍患者忌服。

五加皮藥酒

【組成】五加皮、熟地黃、丹參、杜仲、蛇床子、乾薑、枸杞子、天門冬、鐘乳石、原料酒。

【臨床應用】腰膝痠楚、補腎益陰、活絡止痛、小便餘瀝。

【注意事項】高血壓、胃潰瘍患者忌服。

史國公藥酒去虎脛骨

【組成】當歸、鱉甲、羌活、防風、萆薢、秦艽、川牛膝、蠶砂、松節、乾茄根、枸杞子、原料酒。

【臨床應用】去風活血、腰膝冷痛、骨節痠楚、四肢頑麻。

【注意事項】高血壓、胃潰瘍患者忌服。

虎骨木瓜藥酒去虎骨

【組成】木瓜、川芎、川牛膝、當歸、天麻、五加皮、紅花、續斷、白茄根、玉竹、秦艽、防風、桑枝、原料酒。

【臨床應用】壯筋強骨、追風定痛、筋脈攣急、風寒濕痹。

【注意事項】高血壓、胃潰瘍患者忌服。

周公百歲藥酒

【組成】黃耆、茯神、肉桂、當歸、生地黃、熟地黃、黨參、白朮、麥門冬、茯苓、陳皮、山茱萸、枸杞子、川芎、防風、龜板膠、五味子、羌活、原料酒。

【臨床應用】追風定痛、強筋壯骨、筋脈攣急、風寒濕痹、氣弱陽衰、神疲體倦。

【注意事項】高血壓、胃潰瘍患者忌服。

周公百歲藥酒加味

【組成】黃耆、茯神、肉桂、當歸、生地黃、熟地黃、西黨參、白朮、麥門冬、茯苓、陳皮、山茱萸、枸杞子、川芎、防風、龜板膠、鹿茸、五味子、羌活、原料酒。

【臨床應用】追風定痛、強筋壯骨、筋脈攣急、風寒濕痹、氣弱陽衰、神疲體倦。

【注意事項】高血壓、胃潰瘍患者忌服。

龜鹿二仙藥酒

【組成】龜板、鹿角、枸杞子、人參、原料酒。

【臨床應用】大補精髓、益氣養神、治視物不清。

【注意事項】高血壓、胃潰瘍患者忌服。

「東引」千歲藥酒

【組成】人參、山萸肉、黃耆、覆盆子、甘草、川芎、天門冬、製首烏、菟絲子、肉蓯蓉、玉竹、五加皮、丁香、乾地黃、當歸、黃精、龍眼肉、蛇床子、茯神、遠志、玄參、紅花、淫羊藿、枸杞子、烏藥、原料酒。

【臨床應用】滋陰補腎、固元益精、健腦補血、強壯筋骨。

【注意事項】高血壓、胃潰瘍患者忌服。

「東引」黃龍藥酒

【組成】茯神、龍眼肉、遠志、覆盆子、續斷、紅花、黨參、肉蓯蓉、蛇床子、熟地黃、金櫻子、五加皮、當歸、黃耆、補骨脂、枸杞子、黃精、乾地黃、甘草、淫羊藿、菟絲子、鎖陽、川芎、原料酒。

【臨床應用】強精補腎、固元氣、行氣血、精寒陽痿、脊背痠軟。

【注意事項】高血壓、胃潰瘍患者忌服。

「東引」風濕藥酒

【組成】山藥、牛膝、羌活、前胡、黃耆、白朮、何首烏、獨活、肉桂、甘草、紫草、桂枝、走馬胎、木瓜、續斷、威靈仙、千年健、防風、當歸、杜仲、熟地黃、秦艽、原料酒。

【臨床應用】驅風濕、強壯筋骨、調和氣血、腰背痠痛、關節炎。

【注意事項】高血壓、胃潰瘍患者忌服。

「馬祖」延壽藥酒

【組成】阿膠、龜板膠、鹿角膠、人參、覆盆子、紫河車、枸杞子、肉桂、鎖

陽、陳皮、熟地黃、女貞子、海馬、當歸、黃精、鹿茸、川芎、蛤蚧、原料酒。

【臨床應用】滋陰補血、固元益精、強壯筋骨、虛勞腰痛。

【注意事項】高血壓、胃潰瘍患者忌服。

「馬祖」萬壽藥酒

【組成】龍眼肉、廣木香、什開、沉香、山梔子、黨參、當歸、川芎、玉竹、肉桂、陳皮、五加皮、原料酒。

【臨床應用】開胃健脾、補血養顏。

【注意事項】高血壓、胃潰瘍患者忌服。

「馬祖」青春露藥酒

【組成】黃耆、當歸、茯神、肉桂、白朮、防風、生地黃、龜板、麥門冬、陳皮、川芎、山茱萸、熟地黃、黨參、茯苓、枸杞子、羌活、五味子、原料酒。

【臨床應用】追風定痛、強壯筋骨、筋脈攣急、風寒濕痹、氣弱陽衰、神疲體倦。

【注意事項】高血壓、胃潰瘍患者忌服。

「馬祖」海芙蓉藥酒

【組成】海芙蓉、當歸、川牛膝、白朮、蠶砂、蒼耳子、秦艽、杜仲、威靈仙、續斷、防己、獨活、桑寄生、枸杞子、羌活、防風、原料酒。

【臨床應用】風濕痛、四肢麻木。

【注意事項】高血壓、胃潰瘍患者忌服。

「金門」長春萬壽藥酒

【組成】黃耆、茯苓、茯神、肉桂、全當歸、熟地黃、陳皮、枸杞子、川芎、防風、五味子、羌活、杜仲、續斷、沙參、白芍、秦艽、前胡、原料酒。

【臨床應用】追風定痛、強筋壯骨、筋脈攣急、風寒濕痺、氣弱陽衰、神疲體倦、腰痠背痛。

【注意事項】高血壓、胃潰瘍患者忌服。

「金門」甘露藥酒

【組成】枸杞子、黃精、甘草、原料酒。

【臨床應用】開胃健脾、補血養顏、益氣養神。

【注意事項】高血壓、胃潰瘍患者忌服。

「金門」風濕藥酒

【組成】白茄根、甘草、麻黃、川烏、草烏、秦艽、桂枝、防風、牛膝、羌活、白花蛇、附子、獨活、松節、全蠍、紅花、桑寄生、木瓜、續斷、蒼朮、杜仲、天麻、當歸、原料酒。

【臨床應用】祛風健脾、和血舒筋、燥濕發汗、止痛鎮驚、強壯筋骨、增強體質。

【注意事項】高血壓、胃潰瘍患者忌服。

「金門」龍鳳藥酒

【組成】五味子、山萸肉、巴戟天、肉蓯蓉、肉桂、當歸、原料酒。

【臨床應用】補腎益精、益髓強筋、養血強筋。

【注意事項】高血壓、胃潰瘍患者忌服。

「金門」金剛藥酒

【組成】鎖陽、人參、杜仲、覆盆子、海馬、黃精、枸杞子、女貞子、原料酒。

【臨床應用】補腎養神、培元固本。

【注意事項】高血壓、胃潰瘍患者忌服。

「金門」益壽藥酒

【組成】阿膠、紫河車、龜板膠、蛤蚧、鹿角膠、覆盆子、海馬、女貞子、黃精、熟地黃、人參、鎖陽、肉桂、陳皮、鹿茸、枸杞子、當歸、原料酒。

【臨床應用】培元固本、強筋健骨、滋養生血、聰耳明目、補腎強身。

【注意事項】高血壓、胃潰瘍患者忌服。

藥用養命酒

【組成】肉桂、紅花、地黃、白芍、丁香、人參、防風、薑黃、益母草、淫羊藿、烏樟、杜仲、肉蓯蓉、反鼻、原料酒。

【臨床應用】胃腸虛弱、食欲不振、胃寒肢冷、體虛勞倦。

【注意事項】高血壓、胃潰瘍患者忌服。

養生藥酒

【組成】荷花、玫瑰花、荷葉、蓮子、芡實、山楂、冬瓜子、湖菱、藕節、薏苡仁、荷葉蒂、酸棗仁、紅參、蒲黃、肉荳蔻、丁香、原料酒。

【臨床應用】體虛勞倦、潤澤肌膚。

【注意事項】高血壓、胃潰瘍患者忌服。

附錄❶ 中藥讀音

中　藥	讀　音
七寶美髯丹	ㄑㄧ ㄅㄠˇ ㄇㄟˇ ㄖㄢˊ ㄉㄢ
人參	ㄖㄣˊ ㄕㄣ
三痹湯	ㄙㄢ ㄅㄧˋ ㄊㄤ
山楂	ㄕㄢ ㄓㄚ
川芎	ㄔㄨㄢ ㄑㄩㄥ 或 ㄔㄨㄢ ㄒㄩㄥ
川楝子	ㄔㄨㄢ ㄌㄧㄢˋ ㄗˇ
五靈脂	ㄨˇ ㄌㄧㄥˊ ㄓ
木鱉子	ㄇㄨˋ ㄅㄧㄝ ㄗˇ
牛蒡子	ㄋㄧㄡˊ ㄅㄤˋ ㄗˇ
代赭石	ㄉㄞˋ ㄓㄜˇ ㄕˊ
白朮	ㄅㄞˊ ㄓㄨˊ
石斛	ㄕˊ ㄏㄨˊ
石菖蒲	ㄕˊ ㄔㄤ ㄆㄨˊ
朴硝	ㄆㄛˋ ㄒㄧㄠ
肉蓯蓉	ㄖㄡˋ ㄘㄨㄥ ㄖㄨㄥˊ
沒藥	ㄇㄛˋ ㄧㄠˋ
羌活	ㄑㄧㄤ ㄏㄨㄛˊ
芫花	ㄩㄢˊ ㄏㄨㄚ
阿膠	ㄜ ㄐㄧㄠ
厚朴	ㄏㄡˋ ㄆㄛˋ
枸杞子	ㄍㄡˇ ㄑㄧˇ ㄗˇ
苦楝皮	ㄎㄨˇ ㄌㄧㄢˋ ㄆㄧˊ
香薷	ㄒㄧㄤ ㄖㄨˊ
香薷散	ㄒㄧㄤ ㄖㄨˊ ㄙㄢˇ
砒石	ㄆㄧ ㄕˊ
桔梗	ㄐㄧㄝˊ ㄍㄥˇ
桑螵蛸	ㄙㄤ ㄆㄧㄠ ㄒㄧㄠ
海螵蛸	ㄏㄞˇ ㄆㄧㄠ ㄒㄧㄠ
神麴	ㄕㄣˊ ㄑㄩˊ
秦艽	ㄑㄧㄣˊ ㄐㄧㄠ
荊三稜	ㄐㄧㄥ ㄙㄢ ㄌㄥˊ
栝樓仁	ㄍㄨㄚ ㄌㄡˊ ㄖㄣˊ

（續）

中 藥	讀 音
茜草	ㄑㄧㄢˋ ㄘㄠˇ
梔子	ㄓ ㄗˇ
清上蠲痛湯	ㄑㄧㄥ ㄕㄤˋ ㄐㄩㄢ ㄊㄨㄥˋ ㄊㄤ
淫羊藿	ㄧㄣˊ ㄧㄤˊ ㄏㄨㄛˋ
連翹	ㄌㄧㄢˊ ㄑㄧㄠˊ
鹿茸	ㄌㄨˋ ㄖㄨㄥˊ
莪朮	ㄜˊ ㄓㄨˊ
楮實	ㄔㄨˇ ㄕˊ
琥珀	ㄏㄨˇ ㄆㄛˋ
紫苑	ㄗˇ ㄩㄢˋ
紫菀	ㄗˇ ㄨㄢˇ
萎蕤	ㄨㄟ ㄖㄨㄟˊ
蛤蚧	ㄍㄜˊ ㄐㄧㄝˋ
訶子	ㄏㄜ ㄗˇ
黃芩	ㄏㄨㄤˊ ㄑㄧㄣˊ
黃耆	ㄏㄨㄤˊ ㄑㄧˊ
萆薢	ㄅㄟ ㄐㄧㄝ
葶藶	ㄊㄧㄥˊ ㄌㄧˋ
扁蓄	ㄆㄧㄢ ㄒㄩˋ
槐花	ㄏㄨㄞˊ ㄏㄨㄚ
蒼朮	ㄘㄤ ㄓㄨˊ
蓽茇	ㄅㄧˋ ㄅㄚˊ
蕤仁	ㄖㄨㄟˊ ㄖㄣˊ
殭蠶	ㄐㄧㄤ ㄘㄢˊ
蟬蛻	ㄔㄢˊ ㄊㄨㄟˋ
雞肫皮	ㄐㄧ ㄓㄨㄣ ㄆㄧˊ
蘆薈	ㄌㄨˊ ㄏㄨㄟˋ
麝香	ㄕㄜˋ ㄒㄧㄤ
鱉甲	ㄅㄧㄝ ㄐㄧㄚˇ
癰瘍劑	ㄩㄥ ㄧㄤˊ ㄐㄧˋ
蠲痹湯	ㄐㄩㄢ ㄅㄧˋ ㄊㄤ
藁本	ㄍㄠˇ ㄅㄣˇ

附錄 2　常見中藥不良反應主要症狀簡表

品名	不良反應主要症狀
人參	輕者頭暈失眠、重者焦躁憂慮
三七	搔癢、畏寒發熱、麻疹樣丘疹
川芎	口唇腫脹、疼痛
川楝子	噁心、嘔吐
續斷	皮膚上出現紅色斑塊、奇癢、有灼熱感
山豆根	胸悶、心悸、嘔吐、腹瀉
天麻	搔癢
木通	噁心、嘔吐
丹參	高熱面腫、四肢隱疹搔癢
黃耆	粟粒樣紅色丘疹、奇癢
甘草	水腫、胸悶、哮喘
百合	面色潮紅、心悸
防風	噁心、面部及手背呈紅色斑塊搔癢
紅花	皮膚潮紅、奇癢、丘疹、燒灼感
遠志	全身發癢、紅色丘疹、鼻塞、心悸
辛夷	頭暈、心慌、胸悶、噁心、全身搔癢
何首烏	高熱、大汗出
杏仁	神志不清、牙關緊閉
板藍根	噁心嘔吐、全身痛、心慌氣急
枇杷葉	咳嗽加劇、喉頭水腫
威靈仙	頭暈、泛噁、胃部灼痛、四肢微痛
夏枯草	周身散佈紅褐色粟粒樣丘疹
柴胡	頭痛、身熱煩躁、皮膚呈紅色丘疹、搔癢
麻黃	四肢皮疹
番瀉葉	腸鳴、腹瀉數次後出現尿滯留
蜂蜜	上腹痛、吐、瀉、全身癢、關節痛
熟地	頭面部奇癢難忍、蕁麻疹
蒲公英	全身搔癢、蕁麻疹

附錄❸　常見疾病處方

呼吸系統：感冒、咳嗽、支氣管炎、肺炎、肺結核、肺癌、氣喘

- 感冒處方：九味羌活湯、十神湯、小柴胡湯、五苓散、五積散、六一散、香蘇散、桂枝湯、柴胡桂枝湯、荊防敗毒散、參蘇飲、麻黃附子細辛湯、麻黃湯、葛根湯、銀翹散、藿香正氣散

- 咳嗽處方：二陳湯、小青龍湯、杏蘇散、桑菊飲、清燥救肺湯、麻杏石甘湯、瀉白散

- 支氣管炎處方：小青龍湯、小柴胡湯、半夏厚朴湯、柴胡陷胸湯、清肺湯、麥門冬湯、麻杏石甘湯、麻黃附子細辛湯、麻黃湯、滋陰降火湯、華蓋散

- 肺炎處方：柴胡疏肝湯、參蘇飲

- 肺結核處方：三黃瀉心湯、小柴胡湯、百合固金湯、炙甘草湯、香砂六君子湯、真武湯、秦艽鱉甲散、麥門冬湯、滋陰降火湯、當歸六黃湯

- 肺癌處方：大青龍湯、大柴胡湯、小青龍湯、小柴胡湯、四逆湯、竹葉石膏湯、柴胡陷胸湯、桃核承氣湯、真武湯、麻黃附子細辛湯

- 氣喘處方：小青龍湯、生脈飲、定喘湯、瀉白散、蘇子降氣湯

循環系統：高血壓、動脈硬化、心絞痛

- 高血壓處方：大柴胡湯、半夏天麻白朮湯、防風通聖散、柴胡加龍骨牡蠣湯、黃連解毒湯、鉤藤散

- 動脈硬化症處方：十全大補湯、三黃瀉心湯、大柴胡湯、木防己湯、防風通聖散、炙甘草湯、柴胡加龍骨牡蠣湯、黃連解毒湯、鉤藤散

- 心絞痛處方：半夏厚朴湯、柴胡加龍骨牡蠣湯、當歸湯

消化系統：肝炎、黃疸、腹水、呃逆、噁心嘔吐、胃酸過多過少、急性胃炎、消化性潰瘍、胃下垂症、腸胃氣脹、腸炎、腸阻塞、常習便秘

- 肝炎處方：大柴胡合茵陳蒿湯、小柴胡合茵陳蒿湯、少腹逐瘀湯、茵陳五苓散、茵陳蒿湯、當歸龍薈丸

- 黃疸處方：人參養榮湯、茵陳五苓散、茵陳蒿湯、逍遙散
- 腹水處方：大青龍湯、五苓散、少腹逐瘀湯
- 呃逆處方：小承氣湯、四逆湯、吳茱萸湯、香砂六君子湯、藿香正氣散
- 噁心嘔吐處方：大柴胡湯、小柴胡湯、五苓散、六一散、吳茱萸湯、保和丸、香砂六君子湯、香薷飲、麥門冬湯、藿香正氣散
- 胃酸過多過少處方：大柴胡湯、小建中湯、六君子湯、代赭旋覆湯、安中散、柴胡桂枝湯
- 急性胃炎處方：大柴胡湯、不換金正氣散、半夏瀉心湯、平胃散、黃連湯
- 消化性潰瘍處方：一貫煎、三黃瀉心湯、小建中湯、代赭旋覆湯、半夏瀉心湯、四君子湯、四逆散、安中散、保和丸、香砂六君子湯、柴胡桂枝湯、理中湯、黃連解毒湯
- 胃下垂處方：半夏厚朴湯、安中散、香砂六君子湯、補中益氣湯
- 腸胃氣脹處方：小建中湯、六君子湯、半夏天麻白朮湯、平胃散、苓桂朮甘湯、香砂六君子湯、真武湯
- 腸炎處方：大柴胡湯、五苓散、半夏瀉心湯、四逆湯、附子理中湯、保和丸、真武湯、荊防敗毒散、參苓白朮散、理中湯、葛根湯、藿香正氣散
- 常習便秘處方：三黃瀉心湯、大承氣湯、大柴胡湯、小承氣湯、小柴胡湯、桃核承氣湯、麻子仁丸、潤腸湯
- 腸阻塞處方：大建中湯、小建中湯、代赭旋覆湯、半夏瀉心湯、真武湯

泌尿系統：腎炎、尿道結石、尿路結核、尿道炎、睪丸炎、膀胱炎、前列腺炎、陰囊水腫、陽痿、遺精、男子淋疾、女子淋疾、梅毒

- 腎炎處方：大青龍湯、小青龍湯、小柴胡湯、五皮飲、五苓散、木防己湯、柴胡加龍骨牡蠣湯、桃核承氣湯、真武湯、茵陳蒿湯、越婢加朮湯、當歸芍藥散、豬苓湯、導水茯苓飲、濟生腎氣丸
- 尿道結石處方：八正散、大建中湯、大黃牡丹皮湯、五淋散、芍藥甘草湯、防風通聖散、桂枝茯苓丸、桃核承氣湯、豬苓湯
- 尿路結核處方：十全大補湯、五淋散、芎歸膠艾湯、桃核承氣湯、清心蓮子飲、溫清飲、豬苓湯

- 尿道炎處方：八正散、五淋散、萆薢分清飲、導赤散、龍膽瀉肝湯、濟生腎氣丸
- 膀胱炎處方：大黃牡丹皮湯、五苓散、清心蓮子飲、豬苓湯、龍膽瀉肝湯
- 前列腺炎處方：治濁固本丸、滋陰降火湯、濟生腎氣丸
- 陽痿處方：右歸丸、柴胡加龍骨牡蠣湯、龍膽瀉肝湯、歸脾湯
- 遺精處方：六味地黃丸、金鎖固精丸、歸脾湯
- 男子淋疾處方：大黃牡丹皮湯、托裡消毒飲、防風通聖散、清心蓮子飲、麻黃湯、黃連解毒湯、豬苓湯、龍膽瀉肝湯
- 梅毒處方：十味敗毒散、大柴胡湯、防風通聖散、消風散、黃連解毒湯、龍膽瀉肝湯
- 女子淋疾處方：八味帶下方、大黃牡丹皮湯、桂枝茯苓丸、當歸芍藥散、豬苓湯、龍膽瀉肝湯
- 陰囊水腫處方：五淋散、半夏厚朴湯、防己黃耆湯、龍膽瀉肝湯
- 睪丸炎處方：大柴胡湯、大黃牡丹皮湯、桂枝茯苓丸、龍膽瀉肝湯

神經疾病：神經痛、帕金森病、偏頭痛、眩暈、顏面神經麻痺、腦卒中、歇斯底里、躁鬱病、精神分裂症、睡眠障礙

- 神經痛處方：防風通聖散、桂枝茯苓丸、柴胡疏肝湯、桃核承氣湯、清上蠲痛湯、疏經活血湯、麻黃附子細辛湯、葛根湯
- 帕金森病處方：小承氣湯、抑肝散
- 偏頭痛處方：九味羌活湯、川芎茶調散、五苓散、天麻鉤藤飲、半夏天麻白朮湯、右歸丸、吳茱萸湯、杞菊地黃丸、桑菊飲、桃核承氣湯、聖愈湯、龍膽瀉肝湯
- 眩暈處方：天麻鉤藤飲、半夏天麻白朮湯、半夏厚朴湯、杞菊地黃丸、苓桂朮甘湯、柴胡加龍骨牡蠣湯、真武湯、黃連解毒湯、溫膽湯、當歸芍藥散、歸脾湯
- 腦卒中處方：八珍湯、大柴胡湯、天麻鉤藤飲、四物湯、抑肝散、保和丸、黃連解毒湯、補陽還五湯、鉤藤散、續命湯
- 顏面神經麻痺處方：桂枝茯苓丸、葛根湯、續命湯

- 歇斯底里處方：半夏厚朴湯、甘麥大棗湯、抑肝散、桂枝茯苓丸、柴胡加龍骨牡蠣湯、桃核承氣湯、黃連解毒湯
- 躁鬱病處方：大承氣湯、半夏厚朴湯、桃核承氣湯、黃連解毒湯
- 精神分裂症處方：大承氣湯、柴胡桂枝湯、桃核承氣湯、黃連解毒湯、溫膽湯
- 睡眠障礙處方：桂枝加龍骨牡蠣湯、清心蓮子飲、黃連解毒湯、溫膽湯、酸棗仁湯、豬苓湯、歸脾湯

關節疾病：變形性膝關節症、關節痛、五十肩、坐骨神經痛、椎間盤移位

- 變形性膝關節處方：防己黃耆湯、桂枝茯苓丸、越婢加朮湯
- 關節痛處方：人參養榮湯、三痹湯、桂枝芍藥知母湯、清燥救肺湯、越婢加朮湯、葛根湯
- 五十肩處方：二朮湯、上中下通用痛風丸、葛根湯
- 坐骨神經痛處方：十全大補湯、疏經活血湯、獨活寄生湯
- 椎間盤移位處方：桂枝茯苓丸、疏經活血湯

新陳代謝：肥胖症、貧血、痛風、糖尿病、紫斑病、甲狀腺腫、腳氣

- 肥胖症處方：大承氣湯、大柴胡湯、大黃牡丹皮湯、防己黃耆湯、防風通聖散、桂枝茯苓丸、柴胡加龍骨牡蠣湯、桃核承氣湯
- 貧血處方：人參養榮湯、十全大補湯、四君子湯、芎歸膠艾湯、溫清飲、歸脾湯
- 痛風處方：桂枝芍藥知母湯、越婢加朮湯、當歸拈痛湯
- 糖尿病處方：大柴胡湯、六味地黃湯、四君子湯、玉女煎、白虎湯、治濁固本丸、桑螵蛸散、麥門冬湯、滋陰降火湯、補中益氣湯、銀翹散
- 紫斑病處方：小建中湯、芎歸膠艾湯、柴胡桂枝湯、疏經活血湯、越婢加朮湯、黃耆建中湯、溫清飲、歸脾湯
- 甲狀腺腫處方：大柴胡湯、桂枝茯苓丸、散腫潰堅湯
- 腳氣處方：大柴胡湯、四物湯、防風通聖散、越婢加朮湯、當歸芍藥散

常見症狀：頭痛、胸痛、背痛、腰痛、腹痛、心悸、心痛、脅痛、健忘、口渴

- 頭痛處方：人參養榮湯、八珍湯、川芎茶調散、天麻鉤藤飲、半夏天麻白朮湯、抑肝散、杞菊地黃丸、羌活勝濕湯、香薷飲、桂枝茯苓丸、清上蠲痛湯、麻黃附子細辛湯、普濟消毒飲

- 胸痛處方：四物湯、血府逐瘀湯

- 背痛處方：四物湯、羌活勝濕湯

- 腰痛處方：五積散、六味地黃丸、右歸丸、桂枝芍藥知母湯、疏經活血湯、越婢加朮湯、當歸拈痛湯

- 腹痛處方：二陳湯、大承氣湯、大建中湯、小建中湯、小柴胡湯、四逆散、保和丸、桃核承氣湯、理中湯、當歸四逆湯

- 心悸處方：一貫煎、真武湯、理中湯、歸脾湯

- 心痛處方：小陷胸湯、天王補心湯、生脈飲、血府逐瘀湯、炙甘草湯、柴胡疏肝湯、逍遙散、溫膽湯、當歸四逆湯、酸棗仁湯、導赤散、歸脾湯

- 脅痛處方：一貫煎、柴胡清肝湯、柴胡疏肝湯、龍膽瀉肝湯

- 健忘處方：人參養榮湯、六味地黃丸、益氣聰明湯、歸脾湯

- 口渴處方：生脈散、白虎湯、竹葉石膏湯、清暑益氣湯、黃連解毒湯、補中益氣湯

婦科疾病：白帶、更年期障礙、子宮下垂、痛經、月經異常

- 白帶處方：八味帶下方、五積散、完帶湯、桂枝茯苓丸、柴胡加龍骨牡蠣湯、清心蓮子飲、溫經湯、當歸芍藥散、補中益氣湯、龍膽瀉肝湯

- 更年期障礙處方：半夏厚朴湯、四物湯、甘麥大棗湯、抑肝散、桂枝茯苓丸、逍遙散、黃連解毒湯、當歸芍藥散、酸棗仁湯、養心湯

- 子宮下垂處方：溫經湯、當歸四逆湯、當歸芍藥散、當歸飲子、補中益氣湯

- 痛經處方：大建中湯、小建中湯、吳茱萸湯、桂枝茯苓丸、桃核承氣湯、參蘇飲、當歸芍藥散

- 月經異常處方：十全大補湯、大黃牡丹皮湯、五積散、半夏厚朴湯、四物湯、吳茱萸湯、芎歸膠艾湯、附子理中湯、桂枝茯苓丸、柴胡桂枝湯、桃核

承氣湯、逍遙散、黃連解毒湯、溫經湯、當歸四逆湯、調經丸、歸脾湯

兒科疾病：麻疹、百日咳、水痘、鵝口瘡、口內炎、消化不良症、夜驚、夜尿症、虛弱兒童、佝僂病

- 麻疹處方：小青龍湯、小柴胡湯、升麻葛根湯、四逆散、竹葉石膏湯、柴胡清肝湯、真武湯、葛根湯
- 百日咳處方：小青龍湯、小柴胡湯、止嗽散、甘麥大棗湯、麻杏石甘湯、瀉白散
- 水痘處方：五苓散
- 鵝口瘡處方：三黃瀉心湯、甘露消毒丹、清咽利膈湯
- 口內炎處方：三黃瀉心湯、涼膈散
- 消化不良症處方：肥兒丸、保和丸、香砂六君子湯、參苓白朮散
- 夜驚處方：甘麥大棗湯、抑肝散、芍藥甘草湯、導赤散
- 夜尿症處方：小建中湯、右歸丸、桑螵蛸散、補中益氣湯
- 虛弱兒童處方：人參養榮湯、六君子湯、六味地黃丸、參苓白朮散、補中益氣湯、歸脾湯
- 佝僂病處方：六君子湯、右歸丸、左歸丸、黃耆建中湯、龜鹿二仙膠

外科疾病：癰瘡、疝氣、肛門脫出、痔瘡、凍傷、火傷

- 癰瘡處方：十味敗毒散、大黃牡丹皮湯、托裡消毒飲、防風通聖散、排膿散、黃耆建中湯
- 疝氣處方：大建中湯、小建中湯、防風通聖散、柴胡桂枝湯
- 肛門脫出處方：六君子湯、當歸芍藥散、補中益氣湯
- 痔瘡處方：乙字湯、大黃牡丹皮湯、芎歸膠艾湯、桂枝茯苓丸、桃核承氣湯
- 凍傷處方：桂枝茯苓丸、桃核承氣湯、當歸四逆湯
- 火傷處方：三黃瀉心湯、四逆散、白虎湯、柴胡加龍骨牡蠣湯、黃連解毒湯

皮膚疾病：多汗症、皮膚癢、蕁麻疹、濕疹、痤瘡粉刺、禿瘡、紅斑性狼瘡、帶狀皰疹、過敏性皮膚炎、乾癬、頑癬、腋臭狐臭、雞眼胼胝

- 多汗症處方：十全大補湯、防己黃耆湯、消風散、真武湯、當歸六黃湯、當歸飲子、補中益氣湯
- 皮膚癢處方：大青龍湯、白虎湯、真武湯、溫清飲、當歸飲子、龍膽瀉肝湯
- 蕁麻疹處方：十味敗毒散、大柴胡湯、白虎湯、防風通聖散、消風散、葛根湯
- 濕疹處方：十味敗毒散、大柴胡湯、五苓散、防風通聖散、消風散、麻杏薏甘湯、越婢加朮湯、溫清飲、當歸飲子、葛根湯
- 痤瘡粉刺處方：十味敗毒散、大柴胡湯、小柴胡湯、防風通聖散、桂枝茯苓丸、荊芥連翹湯、清肺散、溫清飲
- 禿瘡處方：大柴胡湯、小柴胡湯、防風通聖散、柴胡加龍骨牡蠣湯
- 紅斑性狼瘡處方：十味敗毒散、小柴胡湯、桂枝茯苓丸
- 帶狀皰疹處方：十味敗毒散、大柴胡湯、小柴胡湯、五苓散、葛根湯、龍膽瀉肝湯
- 過敏性皮膚炎處方：消風散
- 乾癬處方：大黃牡丹皮湯、桂枝茯苓丸、消風散、溫清飲
- 頑癬處方：十味敗毒散、大黃牡丹皮湯、桃核承氣湯、越婢加朮湯、龍膽瀉肝湯
- 腋臭狐臭處方：防己黃耆湯、龍膽瀉肝湯
- 雞眼胼胝處方：五苓散、麻杏薏甘湯、當歸芍藥散

鼻咽疾病：過敏性鼻炎、萎縮性鼻炎、副鼻竇炎、鼻血、鼾聲、扁桃腺肥大、咽喉痛、發音障礙

- 過敏性鼻炎處方：十全大補湯、小青龍湯、玉屏風散、辛夷清肺飲、辛夷散、參蘇飲、麥門冬湯、葛根湯、補中益氣湯
- 流鼻血處方：一貫煎、三黃石膏湯、小建中湯、玉女煎、芎歸膠艾湯、桂枝茯苓丸、桑菊飲、荊芥連翹湯、麻黃湯、黃連解毒湯
- 鼾聲處方：小柴胡湯、葛根湯
- 扁桃腺肥大處方：小建中湯、小柴胡湯、甘露飲、荊芥連翹湯、葛根湯、銀翹散

- 咽喉痛處方：大柴胡湯、小柴胡湯、荊防敗毒散、涼膈散、清咽利膈湯、普濟消毒飲、葛根湯
- 發音障礙（失音）處方：六味地黃丸、半夏厚朴湯、百合固金湯、麥門冬湯、滋陰降火湯、響聲破笛湯
- 副鼻竇炎處方：十全大補湯、大柴胡湯、小柴胡湯、六味地黃丸、半夏天麻白朮湯、四逆散、辛夷清肺飲、苓桂朮甘湯、荊芥連翹湯、葛根湯、補中益氣湯

耳科疾病：耳聾、耳鳴、梅尼爾氏症、急慢性中耳炎、外耳道炎

- 耳聾處方：小柴胡湯、大柴胡湯、苓桂朮甘湯、荊芥連翹湯、柴胡加龍骨牡蠣湯
- 耳鳴處方：十全大補湯、大柴胡湯、小柴胡湯、防風通聖散、苓桂朮甘湯、柴胡加龍骨牡蠣湯、當歸芍藥散
- 梅尼爾氏症處方：半夏天麻白朮湯、苓桂朮甘湯、桂枝茯苓丸、柴胡加龍骨牡蠣湯、真武湯、鉤藤散
- 急慢性中耳炎處方：十味敗毒散、大柴胡湯、小柴胡湯、托裡消毒飲、防風通聖散、柴胡清肝湯、荊芥連翹湯、涼膈散、葛根湯、龍膽瀉肝湯
- 外耳道炎處方：小柴胡湯、葛根湯

眼科疾病：結膜炎、角膜炎、白內障、青光眼、夜盲症、近視、麥粒腫、砂眼、急慢性淚囊炎、眼底出血

- 結膜炎處方：小青龍湯、益氣聰明湯、麻黃附子細辛湯、越婢加朮湯、葛根湯
- 角膜炎處方：三黃瀉心湯、大青龍湯、大柴胡湯、小青龍湯、小建中湯、小柴胡湯、防風通聖散、柴胡疏肝湯、越婢加朮湯
- 白內障處方：大柴胡湯、桂附地黃丸、越婢加朮湯
- 青光眼處方：三黃瀉心湯、杞菊地黃丸、防風通聖散、苓桂朮甘湯、柴胡加龍骨牡蠣湯、當歸芍藥散、葛根湯

- 夜盲症處方：大青龍湯、杞菊地黃丸、柴胡加龍骨牡蠣湯、桃核承氣湯、越婢加朮湯

- 近視處方：大柴胡湯、小柴胡湯、杞菊地黃丸、桂枝茯苓丸、滋腎明目湯、當歸芍藥散

- 麥粒腫處方：葛根湯、防風通聖散、桂枝茯苓丸、桃核承氣湯、大黃牡丹皮湯、十味敗毒散

- 砂眼處方：小青龍湯、小柴胡湯、防風通聖散、桂枝茯苓丸、越婢加朮湯、葛根湯

- 急慢性淚囊炎處方：十味敗毒散、小青龍湯、五苓散、苓桂朮甘湯、越婢加朮湯、當歸飲子、葛根湯

- 眼底出血處方：小柴胡湯、桂枝茯苓丸、當歸芍藥散

附錄 4　近似藥材功用辨別

藥材名	功用相異處	功用相同處
生地黃	甘、寒，清熱涼血，滋陰力遜，滋膩小	滋陰生津
熟地黃	甘、微溫，補血益精，專攻養血滋陰，滋膩性強	
白朮	甘、苦、溫，利水、止汗、安胎，脾虛之虛證多用之	燥濕建脾
蒼朮	辛、苦、溫，祛風濕、解表、明目，濕盛之實證多用之	
白芍	苦、酸、微寒，補而收、養肝平肝、長於斂陰	通順血脈、止痛調經
赤芍	苦、微寒，瀉而散、涼血活血、長於散瘀	
石決明	鹹、微寒，偏平抑肝陽、兼滋養肝陰	平肝潛陽、清肝明目
草決明（決明子）	甘、苦、鹹、微寒，偏清肝疏風、兼潤腸通便	
桂枝	辛、甘、溫，偏於上行而散寒解表	溫經散寒、助陽
肉桂	辛、甘、熱，偏於溫暖下焦	
杏仁	苦、溫，有小毒，偏行氣分，長於降氣消痰	止咳平喘、潤腸通便
桃仁	苦、甘、平，偏行血分，長於活血祛瘀	
乳香	辛、苦、溫，活血申筋利痹見長	活血祛瘀、消腫止痛
沒藥	苦、平，散瘀止痛見長	
車前子	利尿作用較強	清熱利尿、祛痰
車前草	止瀉作用較強	
柴胡	辛、苦、微寒，偏表偏實，升散	退熱
銀柴胡	甘、微寒，偏裡偏虛，涼血	
人參	大補元氣，安神增智，治裡虛主藥	補氣
黨參	藥性平和，益氣養血，生津，功專脾肺	
枳實	氣銳力猛，善破氣消積、化痰除痞	行氣消積、化痰消痞
枳殼	力緩，長於理氣寬中、消脹除滿	
麥芽	鹹、平，偏消食	消食健脾
穀芽	甘、平，偏養胃	
麥門冬	滋陰潤燥、清熱生津力差	滋陰清肺、潤燥生津
天門冬	清火、滋陰潤燥力強	
豬苓	利水滲濕較強，無補益作用	利水滲濕
茯苓	利水滲濕較弱，健脾寧心	
羌活	性烈，解表為主，治腰膝及筋骨痹痛，偏裡偏下	祛風燥濕、止痛
獨活	性緩，祛風濕為主，治上半身頭項肩臂痛，偏表偏上	

（續）

藥材名	功用相異處	功用相同處
蘇子	降肺氣化痰濁、潤腸燥，偏降逆	調氣
紫蘇葉	疏散表邪，偏行表	
海螵蛸	止血制酸為特長，能固精，無補益	收斂固澀
桑螵蛸	固精縮尿為特長，能益腎	
陽起石	溫腎，用於陽痿遺精	補腎助陽
鐘乳石	補肺，用於肺虛咳嗽、氣喘	
龜板	滋陰力大，益腎強骨、養血補心、軟堅祛瘀止血	滋陰潛陽、清虛熱
鱉甲	清熱力強，長於軟堅散結	
烏頭	祛風散寒止痛作用較強，治風寒濕痹	散寒止痛
附子	強心祛寒作用較慢，善補火助陽	
陳皮	力緩，偏於中上二焦，長於燥濕化痰、理氣寬中	健脾行氣、化滯
青皮	力猛，偏於中下二焦，善疏肝破氣、散結消滯	
橘紅	性燥，長於發表散寒、行氣寬中、燥濕化痰	
黃芩	長於瀉肺火而解肌熱，偏治上焦	清熱燥濕、瀉火解毒
黃連	長於瀉心胃之火而止嘔痢，偏治中焦	
黃柏	長於瀉腎火而清下焦濕熱，偏治下焦	
全當歸	活血和血，長於改善循環、解表	調血調經
當歸身	補血養血，長於貧血、調經	
當歸尾	破血祛瘀，長於跌打損傷、關節不利	

中 藥 材 索 引

中 藥 方 劑 索 引

參 考 書 目

1. 陳源生（1982）。醫方新解。臺北：啓業書局。

2. 中國方藥學（1985）。臺北：啓業書局。

3. 顏焜熒（1984）。圖解常用中藥處方。臺北：南天書局。

4. 臨床常用中藥方劑手冊（1991）。中華民國藥師公會全國聯合會。

5. 李沐勳、李威著（2001）。常用中藥手冊。國立中國醫藥研究所。

6. 顧祐瑞、王鳳英等（2002）。中醫護理學。臺北：華騰文化。

7. http://www.ccmp.gov.tw/（中醫藥委員會）。

8. http://www.tian-i.com.tw/（天一藥廠股份有限公司）。

9. http://www.ch-angmp.com.tw/aa1.htm（晉安製藥股份有限公司）。

10. http://www.gsd.com.tw/book9/dr0201.htm（尊生堂中醫診所）。

11. http://www.cmstar.com.tw/（中醫藥之星）。

12. 臺灣中藥典第三版（2018）。衛生福利部。

國家圖書館出版品預行編目(CIP)資料

常用中藥藥材及方劑學／顧祐瑞著. -- 三版.
-- 臺北市：五南圖書出版股份有限公司,
2024.06
面；　公分
ISBN 978-626-393-308-8(平裝)

1.CST: 中藥材 2.CST: 中藥方劑學

414.3　　　　　　　　　　113005671

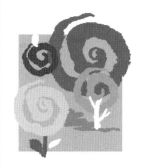

5L02

常用中藥藥材及方劑學

作　　　者 ― 顧祐瑞(423.2)

發 行 人 ― 楊榮川

總 經 理 ― 楊士清

總 編 輯 ― 楊秀麗

副總編輯 ― 王俐文

責任編輯 ― 金明芬

封面設計 ― 姚孝慈

出 版 者 ― 五南圖書出版股份有限公司

地　　　址：106台北市大安區和平東路二段339號4樓

電　　　話：(02)2705-5066　傳　　真：(02)2706-6100

網　　　址：https://www.wunan.com.tw

電子郵件：wunan@wunan.com.tw

劃撥帳號：01068953

戶　　　名：五南圖書出版股份有限公司

法律顧問　林勝安律師

出版日期／2008年 7 月初版一刷（共三刷）

　　　　　　2022年 9 月二版一刷

　　　　　　2024年 6 月三版一刷

定　　　價／新臺幣580元

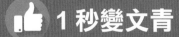

經典永恆·名著常在

五十週年的獻禮——經典名著文庫

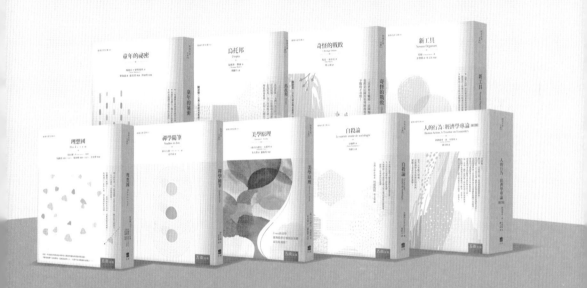

五南，五十年了，半個世紀，人生旅程的一大半，走過來了。

思索著，邁向百年的未來歷程，能為知識界、文化學術界作些什麼？

在速食文化的生態下，有什麼值得讓人雋永品味的？

歷代經典·當今名著，經過時間的洗禮，千錘百鍊，流傳至今，光芒耀人；

不僅使我們能領悟前人的智慧，同時也增深加廣我們思考的深度與視野。

我們決心投入巨資，有計畫的系統梳選，成立「經典名著文庫」，

希望收入古今中外思想性的、充滿睿智與獨見的經典、名著。

這是一項理想性的、永續性的巨大出版工程。

不在意讀者的眾寡，只考慮它的學術價值，力求完整展現先哲思想的軌跡；

為知識界開啟一片智慧之窗，營造一座百花綻放的世界文明公園，

任君遨遊、取菁吸蜜、嘉惠學子！